MIRSAKARIM NORBEKOV

Leben ohne Pillen

GOLDMANN

Mirsakarim Norbekov

Leben ohne Pillen

Das 40-Tage-Programm
zur Aktivierung des inneren Arztes

Aus dem Russischen von Franziska Zwerg

GOLDMANN

Die russische Originalausgabe erschien 2014 unter dem Titel *Glavnye pravila zdorovoi zhizni* Главные правила здоровой жизни bei AST in Moskau, Russische Föderation.

MIX
Papier | Fördert gute Waldnutzung
FSC® C014496

Penguin Random House Verlagsgruppe FSC® N001967

2. Auflage
Deutsche Erstausgabe März 2020

Agreement by Wiedling Literary Agency
Umschlaggestaltung: UNO Werbeagentur, München
Umschlagmotiv: FinePic®, München
Foto Autor Klappe hinten: © privat
Lektorat: Anne Nordmann, Berlin
JG · Herstellung: cb
Satz: Satzwerk Huber, Germering
Druck und Bindung: GGP Media GmbH, Pößneck
Printed in Germany
ISBN 978-3-442-22289-6

www.goldmann-verlag.de

INHALT

Vorwort des Herausgebers 11

LEKTION 1 15
Das Wesen der Methode 15
Grundlegende Regeln, Gebote und Verbote 25

LEKTION 2 33
Aufwärmen 34
– Die bioaktiven Punkte 34
– Automanueller Komplex 37
– Übungen für die Arm- und Beingelenke 43
– Übungen für die Wirbelsäule 51
Augengymnastik 67
Palmieren 71
Bildhaftes Atmen 73
Atmen mit den Augen 77
Die Wahrnehmung der grundlegenden Empfindungen – Wärme (W), Prickeln (P), Kälte (K) 78
Vorbereitung zur Verbesserung des Sehvermögens . . 83

LEKTION 3 87
Übungen zur Entwicklung der Konzentration und des bildhaften Denkens 88

Arbeit an den Emotionen: Übung »Pendel« 91
Verbesserung des Sehvermögens 97
Verlagerung der Empfindungen
von W, P, K vom Nacken zu den Augen 108
Verbesserung des Hörvermögens 111

LEKTION 4 119
Wir erklimmen einen Gipfel nach dem anderen 120
Die drei Etappen auf dem Weg zur Gesundheit 125
Wahrnehmung der Empfindungen W + P + K
in einer bestimmten Körperregion 131
Die gynäkologische Selbstmassage 136
Die urologische Selbstmassage 161

LEKTION 5 169
Was die Arbeit mit den Empfindungen
W, P, K bewirkt 170
Übung »Pendel« 174
Die Verlagerung der drei Empfindungen 179
Konzentration und Zerstreuung der Empfindungen
W + P + K, die aus dem gesamten Körper
in das kranke Organ gelenkt werden 185
Arbeit mit Narben und anderen Hautdefekten 187
Das Bild von Gesundheit und Verjüngung 195

LEKTION 6 201
Über die Ernährung 203
Übung »Pendel« 209
Übung »Lieblingsorgan« 217
Übung »Zickzack« 218
Übung »Spirale« 220

LEKTION 7 227
Tadel und Belobigungen 228
Wir verschmelzen mit dem Bild von Jugendlichkeit 233
Und wieder das »Pendel« 235
Übung »Dreiblätter« 243
Übung »Lärmende Stadt« 249

LEKTION 8 255
»Lieblingsorgan«: Über die Schilddrüse 259
Übungen zur Verjüngung des Gesichts 264

LEKTION 9 267
Was das Training der Emotionen bewirkt 269
Arbeit mit dem Bild »Die dritte Hand« 271
Verbesserung der Figur 274
Übungen zur Verjüngung des Gesichts 277
Kanon des Familienglücks 279

LEKTION 10 289
Übungen mit dem Bild »Die dritte Hand« 291
Übungen zur Verjüngung des Gesichts 294
Über die Liebe 298
Wie man Selbstzweifel überwindet 301
Beginn der selbstständigen Arbeit 303

Programm für die selbstständige Arbeit 305
Arbeitsplan für die ersten zwei Wochen 306
Arbeitsplan für die darauffolgenden zwei Wochen . . 309

Übungen der 1. Stufe aus dem Buch *Kanon für künftige Herrscher* 313
Häuser der Blütenblätter 314
Erster Übungskomplex, 1. Stufe 318
Übungen mit zielgerichteter Wirkung 341

Ergänzungen 353
Korrektur des Stotterns 353
Korrektur der Biorhythmen 354
Spielarten der Meditation 358

Wir lernen das Wünschen – oder: Wie man allen Ärger loswird 363

Niemand kann euch etwas eröffnen,
was nicht schon im Morgendämmer eures Wissens ruht.
Der Lehrer, der zwischen seinen Jüngern im Schatten
des Tempels umhergeht, schenkt ihnen nicht seine Weisheit,
sondern nur Glauben und die Fähigkeit zu lieben.
Wenn er wirklich weise ist, lädt er euch nicht ins Haus seiner Weisheit
ein, sondern führt euch zur Schwelle eures eigenen Geistes.
Und so wie jeder vor euch allein vor Gott steht,
so ist jeder von euch allein in seinem Wissen um Gott,
wie auch in seinem Verständnis der Erde.

Khalil Gibran, *Der Prophet*

VORWORT DES HERAUSGEBERS

Liebe Leserin, lieber Leser!
Das Buch, das Sie in den Händen halten, richtet sich an alle, die nach dem suchen, was auf dieser Welt von unschätzbarem Wert ist – Gesundheit und physische Jugend.

Der Autor des Buches, Mirsakarim Norbekov, arbeitet mit seinem internationalen Team seit vielen Jahren mit einem einzigartigen System, welches das von antiken Philosophen überlieferte Verständnis von der Natur des Menschen mit modernen Vorstellungen über die Möglichkeiten des Organismus verbindet. Dieses sich kontinuierlich weiterentwickelnde System dient zur Regeneration des Organismus.

Auf den Menschen wird dabei nicht direkt eingewirkt, alle Übungen sollen ihm vielmehr dabei helfen, sein seelisches Gleichgewicht und seine körperliche Gesundheit aufrechtzuerhalten und seinen Platz in der Welt zu erkennen. Wenn das gelingt, verschwinden viele Krankheiten wie von selbst.

Klinische Studien belegen, dass die Anwendung des Systems bei zahlreichen Krankheiten hervorragende Ergebnisse liefert, zum Beispiel bei Geschwüren, chronischen Krankheiten des Verdauungstrakts, bei bakterieller Fehlbesiedlung des Darms, Bronchialasthma, Diabetes II, bei Erkrankungen der Schilddrüse u.a.

Es hilft auch bei Krankheiten, die von der Medizin nicht geheilt werden können, zum Beispiel Entzündungen des Hör- oder Sehnervs, gutartige Geschwülste (besonders im gynäkologischen Bereich – Zysten, Myome) und sogar Krebserkrankungen. Hier der Brief einer Schülerin, die den Übungskurs nach dem Norbekov-System absolvierte:

»Ich hatte bereits einen Operationstermin: ein Myom von mittlerer Größe und zwei Knötchen im Unterbauch. Nach zehn Übungen war das Myom weniger als einen Zentimeter groß, die Knötchen waren nicht mehr nachweisbar. Außerdem hatte ich vorher eine Brille mit +3 Dioptrien, jetzt sind es +1,5. Vielen Dank auch von meiner ganzen Familie.«

Bevor Sie das Buch lesen und mit den Übungen beginnen, möchte ich noch kurz darüber sprechen, was Sie bei der Erreichung des Ziels, Gesundheit und Jugend wiederzuerlangen, behindern könnte. Schon die antiken Denker sprachen von der Kunst des Hörens und Zuhörens. Die meisten von uns hören etwas wie durch einen Filter des Widerstands. Uns stören unser Wissen, unsere Erfahrungen, unsere Vorurteile – religiöser, wissenschaftlicher oder psychischer Natur –, und wir tragen die Last alltäglicher Sorgen, Wünsche, Ängste. Dadurch werden neue Erkenntnisse häufig bis zur Unkenntlichkeit verzerrt oder erreichen unser Bewusstsein erst gar nicht.

Sollten Sie also bei der Lektüre dieses Buchs auf etwas stoßen, das Ihren Denkmustern widerspricht, bitte ich Sie, dem Autor dennoch zu vertrauen und mit ihm den Weg zu gehen, den schon Tausende Menschen gegangen sind, um sich selbst zu erkennen und zu helfen. Weisheit kommt nicht von außen, Sie müssen sie selbst entdecken. Sie ergibt sich aus dem Verständnis dessen, was ist, ohne Verurteilung und Rechtfertigung.

Wenn ich davon spreche, dass Wissen ein Hindernis ist, das beim gegenseitigen Verständnis stört, will ich damit keineswegs die Errungenschaften von Wissenschaft und Technik herabwürdigen. Ich spiele hier auf die Empfindung der Kreativität an, die sich nicht im Wissen erschöpft. Eine kreative Persönlichkeit zu sein bedeutet, sich von der Vergangenheit zu befreien, weil die Vergangenheit einen Schatten auf die Gegenwart wirft.

Fragen Sie sich selbst, welche Stimmung bei Ihnen vorherrschend ist. Legen Sie auf eine Waagschale Ihre Reizbarkeit, Ihren Trübsinn, Ihre Angst, Ihre Feindseligkeit sich selbst und anderen gegenüber, und schauen Sie, ob das alles nicht die Waagschale des Guten, der Seelenruhe und der Liebe überwiegt. Gedanken als Spiegel von negativen Empfindungen bergen ein ungünstiges Potenzial, das zu Alterung führt.

Um etwas Neues in sich zu entdecken, müssen Sie sich von der Last vergangener Jahre befreien, von Fehlern, Kränkungen, Schmerz. Es kann sein, dass Sie auf diesem Weg auf Informationen stoßen, die Ihrem bisherigen Wissensstand über Ihre Krankheit widersprechen. Fragen Sie sich in einem solchen Moment Folgendes: Woher wissen Sie, dass Ihre Krankheit schwer und unheilbar ist? Vielleicht ist das Ihr altes Wissen, das keineswegs der Realität entspricht. Seien Sie versichert, dass vor Ihnen Tausende Menschen diesen Weg gegangen sind, und sich so ihre Gesundheit zurückgeholt haben.

LEKTION 1

Das Wesen der Methode

Jeder von uns war schon einmal krank oder litt an Unwohlsein, wurde dadurch aus dem gewohnten Gleis geworfen, musste seine Pläne ändern und etwas gegen das Kranksein unternehmen. Gehorsam haben wir die verordnete Medizin geschluckt und uns davon Besserung erhofft. Und seien wir ehrlich: Wenn es nur ein kleines Unwohlsein war, haben wir uns manchmal sogar gefreut – sich krankschreiben lassen und ein paar Tage ausruhen, sich um den Haushalt kümmern ... Erkennen Sie sich wieder? Bestimmt.

Wenn Ihre Gesundheit jedoch ernsthaft angegriffen war, haben Sie sich selbst bedauert und bemitleidet: Was für ein Unglück, welches Pech ich doch habe!

Das Unwohlsein wächst sich nicht selten zu einer chronischen Krankheit aus, es wird zur Gewohnheit, sich krank zu fühlen, abhängig zu sein von Medikamenten, von Ärzten, vom Wetter. Schließlich finden wir uns damit ab und können uns gar keinen anderen Zustand mehr vorstellen.

Doch wir sollten uns fragen: Gibt es wirklich keinen Ausweg? Wo liegt der Fehler? Warum können wir eine Krankheit nicht ein für alle Mal loswerden?

Schauen wir in die Natur. Tiere spüren instinktiv, was ihnen hilft; ohne dass ihnen das jemand beigebracht hätte, tun sie nie etwas, das für sie nutzlos oder schädlich ist. Die Fähigkeit, das Richtige für ihre Gesundung zu finden, ist ihnen angeboren.

Und was machen wir Menschen? Wir hoffen auf Hilfe von außen, nehmen Medikamente ein, auch wenn wir wissen, dass jede künstlich hergestellte Arznei ungenügend ist und schädliche Nebenwirkungen hat, also gleichzeitig auch ein Gift ist. Dabei vergessen wir völlig, dass der menschliche Organismus über die Fähigkeit zur selbstständigen Regeneration verfügt.

Hier zwei einfache Beispiele: Wenn uns ein Staubkorn ins Auge gerät, spülen unsere Tränen es unwillkürlich wieder heraus. Kleinere Hautverletzungen heilen innerhalb weniger Tage. Auf diese Weise kommt unser Organismus auch ohne Eingriffe von außen mit den »Bruchstellen« zurecht.

Schon lange machen sich Menschen über all dies Gedanken. Die Ärzte des Alten Orients sahen Krankheit als Ergebnis schädlicher Einwirkungen, gegen die die Abwehrkräfte des Organismus ankämpfen. Sind diese stark genug, so wird nach ihrer Auffassung eine Krankheit im Keim erstickt. Ist aber die Schutzschicht »durchbrochen«, dringt die Krankheit ein. Zunächst nur oberflächlich, dann kann sie leicht überwunden werden. Ist die Krankheit jedoch tiefer eingedrungen, kann sie, nachdem sie zunächst ein oder mehrere Organe befallen hat, schließlich chronisch werden. Man meinte, der wichtigste Gegner von Krankheiten, das Mittel, um gegen sie anzukämpfen, sei eine gesunde Lebensführung.

An diesem Punkt zeigt sich der Unterschied im Verständnis von Heilung in den medizinischen Systemen des Ostens und des Westens. Einem Patienten in der westlichen Medizin wird nach der Diagnosestellung eine Behandlung verschrieben – also Medikamente, die auf die Beseitigung der Krankheitssymptome abzielen. Viel seltener bekommt er Empfehlungen und Auflagen, die die Ursache der Erkrankung angehen. Der Patient bleibt in der Regel passiv und verlässt sich voll und ganz auf den Arzt und die verordnete Behandlung.

In der östlichen Medizin wird, nachdem die »Einbruchstelle« am Schutzschild des Organismus festgestellt wurde, die Ursache beseitigt, die dazu geführt hat. Das geschieht mithilfe der aktiven Beteiligung des Patienten.

Worin besteht hier also das Geheimnis? Was kann dabei helfen, eine Krankheit loszuwerden? Die Antwort ist einfach: Das sind Sie selbst, Ihre inneren Kräfte, von denen Sie nichts wissen oder die Sie bestenfalls diffus wahrnehmen, von denen Sie aber fast nie Gebrauch machen.

Wo diese Kräfte sind? Zuallererst in unserer Seele. Wenn Sie das für Unsinn halten und nicht an solche Möglichkeiten glauben, dann sollten Sie dieses Buch jetzt besser zuklappen und nicht mehr zur Hand nehmen, das würde nichts nutzen … Aber wenn Sie an sich glauben, wenn Ihre Seele lebendig ist und etwas annehmen will, und wenn Sie bereit sind, uns zu folgen, dann lassen Sie uns diesen Weg gemeinsam weitergehen.

Achtung: Während der Schwangerschaft oder bei den folgenden Erkrankungen sollten Sie nicht selbstständig anhand des Buches üben:

- schwere psychische Erkrankungen, die psychiatrisch behandelt werden
- schwere Krebserkrankungen
- nach einem Herzinfarkt oder Schlaganfall
- bei Bluthochdruck mit mehr als 180/90 – 100 mmHG
- bei einem Herzfehler

Jetzt kommen wir zum Wesen dessen, was erlernt werden soll.

Achtung: Dies ist kein Heil-, sondern ein Lernsystem.

Ich habe nicht vor, jemanden zu heilen. Meine Übungen lassen sich am besten mit Wegweisern vergleichen, an denen Sie sich orientieren können. »Geht man nach rechts … geht man nach links …« Sie wählen selbst. Zu Recht wird gesagt: Tausend Heiler bieten tausend Wege, und alle führen zum Tempel der Gesundheit. Dieses Buch zeigt einen dieser Wege.

Bevor Sie weiterlesen, möchte ich Sie bitten, feste Urteile und Meinungen abzulegen und unserem Lernsystem zu vertrauen. Das ist ganz wichtig. Es ist, wenn Sie so wollen, die Grundbedingung, dass Sie das, was Sie nicht sofort überprüfen können, nicht gleich verwerfen.

Worin besteht der wesentliche Unterschied meiner Methode und meines Lernsystems gegenüber anderen Wegen aus der Krankheit?

1. Es ist ein ganzheitliches System, in dem alles miteinander zusammenhängt. Jeder kann mit seiner Hilfe einen individuellen Weg aus der Krankheit finden, unter der er leidet.
2. Die Methode berücksichtigt, dass ein Mensch ebenfalls ein ganzheitliches System ist (und keine Ansammlung von Organen, die mehr oder weniger gesund sind), dass er nicht nur einen Körper, sondern auch eine Seele und Psyche hat, also auch Emotionen, und einen Intellekt. An diesen, auf den ersten Blick immateriellen Bestandteilen hat die konventionelle Medizin, abgesehen von der Psychiatrie, kaum Interesse, sie versucht nur, den Körper zu heilen. Wenn man sich diese einfache Tatsache bewusst macht, kann man verstehen, warum jemand, selbst wenn er unbedingt wieder gesund werden will, mit seinen bisherigen Versuchen gescheitert ist.
3. Andere Methoden beseitigen Krankheitssymptome, lassen aber die eigentliche, oft unerkannte Ursache unberührt. Um

welche Behandlungsmethode es sich auch handelt – Arzneimittel, Operationen, medizinische Hypnose, Geistheilung – sie alle wirken von außen auf den Kranken, sind fremde Hilfe, drängen ihm ein fremdes Aktionsprogramm auf.

Grundlage meines Gesundungssystems ist, dass der Mensch die Notwendigkeit einer inneren, geistigen Umgestaltung, die Veränderung seiner selbst in Einklang mit den Gesetzen der Natur erkennt. Erweckt wird die Fähigkeit des Organismus, sich selbst zu regenerieren und zu regulieren, um die innere Harmonie, das seelische Gleichgewicht wiederherzustellen. Darin besteht das Ziel und der Sinn der Arbeit an sich selbst.

Worum geht es bei unserer Arbeit?

1. **Die Arbeit am Körper** ist der einfachste und bekannteste Weg zur Gesundung und Verjüngung des Organismus.

Zuallererst ist die Wirbelsäule von Interesse: Ihr Zustand beeinflusst den Organismus als Ganzes; Probleme mit der Wirbelsäule rufen eine Menge verschiedenartiger Erkrankungen hervor, zum Beispiel eine »Zivilisationskrankheit« wie Bandscheibenschäden, die man bei praktisch jedem Erwachsenen und sogar bei Jugendlichen finden kann. Für unsere Bequemlichkeiten zahlen wir mit Rückenschmerzen.

Aber das ist noch nicht alles. Die Nerven, die zu den inneren Organen führen, werden an der Austrittstelle an der Wirbelsäule eingeklemmt. Das führt zu Veränderungen der normalen Lage und zu Funktionsstörungen praktisch aller inneren Organe, zu Herzschmerzen, einer Verschlechterung des Sehvermögens usw. Deswegen sind die Übungen für die Wirbelsäule wie auch die Massage der bioaktiven Punkte am Kopf bei der Aneignung unseres Gesundungssystems unverzichtbar.

2. Die Wiederherstellung des seelischen Gleichgewichts durch ein spezielles Training der Emotionen, Empfindungen und der Fantasie.

Wozu ist das nötig? Der russische Neurophysiologe Iwan Setschenow schrieb, dass ein Gedanke eine angehaltene Bewegung darstellt, dass also der Gedanke den gesamten Organismus auf eine bevorstehende Aktion vorbereitet.

Selbst wenn ein Mensch nur vorhat, etwas zu tun, spannt sich eine bestimmte Muskelgruppe an, und die entsprechende Menge Hormone und anderer Stoffe, die für diese Aktion notwendig sind, wird produziert. Das bestätigt, dass ein Gedanke materiell ist.

Mittlerweile ist die direkte Verbindung zwischen negativen Gefühlen und Gedanken sowie vielen bedrohlichen Krankheiten wissenschaftlich erwiesen. Im Organismus vollziehen sich dabei äußerst schädliche biochemische und bioenergetische Verschiebungen, vor deren Hintergrund Erkrankungen entstehen. Ebenso ist erwiesen, dass **positive Gefühle und Gedanken einen günstigen Einfluss auf unseren Körper ausüben** und zur Gesundung beitragen. Längst weiß man, dass »die Wunden des Siegers schneller heilen«.

Emotionen und die Fantasie lassen sich mithilfe spezieller Übungen zur Entwicklung des bildhaften Denkens trainieren. Wie geht das? Versuchen wir, es an einem Beispiel zu veranschaulichen.

Schließen Sie die Augen (damit Sie sich besser konzentrieren können und nicht abgelenkt werden), und stellen Sie sich vor: Vor Ihnen liegt auf einem Tellerchen eine Zitrone, die in appetitliche Scheiben geschnitten ist. Sie nehmen eine Scheibe, legen sie sich in den Mund und beginnen zu kauen …

Stellen Sie sich das so deutlich wie möglich mit allen Empfindungen vor … Und? Sicher haben Sie schon Speichel heruntergeschluckt. Sie können die Augen wieder öffnen.

Analysieren wir nun, was geschehen ist. Sie haben sich an ein bekanntes Bild erinnert – das Bild einer Zitrone. Es ist nicht wichtig, ob Sie Zitronen mögen oder nicht (falls nicht, dann entsteht sogar mehr Speichel, oder? Und es schüttelt Sie: brrr!). Sie kauen zwar nur in Ihrer Vorstellung auf der Zitrone, aber der Speichel im Mund ist real.

Je klarer Sie sich das Bild der Zitrone vorstellen, umso schneller und stärker reagiert Ihr Körper, der ganz ohne Ihren Willen und ohne dass Sie ihn steuern, jene Prozesse in Gang setzt, die dabei helfen, die von Ihnen »gegessene« Zitrone zu verdauen.

Und jetzt stellen Sie sich bitte das Meer vor und wie Sie auf Wellen schaukeln. Rufen Sie sich das Bild von Wellen ins Gedächtnis – und mit geschlossenen Augen werden Sie sanft hin- und hergeschaukelt.

In der ersten Phase der Schulung schlage ich vor, nur an angenehme oder neutrale Bilder zu denken, nicht an etwas Unangenehmes oder Unerwünschtes. Alles zu seiner Zeit. Warum?

Stellen Sie sich vor, Sie sehen auf einmal eine Maus, Ratte oder Schlange. Wenn Ihnen diese Tiere gleichgültig sind, reagieren Sie ruhig und neutral. Wenn Sie jedoch Angst vor ihnen haben, springt Ihnen fast das Herz aus dem Brustkorb.

Dazu kommt es, weil das Bild einer Maus–Ratte–Schlange für Ihren Verstand Gefahr oder zumindest etwas sehr Unangenehmes und Abstoßendes bedeutet. Ihr Körper gerät unwillkürlich in den entsprechenden Zustand – er will reagieren, sich retten, das allseits bekannte Adrenalin ausschütten. Sie können gar nicht mehr nachdenken, schon erschallt Ihr Aufschrei.

Deswegen bitte ich Sie darum, erst einmal nur angenehme Bilder und Vorstellungen in sich hervorzurufen. Negative Emotionen und unangenehme Erinnerungen setzen in unserem Körper Prozesse in Gang, die Sie bereits gut kennen, allerdings noch nicht steuern können.

Sie fragen: Wozu soll ich meine Emotionen und das bildhafte Denken trainieren, wenn ich ein Leberleiden habe oder mir das

Knie wehtut? Die Antwort: Damit Sie ein klares und deutliches Bild von Gesundheit erschaffen. Wie wir schon festgestellt haben, sind Gedanken materiell.

Unsere Gefühle, Empfindungen, Gedanken sind das Aktionsprogramm für unseren Organismus. Deshalb werden Angst, Kränkungen, Selbstzweifel oder Unversöhnlichkeit oft zum Auslöser für verschiedene Krankheiten. Hat man gelernt, seine Emotionen zu lenken – die gesamte Skala der Emotionen, der positiven und negativen –, bekommt man den Schlüssel, um den Mechanismus der Gesundung in Gang setzen zu können.

3. Die Gesundung des Organismus mithilfe der Empfindungen von Wärme, Prickeln und Kälte.

Wir haben bereits angesprochen, dass unser Organismus sich selbst regenerieren kann. Bekanntlich regeneriert sich die Magenschleimhaut innerhalb von sieben bis zehn Tagen, das Blut innerhalb drei bis vier Monaten. Das heißt, Ihr Organismus ist in Bewegung wie ein Fluss.

Wenn unser Körper ein Fluss ist, dann sind die Gedanken sein Flussbett. Verlegen Sie das Flussbett in die gewünschte Richtung – hin zu Gesundheit und Jugend –, stärken Sie Ihren Glauben an eine solche Möglichkeit und aktivieren Sie Ihren Willen. Ja, auch Willen und Selbstvertrauen lassen sich trainieren.

Beginnen wir damit, über Ihre Lebensweise nachzudenken. Welche Einstellung haben Sie zu Ihrem Organismus, wie gehen Sie mit ihm um? Wie ist Ihr Verhältnis gegenüber der sterblichen Hülle, in der Ihre ewige Seele steckt?

Wahrscheinlich werden viele zugeben, dass sie in ihrem Körper wie Mieter hausen und nicht wie Besitzer, dass sie nicht über die Folgen ihrer Lebensweise nachdenken und sich nicht schonen. Dann kann man ihre Krankheit als Ergebnis dieses nachlässigen Umgangs mit sich selbst und mit ihrem Körper sehen, als

Strafe und Rache der Natur für die Missachtung ihrer Gesetze, wenn man so will.

Gleichzeitig sagt uns Mutter Natur, wie man den Weg zu Gesundheit und Jugend findet, wenn man sich Genesung wünscht und sich auf seine Fähigkeit stützt, Gefühle und Gedanken in die nötige Richtung zu lenken.

Aus bestimmten Gründen produziert der Organismus in einem kranken Organ oft von allein eine Empfindung von Wärme oder beim anderen ein Frösteln. Oder denken Sie daran, wie eine heilende Wunde kribbelt und juckt. Diese Empfindungen kann man auch zielgerichtet hervorrufen, trainieren und dem Organismus »auf einem Silbertablett« servieren – damit er selbst wählen kann, was er gerade braucht. Auf dieser Möglichkeit basiert unser Übungssystem.

Wir lernen, in einem kranken Organ oder an einer beliebigen Stelle des Körpers die Empfindung von Wärme, Prickeln oder Kälte bewusst hervorzurufen. Mithilfe dieser Empfindungen kann man wie mit einer »dritten Hand« das kranke Organ in der Vorstellung massieren und darüber streichen, wie wir es tun, wenn wir über eine Verletzung reiben.

Was geschieht während der Übungen?

Lassen Sie uns jetzt über die Veränderungen sprechen, die sich in uns im Verlauf der Übungen – abhängig von unseren Gedanken – vollziehen. Bereits nach einigen Tagen Training erwachen die »Reparaturbrigaden« des Organismus, und es setzt eine zügige Generalüberholung ein. Dann heißt es erst einmal: Nur Mut! Sie werden meinen, die Krankheit habe sich verschlimmert, aber Gott sei Dank ist das von kurzer Dauer, ein »Aufflammen« für nicht länger als vierundzwanzig Stunden.

Was fühlen Genesende, wie ist ihr Zustand, welche Empfindungen entstehen bei ihnen?

An einem bestimmten Punkt der Gesundung kommt der Moment des vorbehaltlosen Vertrauens in die Genesung und eine stille, tiefe Erwartung. Genesende fühlen die Veränderung, ihre Zweifel verschwinden, als wollten sie sagen: »Na endlich!« Sie sehen sich schon als Gesunde, in ihrer Seele scheint ein Licht auf, das sich mit jedem Tag verstärkt. Dieses ganze Gefühlsspektrum der bevorstehenden Genesung und Verjüngung ist schwer zu beschreiben. Ich hoffe, dass Sie es bald selbst erleben und fühlen.

Im Bereich des kranken Organs entstehen wellenartige Empfindungen: Beim einen ist es Wärme, beim anderen Kälte, beim dritten ein Prickeln; auch ein Zucken oder Kribbeln ist möglich. Diese Empfindungen treten unwillkürlich auf. Wenn das Organ wieder normal zu funktionieren anfängt, entsteht dort ein angenehmes Jucken wie bei einer Wundheilung, manchmal schmerzt es auch, aber dies ist, wie alle anmerken, ein angenehmer Schmerz.

Den krankhaften Zustand verlässt man direkt nach dem Übungsstart, also wenn man sich die Methode aneignet. Dafür braucht der eine zwei bis drei Tage, der andere drei bis vier. Die Menschen sind verschieden.

Der Übungskurs, den mein internationales Team und ich mit unseren Gruppen durchführen, ist für zehn Tage gedacht. In diesem Zeitraum schafft es die Mehrheit der Teilnehmer, sich die Methode sowie die grundlegenden Übungen anzueignen, und dann setzt eine lawinenartige Regenerierung, Gesundung und Verjüngung des Organismus ein.

Bei autodidaktischem Vorgehen ist die Intensität etwas verringert, deswegen dauert das Erlernen der Methode nach Buch ungefähr vierzig Tage. Der Grund dafür ist, dass sich bei der Anleitung von Lehrern Schwierigkeiten leichter überwinden lassen, und die Erfolge der anderen einen anstacheln.

Am Ende jedes Zyklus vollziehen sich bei unseren Teilnehmern innerliche und äußerliche Veränderungen, manchmal sind sogar wir erstaunt über das, was sie in den Fragebögen angeben.

Wenn sie ihr Verhältnis zu sich selbst, zu ihren Missgeschicken und zur Umwelt überdenken, überwinden die Menschen nicht selten auch Erkrankungen, die sie über Jahrzehnte geplagt haben. Dies ist durch klinische Studien und Untersuchungen mithilfe äußerst exakter, moderner Geräte nachgewiesen. Unsere Freude ist in solchen Momenten groß.

Grundlegende Regeln, Gebote und Verbote

Da wir nun an einem Strang ziehen und vor uns ein gemeinsamer Weg liegt, sollten Sie die folgenden Punkte besonders beachten. Das selbstständige Training sollte erst nach dem Verständnis und der Akzeptanz dieser Bedingungen begonnen werden.

Verbote

1. Übereilen Sie nichts. In den ersten drei bis vier Tagen sollten Sie keine Schlüsse über sich, Ihre Fähigkeiten und diese Methode ziehen.
2. Gehen Sie Nörglern aus dem Weg. Hören Sie nicht auf andere. Denken Sie an das Sprichwort: Tausend Heiler bieten tausend Wege, und alle führen zum Tempel von Gesundheit und Jugend.
3. Während der Übungen sollten Sie nicht sprechen oder sich ablenken lassen.
4. Nicht zu empfehlen ist ein mechanisches Ausführen der Übungen, ein Training um des Trainings willen, ohne Sinn und Verstand. Das bringt nichts.

5. Überanstrengen Sie sich nicht. Eine Übung sollte nur bis zu einer leichten Ermüdung ausgeführt werden. Ein Anzeichen für ein falsches Vorgehen kann das Gefühl von Schwere im Kopf sein. In diesem Fall sollten Sie die Beanspruchung verringern.
6. Während des Übens dürfen Sie nicht dösen, Schläfrigkeit ist verboten.
7. Üben Sie nicht, wenn Sie müde und hungrig sind.
8. Für Faulheit und Passivität gibt es keine Ausrede.
9. Das wichtigste Verbot: Die Zeit der Genesung darf nicht endlos ausgedehnt werden.

Gebote

1. Beginnen Sie jeden Tag mit dem Gefühl von Lebensfreude, Glück und seelischem Aufschwung, verweilen Sie in diesem Zustand im Laufe des gesamten Tages und übertragen Sie ihn auf alle Menschen in Ihrer Umgebung. Wenn sich dieser Zustand nicht von selbst einstellt, vor allem in den ersten Tagen, schaffen und erhalten Sie ihn künstlich.
2. Bemühen Sie sich während des Trainings um »Gedankenlosigkeit«, damit Ihr Gehirn nichts analysiert, sich auf nichts fixiert, sich gegen nichts wehrt; damit es annimmt, aber nicht festhält. Befreien Sie Ihren Verstand von störenden Konventionen und Begrenzungen.
3. Konzentrieren Sie sich, um sich auf eine vollständige Genesung und Verjüngung einzustellen. Der Erfolg ist dem gewiss, der ihn erwartet. Denken Sie daran, dass sogar ein vorübergehender Misserfolg einen tieferen Sinn hat. Hier sagt Ihnen Ihre Intuition, dass Sie die Richtung wechseln müssen.
4. Verbannen Sie das Wort »Krankheit« aus Ihrem Bewusstsein. Wiederholen Sie so oft wie möglich gedanklich und

laut: »Ich bin gesund … Ich bin glücklich … Ich bin jung … Ich bin unverwundbar … Ich schaffe alles …«
5. Stellen Sie sich stets bildlich vor, wie Sie aussehen werden und wie Sie sich fühlen wollen.
6. Gehen Sie stets liebevoll und achtsam mit sich um. Schimpfen oder demütigen Sie sich nicht, auch nicht in Gedanken. Loben Sie sich für jeden kleinen Erfolg. Stellen Sie das Gefühl wieder her, der Herr Ihres Schicksals und Ihres Körpers zu sein und kein passiver Mensch, der Almosen und Hilfe von anderen erwartet.

Also, **unser Ziel ist körperliche und seelische Jugend,** die Verwirklichung des geistigen Potenzials, das die Natur in uns angelegt hat. Die Wiedererlangung der verlorenen Gesundheit ist ein Garant für Jugendlichkeit. Sie stellt sich dann von selbst ein.

Auf dieses Ziel muss etappenweise zugegangen werden, angefangen mit der Aneignung der Methode über das schrittweise gesteigerte Training.

Denken Sie daran: Die Genesung wird fast immer von sehr kurzen, vorübergehenden Verschlimmerungen der Krankheit begleitet. Zum Beispiel sind bei Bluthochdruck kurzfristige Krisen möglich, bei Nierensteinen eine Kolik. Doch wie gesagt, die Verschlimmerung ist von kurzer Dauer, sie zeigt den Beginn der Genesung an.

Diese Anzeichen bedeuten eine beginnende Wiederherstellung der normalen Funktionstüchtigkeit eines Organs:

- erhöhte Temperatur in diesem Bereich, möglicherweise eine leicht erhöhte Körpertemperatur
- ein leichtes, angenehmes Pulsieren
- Zuckungen, Prickeln, ein leichtes Brennen

- ein angenehmes Jucken wie bei der Wundheilung
- ein verstärktes Hungergefühl, gesteigerter Appetit und eine verbesserte Verdauungstätigkeit als Folge der Regeneration des Organismus und des Bedürfnisses nach weiterem »Baumaterial«
- ein erhöhtes Schlafbedürfnis
- bei rascher Normalisierung des Blutdrucks sind kurzzeitige Kopfschmerzen möglich.

Beim selbstständigen Arbeiten sollten Sie in der Zeit, in der Sie sich die Methode aneignen, also in den ersten sieben bis zehn Tagen, nicht länger als eine Stunde pro Tag üben, und an den folgenden Tagen nicht länger als dreißig bis vierzig Minuten. Geübt werden sollte drei- bis fünfmal in der Woche, wobei man sich zwei Tage hintereinander erholt. Später werden die Übungen je nach Indikation angewandt. Das Aufwärmen sollte nicht länger als fünfzehn Minuten dauern.

Das Prinzip »Des Guten ist es nie zu viel« trifft hier nicht zu. Dadurch verringert sich die Effektivität Ihrer Anstrengungen, es können auch Anzeichen eines Übertrainings auftreten, zum Beispiel Schlafstörungen, Reizbarkeit, Kopfschmerzen. Diese unangenehmen Empfindungen verschwinden, sobald die Belastung verringert wird.

Falls Sie in ärztlicher Behandlung sind, nehmen Sie die verordneten Medikamente weiterhin ein. Auf keinen Fall dürfen Sie eigenmächtig die Dosierung eines Medikaments verändern oder es absetzen, sondern nur nach Absprache mit dem behandelnden Arzt, und zwar vor allem bei Bluthochdruck oder der Einnahme hormoneller Präparate (zum Beispiel bei Diabetes oder Bronchialasthma). Deuten Sie eine rasche Verbesserung Ihres Befindens nicht als endgültige Heilung. Immer schön langsam! Das sollten besonders die Jüngeren beherzigen – sie sind ihrer Natur nach oft »Maximalisten«.

Lassen Sie uns nun noch einmal präzisieren, was zur Erlangung unseres Ziels zu tun ist – bis zur vollständigen Genesung und Verjüngung des Organismus:

1. Die Wiederherstellung des seelischen Gleichgewichts mithilfe eines speziellen Trainings der Emotionen, Gefühle und Vorstellungskraft. Die Erlangung und lebenslange Beibehaltung von Selbstkontrolle.
2. Ein zielgerichtetes Training zur Erweckung und Wiederherstellung der Fähigkeit, den eigenen Organismus zu regenerieren und zu regulieren (zu verjüngen).
3. Ankurbeln von Mechanismen, die die Hindernisse auf dem Weg zur Gesundung beseitigen.
4. Wiederherstellung der Widerstandsfähigkeit des Organismus:
   - Stärkung des Immunsystems
   - Normalisierung des Stoffwechsels
   - Wiederherstellung einer normalen Funktionsweise des Nervensystems und der Psyche
   - Normalisierung der Sexualität und der sexuellen Beziehungen
5. Korrektur und Harmonisierung der Sinnesorgane: Sehvermögen, Gehör, Geruchssinn.
6. Beseitigung der Folgen von Verletzungen, Operationen, Erkrankungen (Narben, Striemen, Verwachsungen, Dehnungsstreifen, das heißt Unterhautrissen, Pigmentflecken, ausgenommen sind Muttermale).
7. Verjüngung von Gesicht und Hals.
8. Ein Ziel setzen und es erreichen: in allerkürzester Frist (nicht mehr als anderthalb bis zwei Monate) die normale Funktion eines kranken Organs und des gesamten Organismus wiederherstellen.

9. Normalisierung des Körpergewichts.
10. Für Frauen: gynäkologische Selbstmassage (willkürliche Kontraktionen der Gebärmutter), für Männer: urologische Selbstmassage.

Bevor wir zur nächsten Lektion kommen, bitten wir Sie, folgende Verpflichtungen einzugehen.

Verpflichtungen

- Legen Sie sich ein Tagebuch zu, in dem Sie ab dem heutigen Tag bis zum Ende des Kurses kurz den Ausgangszustand und alle folgenden Veränderungen eintragen.

  Das ist wichtig, um nichts zu vergessen. Versuchen Sie nicht, sich Ihren Zustand nur zu merken. Die Erfahrung zeigt, dass Schüler, wenn sie keine Aufzeichnungen machen, ihre Empfindungen zwei, drei Tage später durcheinanderbringen.
- Kontrollieren Sie jeden Morgen unbedingt den Zustand Ihres Morgenurins.

  Urinieren Sie in ein sauberes Glas, notieren Sie Farbe, Transparenz, Menge, ob es einen Niederschlag gibt (dafür lassen Sie ihn zehn bis fünfzehn Minuten stehen). Schreiben Sie alles in Ihr Tagebuch.
- Morgens und abends führen Sie unbedingt Wasseranwendungen durch.

  Wenn Sie morgens nicht duschen können, reiben Sie sich mit einem groben Handtuch ab, das nass und warm ist, bis die Haut sich rötet und ein brennendes Gefühl entsteht. Abends duschen Sie warm, das beruhigt und entspannt.

  Das hilft dem Organismus vor allem in den ersten Übungstagen, wenn der Reinigungsmechanismus in Gang gesetzt wird, während des Trainings die großen Anforderungen zu bewältigen. Wenn Ihre Leber oder Ihre Nieren nicht sonderlich gesund sind, kann Ihr Schweiß einen unangenehmen Geruch annehmen. Das spricht dafür, dass die Haut zunehmend eine Reinigungsfunktion übernimmt.

- Morgens trinken Sie auf nüchternen Magen bis zu einem Becher abgekochtes Wasser, ebenso abends vor dem Schlafengehen. Das Wasser sollte die Temperatur von warmem Tee haben. Das ist wichtig für die Normalisierung der Verdauungstätigkeit.
- Im Tagebuch formulieren Sie das Ziel. Ihr Ziel.

  Zählen Sie keine Krankheiten und Diagnosen auf. Vergessen Sie das alles. Schreiben Sie in einer bejahenden Form, was Sie normalisieren müssen und wann.

  Die Fristen können ausgehend davon gesetzt werden, dass unser Kurs für vierzig +/– fünf Tage gedacht ist (siehe Abschnitt »Programm für die selbstständige Arbeit«). Hier ein Beispiel: Innerhalb von zehn Tagen normalisiert sich (oder: normalisiere ich) mein Sehvermögen; innerhalb von acht Tagen normalisiert sich, bessert sich (oder: verbessere, normalisiere ich) die Funktion meiner Leber.

  Teilen Sie sich die bevorstehende Arbeit in Etappen ein. Zum Beispiel, Etappe I – Aneignung der Methode, Starten des Reinigungsmechanismus. Das ist eine Vorbereitungsphase, aber für Sie die wichtigste. Sie ist das Fundament für alles, was Sie tun wollen. Etappe II – Aneignung der grundlegenden Übungen. Von diesem Tag an beginnt für Sie die Gesundung, eine lawinenartige Verbesserung. Etappe III – Festigung der Ergebnisse und Beginn der biologischen Verjüngung.

Achtung: Wer erfolgreich sein will, muss bei der Aneignung der Methode die Reihenfolge beachten, es darf keine Übung übersprungen oder hinzugefügt werden.

Und ein Letztes noch: Wählen Sie ein Ziel, das ein wenig höher und größer ist, als für Sie notwendig, dadurch verschaffen Sie Ihrem Organismus eine »Stabilitätsreserve«.

LEKTION 2

Programm

I. Aufwärmen:
   - automanueller Komplex/Selbstmassage (Massage der bioaktiven Punkte am Kopf)
   - Übungen für die Arm– und Beingelenke
   - Übungen für die Wirbelsäule

II. Augengymnastik

III. Palmieren

IV. Bildhaftes Atmen

V. Atmen mit den Augen

VI. Die Wahrnehmung der grundlegenden Empfindungen – Wärme (**W**), Prickeln (**P**), Kälte (**K**)

VII. Vorbereitung zur Korrektur des Sehvermögens (Arbeit mit einer Briefmarke am Fenster, Arbeit mit einem Gegenstand)

Liebe Lernende!
Sie haben nun einen Komplex hocheffektiver Übungen vor sich, die speziell für das Training zur Verjüngung des Organismus ausgewählt wurden. Im Weiteren nennen wir sie »Aufwärmen«, denn sie stehen am Beginn jeder Lektion.

I. Aufwärmen

Zunächst massieren wir die wichtigsten bioaktiven Punkte am Kopf.

Die bioaktiven Punkte

Diese Auswahl von Akupunkturpunkten, mit denen jeder Mensch auch ohne eine spezielle Ausbildung arbeiten kann, hat ein Team des Instituts für Orientalistik der Akademie der Wissenschaften Usbekistans zusammengestellt und getestet. Wir zeigen Ihnen hier nun eine Auswahl der Punkte, die in ihrer Wirkung aber erstaunlich sind – davon werden Sie sich bald überzeugen können.

Wenn Sie zum Beispiel den Geruchssinn eingebüßt haben, werden Sie bei Stimulierung dieser Punkte schon in der ersten Minute wieder Gerüche wahrnehmen. Auch bei Kieferhöhlen- und Kehlkopfentzündungen, Schlaflosigkeit usw. kann man gute Ergebnisse erzielen.

Warum wirkt die Massage dieser Punkte auf die Funktion der Organe? Weil sich dort auf winziger Fläche viel mehr Rezeptoren befinden und mehr Zellen bioaktive Substanzen bilden als an anderen Stellen.

Die Größe der Punkte und ihre elektrischen Parameter verändern sich bei starken Wetterumschwüngen, im Schlaf und in Abhängigkeit vom Zustand des Organismus. In Extremsituationen, bei Krankheit und anderen Stresszuständen, kann sich ihr Durchmesser erheblich vergrößern – bis zu einem Zentimeter und mehr.

Die Massage der bioaktiven Punkte steht in Verbindung mit anderen Übungen, die ebenfalls nach äußerst strengen Kriterien ausgewählt wurden. In erster Linie handelt es sich dabei um Übungen für die Wirbelsäule.

Ganz ehrlich: Als wir diese geradezu lächerlich einfachen Übungen zum Rüstzeug wählten, nagte ein Würmchen des Zweifels an uns. Aber die Überraschungen ließen nicht lange auf sich warten.

Nehmen wir eine so weitverbreitete Krankheit wie Osteochondrose, eine Geißel der Stadtbewohner. Hier konnten wir in den letzten Jahren jenen, die unter Bandscheibenschäden litten, eine Heilung garantieren. Bei einer Umfrage zwei Jahre später zeigte sich, dass mehr als 90 Prozent der Betroffenen gar nicht mehr wussten, was Bandscheibenprobleme überhaupt sind. Sie machen morgens immer noch die Aufwärmübungen und trainieren fünfzehn bis zwanzig Minuten prophylaktisch die Wirbelsäule. Warum sind es nicht hundert Prozent? Weil es da noch den inneren Schweinehund gibt …

Vergessen Sie nicht, dass Bandscheibenschäden zu Nervenschmerzen, Entzündungen der Nervenwurzeln und manchmal zu Skoliose führen. Auch die inneren Organe werden über Nervenkanäle gesteuert, die durch Ablagerungen und Verbiegungen verlaufen. So kommt es dann zu verschiedenartigen Kurzschlüssen, und die Kontrolle des zentralen Nervensystems über die Peripherie verschlechtert sich.

Schauen Sie sich Abb. 1 aufmerksam an. Wie Sie sehen, gibt es kein Organ, das nicht durch spezifische Nervenbahnen mit dem Rückenmark verbunden wäre. Sind die Nervenbahnen eingeklemmt, funktionieren die Organe schlechter, und das führt wiederum zu anderen Störungen – ein Teufelskreis.

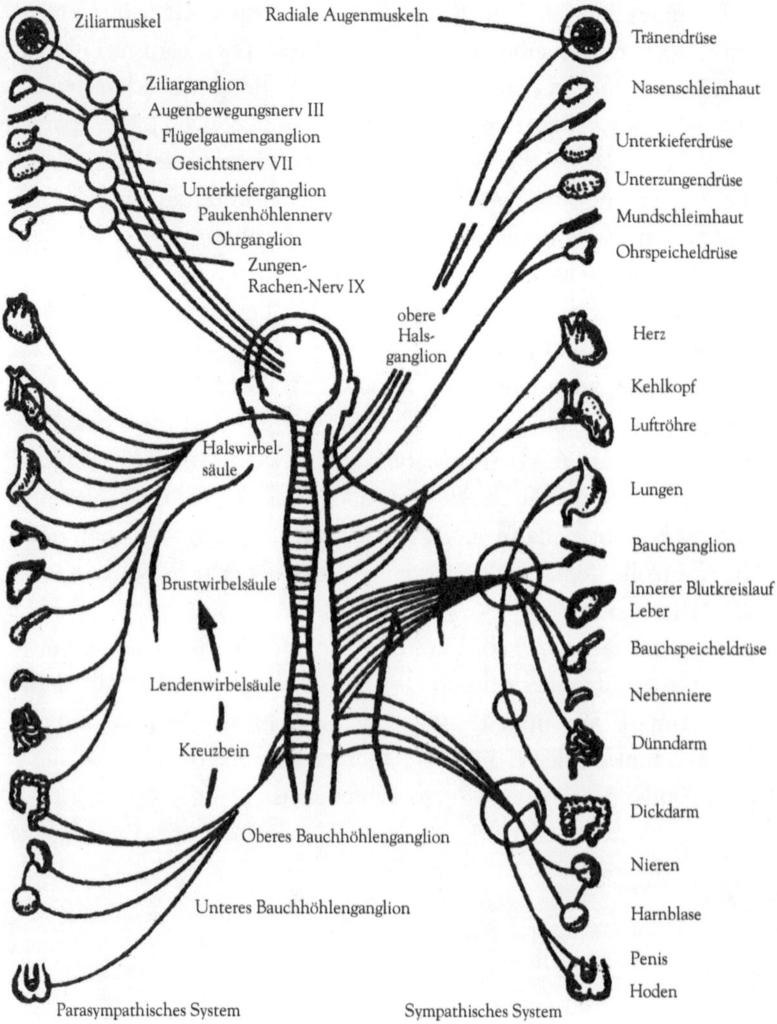

Abb. 1: Lage der bioaktiven Punkte

Beim Training der Wirbelsäule stießen wir auf ein Phänomen: Unsere Patienten wurden größer. Natürlich wächst der Mensch nicht durch die Übungen, aber die Wirbelsäule findet zu ihrer ursprünglichen Form und Biegsamkeit zurück, wenn sich die elastischen Bandscheiben regenerieren.

Der Vorzug dieser Methode besteht darin, dass die Therapie absolut ungefährlich ist. Keine Medikamente, keine Hilfe von außen, alles ist ganz einfach. Auf den ersten Blick werden Ihnen die Übungen bekannt vorkommen, wie einfache Morgengymnastik. Aber ziehen Sie keine voreiligen Schlüsse – das sind nur äußerliche Ähnlichkeiten.

Und nun kommen wir zu den Übungen selbst. Vergessen Sie nicht: Sie sind zwar einfach, aber Sie sollten sich dabei nicht überanstrengen.

Automanueller Komplex

Punktmassage des Gesichts und des Kopfes

Wie massiert man die bioaktiven Punkte richtig?

Die Massage wird mit drei Fingern ausgeführt: dem Zeige-, dem Mittel- und dem Ringfinger (zwanzig bis fünfundzwanzig Bewegungen auf jedem Punkt). In Abb. 2 können Sie sehen, wie die Finger ausgerichtet sind. Es kann auch nur der Daumen benutzt werden. Abb. 3 zeigt, wie das geht.

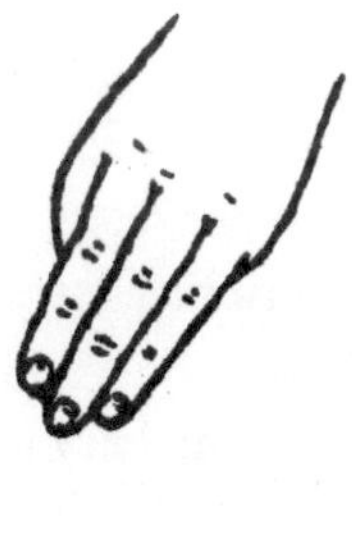

Abb. 2: Fingerhaltung bei der Massage der bioaktiven Punkte

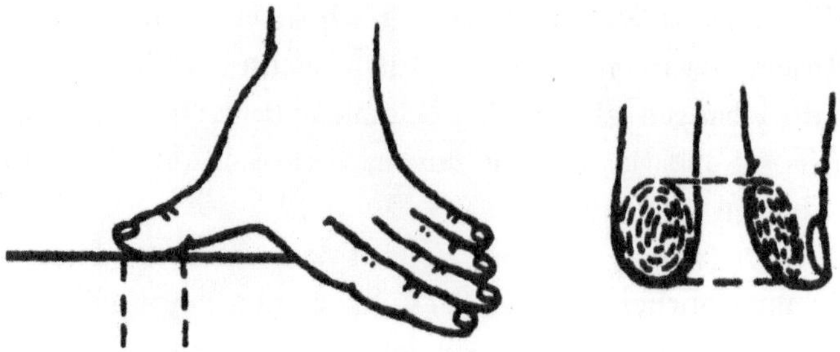

Abb. 3: Ausrichtung beim Pressen der bioaktiven Punkte

Sie dürfen die Finger nie in den Körper »stoßen«. Massiert wird mit den Fingerbeeren, die Bewegungen sind streng vertikal ausgerichtet, und bitte nicht reiben. Massieren Sie so stark, dass eine Empfindung entsteht, die angenehm bis leicht schmerzhaft ist.

Eine aktive Beteiligung der Arme stimuliert die Blutzirkulation in den Fingerspitzen und verhindert einen Blutstau in anderen Körperteilen. Da die Nervenenden in den Fingern in unmittelbarer Verbindung mit dem Gehirn stehen, ermöglicht die Arbeit der Hände eine psychische Entspannung und wirkt sogar einer Gehirnverkalkung entgegen.

Nicht zufällig ist es im Orient üblich, ständig eine Gebetskette zu reiben, und in China massiert man sich die Hände mit Walnüssen.

Die hier beschriebene Massage der Punkte im Gesicht und am Kopf hat eine allgemein stimulierende Wirkung und bereitet den Organismus auf die Hauptübungen vor. Die Massage der multifunktionalen Punkte verbessert die Durchblutung des Großhirns, verstärkt den Lymphabfluss vom Kopf (auf diese Weise reguliert sich der Blutdruck) und aktiviert die Bereiche unter der Großhirnrinde – den Hypothalamus, die Hypophyse, das retikuläre und das limbische System.

Von ihrem Zustand hängen alle Vorgänge im Körper ab, bis hin zum Verhalten und zum emotionalen Zustand. In diesen Bereichen wird das gesteuert, was wir als Unterbewusstsein bezeichnen, also der Bereich, der mit Selbstversenkung und Intuition zusammenhängt.

Massageablauf (Abb. 4)

1 – Punkt auf der Stirn zwischen den Brauen (»Drittes Auge«)
2 – paarige Punkte an den Enden der Nasenflügel (deren Massage die Wiedererlangung des Geruchssinns fördert)
3 – Punkt auf der Mittellinie des Gesichts zwischen der Unterlippe und dem oberen Rand des Kinns
4 – paarige Punkte an den Vertiefungen der Schläfen
5 – paarige Punkte auf der Grenze zwischen Hals und Hinterkopf, etwas oberhalb der Haargrenze in einer Grube
6 – paarige Punkte vor dem Ohrhöcker (Tragus) neben dem Unterkiefergelenk

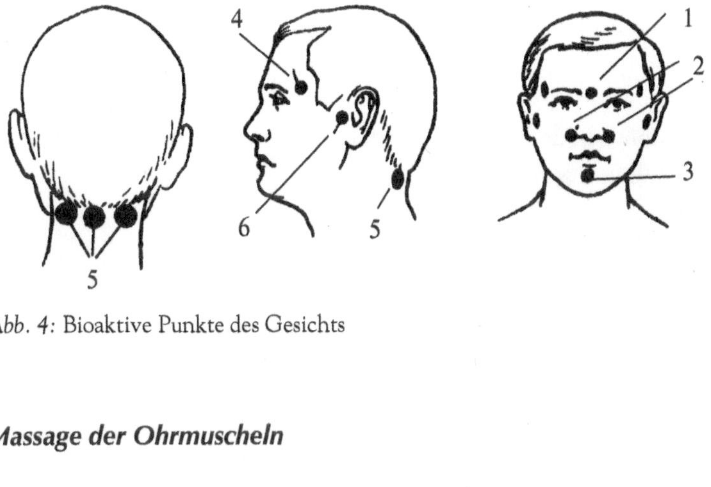

Abb. 4: Bioaktive Punkte des Gesichts

Massage der Ohrmuscheln

Auf der Ohrmuschel befindet sich eine Vielzahl von bioaktiven Punkten – als Spiegelung verschiedener Organe (Abb. 5). Daher ist die Massage der Ohrmuschel äußerst gesundheitsfördernd.

Normalerweise zeigt kein Punkt auf der Ohrmuschel einen verringerten Hautwiderstand, es sei denn, es liegt eine Störung vor. Das Auffinden solcher Punkte ist Basis der Auriculodiagnostik (Auffindung der Störherde), sie werden dann bei einer Behandlung massiert.

Solche Punkte lassen sich manchmal schon bei der Betrachtung des Ohrs erkennen, etwa durch gerötete oder blasse Bereiche, Hautschuppungen oder Schmerzhaftigkeit bei Druck. Das rechte Ohr spiegelt die rechte Körperhälfte, das linke Ohr die linke. Bei einigen Menschen ist es auch über Kreuz.

Übung Nr. 1

Wir fassen uns ans Ohrläppchen und ziehen es mit mäßiger Kraft so nach unten, dass auch das Innenohr gezogen wird. Auf eine leichte Entspannung folgt eine stärkere Anspannung. Dann ziehen wir das Ohr analog einige Male nach oben. Aber gehen Sie achtsam vor. Reißen Sie das Ohr nicht ab.

Übung Nr. 2

Wir umfassen den oberen Teil der Ohrmuschel bis zum Gehörgang und ziehen ihn nach oben.

Übung Nr. 3

Nun nehmen wir uns den mittleren Bereich der Ohrmuschel vor und ziehen ihn zur Seite und ein wenig vom äußeren Gehörgang weg. Mit jeder neuen Bewegung ziehen wir das Ohr ein Stück weiter und weiter.

Übung Nr. 4

Es folgen kreisförmige Bewegungen. Wir nehmen die gesamte Ohrmuschel in die Hand und führen Kreisbewegungen im Uhrzeigersinn und dann gegen den Uhrzeigersinn aus.

Übung Nr. 5
Nun greifen wir die Ohrmuschel auf andere Weise. Wir drücken den Daumenballen so gegen die Ohren, dass innen das Gefühl eines Vakuums entsteht. (Der Daumen zeigt nach unten, die übrigen Finger nach hinten.)

Wir führen Kreisbewegungen in beide Richtungen aus.

Übung Nr. 6
Achtung: Menschen mit fehlendem oder beschädigtem Trommelfell dürfen diese Übung nicht ausführen.

Wir halten die Bewegung an, drücken die Daumen noch fester an die Ohren und reißen sie dann jäh weg, sodass im Ohr ein Knall entsteht. Dabei ist unsere Aufmerksamkeit ganz auf die Ohren gerichtet.

Jetzt massieren wir uns leicht und beruhigend das Gesicht, wie wir es manchmal bei Müdigkeit tun.

Übrigens sei daran erinnert, dass sich an den Fußsohlen ebenfalls sehr viele bioaktive Punkte und Reflexzonen befinden, die die inneren Organe und Körperteile spiegeln. Versuchen Sie, so oft wie möglich barfuß zu gehen und außerdem die entsprechenden Punkte an den Fußsohlen zu massieren.

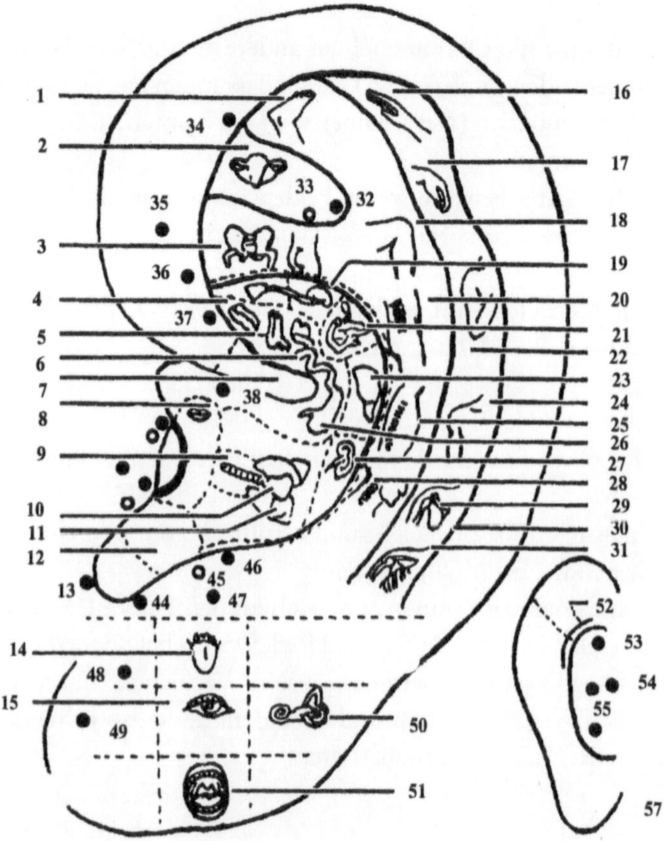

Abb. 5: Reflexzonen der Körperteile und inneren Organe an der Ohrmuschel*

1 – Zehen, Fußgelenk; 2 – Gebärmutter; 3 – Gesäßnerv; 4 – Dickdarm; 5 – Blinddarm; 6 – Dünndarm; 7 – Zwerchfell; 8 – Mund; 9 – Luftröhre; 10 – Herz; 11 – Lungen; 12 – Rumpf; 13 – Sehvermögen I; 14 – Zunge; 15 – Augen; 16 – Finger; 17 – Handgelenk; 18 – Knie; 19 – Niere; 20 – Bauch; 21 – Bauchspeicheldrüse; 22 – Ellbogen; 23 – Leber; 24 – Schulter; 25 – Brustkorb; 26 – Ma-

gen; 27 – Milz; 28 – Halswirbelsäule; 29 – Schultergelenk; 30 – Schulterblatt; 31 – Hals; 32 – Shenmen–Punkt; 33 – Gesäß; 34 – Hämorrhoiden; 35 – äußere Genitalien; 36 – Harnleiter; 37 – unterer Teil des Mastdarms; 38 – Speiseröhre; 39 – Ohrhöckerspitze; 40 – Rachen, 41 – Nase; 42 – Nebenniere; 43 – Nasennebenhöhle; 44 – Sehvermögen II; 45 – Hoden; 46 – Atemsteuerung; 47 – Stirn; 48, 49 – analgetische Punkte; 48 – Betäubung bei Entfernung von Zähnen des Oberkiefers; 49 – Betäubung bei Entfernung von Zähnen des Unterkiefers; 50 – Innenohr; 51 – Mandeln; 52 – blutdrucksenkende Rinne; 53 – Kopfschmerzen; 54 – Nieren; 55 – Herz; 56 – untere Gliedmaßen; 57 – hinterer Teil der Ohrmuschel.

* Akupunktur. Aus: *Medizina*, Moskau 1988.

Übungen für die Arm- und Beingelenke

Arme

Handgelenke

Jede Bewegung wiederholen wir acht- bis zehnmal.

Ausgangsposition: Die Arme sind parallel zum Boden nach vorn ausgestreckt.

Übung Nr. 1

Wir ballen Fäuste und entspannen die Hände wieder, konzentrieren uns dabei auf die Finger.

Die Übung wird in zwei Varianten ausgeführt: Zuerst liegt der Schwerpunkt auf dem Ballen der Fäuste (Greifbewegungen), dann auf der Entspannung der Finger (Wegwerfbewegung), wobei die Finger vollständig ausgestreckt werden.

Übung Nr. 2

Dieselbe Ausgangsposition. Nacheinander ziehen wir mit einer Hand jeden Finger der anderen Hand Richtung Handrücken und lassen ihn dann nach vorn schnipsen.

Übung Nr. 3

Dieselbe Ausgangsposition. Die Finger sind ausgestreckt und werden vom kleinen Finger bis zum Daumen nacheinander wie in einer Welle zur Faust gebogen. Dann erfolgt die Bewegung in umgekehrter Reihenfolge, angefangen beim Zeigefinger bis zum kleinen Finger. Am Ende schütteln wir die Hände aus und entspannen die Muskeln.

Übung Nr. 4

Dieselbe Ausgangsposition. Unsere Aufmerksamkeit liegt auf den Handgelenken. Die Arme sind nach vorn parallel zum Boden ausgestreckt, die Hände werden nach unten gebogen, die Handflächen zeigen zum Körper. Mit leicht federnden Bewegungen ziehen wir die Finger Richtung Körper, es wechseln Anspannung und leichte Entspannung.

Nun beugen wir die Hände nach oben und führen die Übung analog in entgegengesetzter Richtung aus.

Übung Nr. 5

Die Arme sind nach vorn parallel zum Boden ausgestreckt, die Handflächen leicht zur Seite gedreht. Das ist die Ausgangsposition.

Nun bewegen wir die Hände federnd nach außen (leichte Schwingungen). Dann ändern wir die Ausgangsposition, und beide Daumen streben aufeinander zu: Wir machen federnde Bewegungen nach innen.

Übung Nr. 6
Dieselbe Ausgangsposition. Die Hände sind locker zu Fäusten geballt und kreisen in den Handgelenken im größtmöglichen Radius, zunächst in die eine, dann in die andere Richtung.

Ellbogengelenke
Übung Nr. 7
Wir breiten die Arme zur Seite aus, die Schultern werden dabei nicht hochgezogen. Die Ellbogengelenke sind angewinkelt, die Unterarme hängen locker nach unten, die Hände sind leicht zu Fäusten geballt.

Wir machen weite Kreisbewegungen mit den Unterarmen um die Ellbogengelenke in beide Richtungen. Die Schultern bleiben dabei unbewegt.

Schultergelenke
Übung Nr. 8
Die Arme liegen ausgestreckt am Körper an. Wir ballen zunächst eine Hand leicht zur Faust und machen im Schultergelenk Kreisbewegungen mit dem ausgestreckten Arm vor dem Körper, bis zu einem Schweregefühl.

Achtung: Die Kreisbewegung erfolgt ausschließlich vor dem Körper. Dabei ist der Oberkörper leicht nach vorn gebeugt, damit der Brustkorb nicht eingeengt wird.

Nacheinander trainieren wir beide Schultergelenke. Der Arm kreist jeweils zuerst im Uhrzeigersinn, dann in entgegengesetzter Richtung.

Übung Nr. 9
Der Kopf ist gerade. Die Schultern werden nach vorn aufeinander zubewegt. Wir fühlen eine angenehme Anspannung.

Wir entspannen die Schultern leicht und ziehen sie dann mit neuer Kraft und zusätzlicher Spannung zusammen. Dann entspannen wir sie wieder usw.

Übung Nr. 10
Wir ziehen die Schultern nach hinten und bewegen die Schulterblätter aufeinander zu.

Die Übung wird in jeder Richtung (nach vorn und nach hinten) einige Male wiederholt.

Übung Nr. 11
Wir ziehen die Schultern nach oben zu den Ohren. Dann geben wir leicht in der Spannung nach und ziehen sie anschließend wieder zu den Ohren.

Analog drücken wir die Schultern nun so tief wie möglich nach unten und wechseln dabei zwischen steigender Anspannung und leichter Entspannung.

Schließlich bringen wir die Schultern wieder nach oben und beenden dic Übung.

Übung Nr. 12
Wir kreisen mit den Schultern nach vorn und dann nach hinten. Der Kreis ist dabei maximal groß.

Übung Nr. 13
Der Kopf ist gerade. Die Arme liegen seitlich am Körper an. Dann drehen wir die Hände nach innen, als wollten wir die Arme in den Boden schrauben. Beteiligt sind das Hand-, das Ellbogen- und das Schultergelenk.

Wenn wir bis zum Anschlag gedreht haben, erhöhen wir leicht die Spannung – ziehen »die Schraube fest«. Es folgt eine leichte Entspannung. Noch einmal drehen wir etwas stärker – »ziehen die Schraube noch fester« und entspannen. Wir machen einige solcher Bewegungen, dann drehen wir die Hände in die andere Richtung und führen die Übung analog aus.

Achtung: Bitte achten Sie dabei auf die richtige Atmung. Bei jeder Anspannung wird ausgeatmet, bei Entspannung eingeatmet. Der Atem wird nie angehalten.

Übung Nr. 14

Wir schütteln die Arme aus und entspannen die Muskeln.

Übung Nr. 15

Wir umfassen vor dem Körper mit unserer rechten Hand das linke Handgelenk. Der Oberkörper ist aufgerichtet und fest. Es bewegen sich nur Kopf und Schultern, alles andere ist unbeweglich.

Wir richten unseren Blick nach rechts. Nun drehen wir den Kopf in diese Richtung, dann zieht die rechte Hand den linken Arm nach rechts und dehnt ihn.

Wir gehen bis zum Anschlag und versuchen, den Arm noch ein Stück weiter nach rechts zu ziehen. Dann entspannen wir, ohne die Position zu verändern. Anschließend erhöhen wir die Anspannung wieder.

Nach einigen solcher federnden Anspannungen und Entspannungen gehen wir fließend zur linken Seite über (jetzt zieht die linke Hand die rechte) und führen die Übung analog aus.

Beine

Füße

Übung Nr. 1

Wir richten unsere Aufmerksamkeit auf ein Fußgelenk und machen die Übung zuerst mit dem rechten, dann mit dem linken Fuß.

Ausgangsposition: Wir heben ein Bein, das Knie ist leicht angewinkelt, der Fuß hängt locker. Dann drücken wir die Fußspitze mit kleinen, federnden Bewegungen nach unten (acht- bis zehnmal).

Nun schieben wir die Ferse nach vorn, ziehen die Fußspitze in Richtung Körper und wechseln so zwischen Anspannung und leichter Entspannung.

Übung Nr. 2
Die Ausgangsposition ist dieselbe wie in der vorherigen Übung. Wir heben wieder ein Bein und kippen den Fuß dann so nach innen, dass er mit dem äußeren Rand aufkäme, wenn wir ihn auf den Boden stellen würden. Sie können das Bein auch leicht zur Seite strecken und den Fuß nach innen drehen.

Wir machen einige federnde Bewegungen mit dem Fuß nach innen und versuchen dabei, ihn jedes Mal ein Stück weiter zu drehen. Im Fußgelenk entsteht eine leichte Spannung.

Dasselbe wiederholen wir mit dem anderen Fuß.

Übung Nr. 3
Der Fuß wird nach außen gekippt (entgegengesetzte Ausgangsposition zur vorherigen Übung). Die Übung wird analog mit beiden Füßen ausgeführt.

Übung Nr. 4
Ausgangsposition: Das Bein ist leicht nach vorn gestreckt. Nacheinander kreisen wir mit jedem Fuß einige Male in jede Richtung. Die Bewegungen sind so, als wollten wir mit dem großen Zeh an der Wand einen maximal großen Kreis zeichnen.

Das Bein ist hierbei absolut unbewegt, nur der Fuß ist beteiligt.

Kniegelenke
Übung Nr. 5
Nehmen Sie die Beine zusammen und legen Sie die Hände auf die Knie. Der Rücken ist gerade, der Blick geht nach vorn, der Kopf wird nicht gesenkt. Nun führen wir Kreisbewegungen mit

den Knien aus, zunächst nur in eine Richtung, wobei wir die Beine am Ende jeder Bewegung durchstrecken. Mit federnden Bewegungen der Hände drücken wir auf die Kniescheiben und versuchen, die Beine noch mehr auszustrecken. Das wiederholen wir einige Male.

Wir führen die Übung auch in entgegengesetzter Richtung aus.

Übung Nr. 6

Wir stehen aufrecht. Ein Bein wird angehoben, das Knie ist angewinkelt, der Oberschenkel zeigt parallel zum Boden, der Unterschenkel ist entspannt. Wir führen nacheinander mit beiden Unterschenkeln einige Kreisbewegungen in jede Richtung aus (im Uhrzeigersinn und entgegengesetzt). Dabei stehen wir gerade, die Schultern sind gestreckt.

Übung Nr. 7

Die Beine stehen etwas weiter als schulterbreit auseinander, die Füße sind parallel (die Fußspitzen sind leicht nach innen gekehrt), die Handflächen liegen auf den Knien. Der Rücken ist gerade, der Blick geht nach vorn, der Kopf wird nicht gesenkt. Wir vollführen mit den Knien Kreisbewegungen, zuerst einige Male nach innen, aufeinander zu, dann nach außen (die Hände helfen beim Kreisen). Am Ende jeder Kreisbewegung werden die Knie ganz ausgestreckt.

Übung Nr. 8

Wir stehen mit geschlossenen Beinen, beugen uns leicht nach vorn und nehmen die Hände auf die Knie. Wir kreisen mit beiden Knien in eine Richtung und strecken sie am Ende jeder Kreisbewegung aus. Das wiederholen wir einige Male. Analog kreisen wir in die andere Richtung.

Übung Nr. 9
Die Beine sind abermals zusammen und ausgestreckt, der Rücken ist gerade, Blick nach vorn, Kopf nicht senken. Mit federnden Bewegungen drücken wir mit den Händen auf die Kniescheiben, um sie noch gerader auszustrecken. Das wiederholen wir einige Male.

Hüftgelenke
Übung Nr. 10
Wir heben das im Knie angewinkelte, rechte Bein, die Hüfte ist parallel zum Boden. Der Oberkörper ist unbewegt. Dann drehen wir den Oberschenkel bis zum Anschlag nach rechts außen und bemühen uns, ihn federnd noch weiter nach außen zu drücken. Wir wiederholen die Bewegung einige Male und machen dasselbe auch mit dem linken Bein.

Übung Nr. 11
Die Ausgangsposition ist analog zur vorherigen. Wir drehen den rechten Oberschenkel nach rechts bis zum Anschlag und zurück. Dabei wird er wippend gehoben und gesenkt. Dasselbe machen wir mit dem linken Bein.

Denken Sie an das allgemeine Prinzip: Es wechseln Anspannung und Entspannung bei minimaler Schwingungsweite der Bewegungen.

Übung Nr. 12
Die Ausgangsposition ist wie gehabt. Wir drehen den rechten Oberschenkel so weit wie möglich nach rechts. Dann »zeichnen« wir mit der Kniescheibe an der Wand kleine Kreise, erst in die eine, dann in die andere Richtung. Dasselbe machen wir mit dem linken Bein.

Übung Nr. 13
Wir gehen mit gestreckten Beinen auf der Stelle, zuerst stützen wir uns dabei auf den gesamten Fuß, dann nacheinander auf die Fersen, auf die Fußspitzen, auf die Innenseite und auf die Außenseite der Füße.

Die Knie werden nicht gebeugt! Wir schaukeln nicht mit den Schultern. Alles oberhalb der Taille ist unbewegt. Nur die Hüftgelenke sind beteiligt.

Übungen für die Wirbelsäule

Die Beschaffenheit Ihrer Wirbelsäule spiegelt nicht nur Ihr Alter, sondern auch Ihren Gesundheitszustand.

Bei vielen Menschen, die sich wenig bewegen und die Wirbelsäule nicht trainieren, sind die Bandscheiben platt gedrückt. Sie deformieren, wodurch sich die Durchblutung des umgebenden Gewebes verschlechtert. Schließlich trocknet die Wirbelsäule aus – viele Menschen werden mit den Jahren einige Zentimeter kleiner und haben im Alter eine gebeugte Haltung. Erhält man sich die Biegsamkeit der Wirbelsäule, erhält man sich Jugend und Gesundheit.

Die empfohlenen Übungen sind keine Morgengymnastik, sondern ein äußerst wirksamer Komplex zur Erhaltung und Verbesserung der Flexibilität der Wirbelsäule.

Wenn Sie eine Wirbelsäulenverletzung hatten oder dort operiert wurden, sollten Sie bei den Übungen sehr vorsichtig sein.

Wie die Übungen auf die Wirbelsäule wirken:

- Sie stärken das Muskelkorsett – es bildet sich eine lebendige, elastische »Muffe«, die die Wirbelsäule vor übermäßigen Verkrümmungen schützt.
- Beugungen und Drehungen massieren Bandscheiben, Knorpel, Bänder und Gelenkkapseln. Sie werden besser durchblutet, und

dadurch bleiben sie länger elastisch, altern nicht und können sogar – entgegen den Überzeugungen der Medizin – geheilt werden. Sie heilen sogar dann, wenn sie sich bereits in einem angeblich »irreversiblen Zustand« befinden.

- Sie verhindern die Ablagerung von Salzen in den Gelenken. Die Salze werden zermahlen, und selbst wenn sie sich irgendwo ablagern (was Röntgenaufnahmen zeigen), dann nicht an den Reibeoberflächen, sondern an anderen Stellen, wo sie nicht stören.
- Die natürlichen Zwischenräume zwischen den Wirbeln erweitern sich, die Knorpel beginnen zu wachsen. Unabhängig von Ihrem Alter können Sie die Knorpel wiederaufbauen und Ihre Wirbelsäule regenerieren.
- Dehnübungen verbessern die Funktionstüchtigkeit praktisch aller innerer Organe. Wenn Sie zum Beispiel nur eine Übung ausführen (Beugen der Wirbelsäule mit Aufmerksamkeit auf den mittleren und unteren Teil – »der Bogen«), dann kurieren Sie damit Beschwerden wie Kopfschmerzen, müde Augen, Stoffwechselstörungen.
- Die Übungen für die Halswirbelsäule trainieren hervorragend den Gleichgewichtsapparat – es verringern sich Schwindelgefühl sowie alle unangenehmen Symptome bei Reiseübelkeit (siehe Abb. 1).

Die grundlegenden Bewegungen sind: Beugen-Strecken, Kompression-Dekompression (Zusammenpressen-Auseinanderziehen), Hin- und Herdrehen. Ihre Aufmerksamkeit liegt auf dem Bereich der Wirbelsäule, wo gerade die Bewegung ausgeführt wird, alle anderen Bereiche bleiben nach Möglichkeit unbewegt.

Jede Bewegung wird acht- bis zehnmal wiederholt. Von den gleichartigen Übungen wählen Sie ein bis zwei für jede Übungseinheit.

Achtung: Atmen Sie während der Übungen durch die Nase ein und durch den Mund aus.

Warum? Um die Aktivität der Schleimhäute und Gefäße zu erhöhen und um die reflektorische Blutzufuhr zu verbessern (wer gut durch die Nase atmet, ist schneller und besser im Denken). Außerdem bestätigen Wissenschaftler, dass Sauerstoff, der durch die Nasenlöcher eindringt, ionisiert wird, das heißt, sich negativ auflädt, und nur so kann Sauerstoff vom Blut aufgenommen werden.

Nun kommen wir zu den Übungen.

Wir arbeiten nacheinander mit jedem Abschnitt der Wirbelsäule: Halswirbelsäule, obere Brustwirbelsäule, untere Brustwirbelsäule, Lendenwirbelsäule.

Vor Beginn der Wirbelsäulenübungen atmen wir tief durch die Nase ein und langsam durch den Mund aus. Das Ausatmen sollte mindestens zwei- bis dreimal länger dauern als das Einatmen.

Halswirbelsäule

Die Schultern sind unbewegt. Die unteren Bereiche der Wirbelsäule ebenfalls.

Übung Nr. 1

Der Oberkörper ist gerade, das Kinn senkt sich zur Brust und will den Körper Richtung Nabel hinabgleiten. Im Nacken ist eine Anspannung zu spüren. Mit federnden Bewegungen ziehen wir das Kinn nach unten und entspannen dann wieder. Mit jeder neuen Anspannung versuchen wir, die Bewegung etwas zu verlängern und ein wenig mehr Kraft aufzuwenden, dann folgt wieder eine leichte Entspannung. Die Bewegung wird einige Male wiederholt.

Die Übung darf nicht wehtun! Im Nackenbereich sollte ein angenehmes Spannungsgefühl entstehen.

Achtung: Wenn es Ihnen schwerfällt, die Übung zu machen, oder Sie Probleme mit der Halswirbelsäule haben, dann strecken Sie stattdessen Kopf und Hals nach vorne aus.

Übung Nr. 2

Der Oberkörper ist aufgerichtet, der Kopf wird leicht nach hinten geneigt, aber nicht in den Nacken geworfen. Das Kinn zieht nach oben.

Wir halten die Bewegung für eine Sekunde an, entspannen ein wenig, aber nicht völlig, und ziehen das Kinn dann erneut nach oben. Das wiederholen wir einige Male.

Übung Nr. 3

Die Wirbelsäule ist vom Steißbein bis in den oberen Rücken gerade aufgerichtet. Die Bewegungen sind fließend, die Schultern absolut unbewegt. Wir neigen den Kopf nach rechts (nicht drehen!) und versuchen, ohne besondere Anstrengung mit dem Ohr die Schulter zu berühren. Dann machen wir dasselbe mit der linken Seite. Versuchen Sie nicht, das Ziel sofort zu erreichen. Mit der Zeit wird es Ihnen leicht gelingen.

Übung Nr. 4

Wir stehen gerade. Der Kopf ist aufrecht, wir schauen geradeaus. Wir stellen uns die Nasenspitze als feste Achse vor und drehen den Kopf nach links: Das Kinn strebt dabei nach rechts oben, der Scheitel nach links unten, die Augen schauen nach oben (wie bei einem kleinen Hündchen, das auf die Worte seines Herrchens lauscht).

Diese Übung machen wir in drei Varianten: Der Kopf ist gerade (wir schauen geradeaus), der Kopf ist gesenkt (wir schauen zu Boden), der Kopf ist leicht nach hinten geneigt (wir schauen zur Decke).

Übung Nr. 5

Die Kreisbewegungen des Kopfes vereinigen alle vorangegangenen Übungen für den Halsbereich.

Wir kreisen mit dem Kopf die Schultern entlang, langsam und locker, ohne die Halsmuskeln zu überspannen. Erst ein paarmal in die eine Richtung, dann in die andere. Führen Sie diese Übung mit besonderer Vorsicht und Aufmerksamkeit aus.

Falls Sie Probleme mit der Halswirbelsäule haben, dann wird die Übung folgendermaßen ausgeführt: Wir neigen das Ohr zur rechten Schulter, das Kinn ist nach unten gerichtet, dann rollt der Kopf fließend zur linken Schulter und zurück. Das heißt, wir machen mit dem Kopf einen Halbkreis, ohne ihn nach hinten zu neigen.

Übung Nr. 6

Der Oberkörper ist gestreckt, wir stehen gerade. Der Kopf befindet sich in einer Linie mit der Wirbelsäule. Das ist die Ausgangsposition.

Langsam richten wir den Blick nach rechts oder nach links und drehen den Kopf bis zum Anschlag mit. Als wollten wir nachschauen, was sich hinter unserem Rücken befindet, versuchen wir, den Kopf mit jedem Mal ein Stück weiter zu drehen. Dabei fällt er nicht in den Nacken, sondern das Kinn bleibt in der Nähe der Schulter.

Wir machen einige Bewegungen in die eine Richtung, dann wird die Übung in der anderen Richtung wiederholt. Vermeiden Sie eine Überdehnung. Und vergessen Sie das Atmen nicht!

Obere Brustwirbelsäule

Übung Nr. 1

Wir stehen gerade, auch der Rücken ist gestreckt, das Kreuzbein ist fest.

Die Schultern gehen nach vorn, die Arme werden ausgestreckt und in umgekehrter Gebetshaltung miteinander gekreuzt. Wir drücken das Kinn an die Brust, die Hände streben nach unten, der Nacken nach oben. Wir bewegen die Schultern weiter aufeinander zu. Das Kinn ruht weiter auf der Brust und wird Richtung Bauchnabel gezogen. Wir atmen normal weiter.

Der obere Teil der Wirbelsäule nimmt die Form eines Bogens an. Die Schultern bleiben gesenkt. Stellen Sie sich vor, Sie sind ein Igel, der seine Essensvorräte auf dem Rücken trägt. Wir wiederholen die Dehnung einige Male mit einer geringen Spannweite der Bewegung.

Übung Nr. 2

Wir führen die Übung analog zur vorherigen in der entgegengesetzten Richtung aus.

Der Kopf wird nach hinten geneigt. Die Hände werden hinter dem Körper ausgestreckt, verschränkt und nach unten gezogen, die Schulterblätter streben aufeinander zu. Die Schultern bleiben gesenkt, der Kopf bleibt gerade und wird nicht in den Nacken geworfen. In dieser Position werden die Arme nach hinten und das Brustbein nach oben gezogen.

Übung Nr. 3

Die Wirbelsäule ist gerade, das Kreuzbein fest, die Arme sind angewinkelt. Eine Schulter wird gehoben, die andere nach unten gezogen (wie zwei Waagschalen mit unterschiedlichem Gewicht). Der Kopf neigt sich leicht in Richtung der nach unten strebenden Schulter, der Blick ist nach oben gerichtet. Im oberen Brustbereich der Wirbelsäule fühlen wir eine angenehme Spannung und Dehnung.

Ohne die Position zu verändern, wechseln wir zwischen Anspannung und Entspannung und versuchen dabei, mit jedem Mal die Wirbelsäule ein wenig weiter zu biegen. Aber bitte nicht überdehnen.

Dasselbe machen wir mit der anderen Seite. Wir atmen dabei entspannt.

Übung Nr. 4

Der Kopf ist unbewegt, der Rücken gerade, die Arme liegen am Körper an. Wir schieben das Becken beziehungsweise Steißbein leicht nach vorn und halten es in dieser Position.

Mit hängenden Schultern ziehen wir die Arme nach unten. Wir fühlen eine Spannung in der oberen Brustwirbelsäule, und nach einer kleinen Entspannung dehnen wir sie bei jeder Wiederholung ein wenig mehr.

Stellen Sie sich vor, auf Ihren Schultern lastet ein schwerer Sack. Die Wirbelsäule wird unter dieser Last zu einer zusammengedrückten Feder. Wir halten diese Last, wenden noch mehr Kraft auf und helfen uns damit, dass wir die Schulter weiter nach unten bewegen.

Dann heben wir die Schultern bis zum Anschlag – werfen den Sack ab. Wir fühlen Leichtigkeit, ein Schweben, strecken uns mit dem Scheitel Richtung Decke, dehnen die Wirbelsäule und ziehen die Schultern federnd nach oben. Einige Male wechseln wir zwischen der Bewegung der Schultern nach oben und einer leichten Entspannung.

Übung Nr. 5

Wir stehen gerade, die Beine sind schulterbreit auseinandergestellt, die Füße parallel, die Fußspitzen leicht eingedreht. Die Hände liegen an der Hosennaht. Langsam lassen wir die Schultern kreisen.

Atmen Sie ruhig und gleichmäßig. An dieser Bewegung ist der Kopf beteiligt (er wird nach hinten geneigt, wenn die Schultern nach hinten gehen, und nach vorn geneigt, wenn die Schultern nach vorn gehen). Der gesamte obere Teil der Wirbelsäule ist aktiv. Dann kreisen wir ebenso in die andere Richtung.

Übung Nr. 6

Achtung: Die Wirbelsäule ist die Achse der Drehung.

Die Beine stehen etwas weiter als schulterbreit auseinander, die Füße sind parallel und die Fußspitzen leicht eingedreht. Die Hände berühren seitlich jeweils das Schultergelenk, die Ellbogen zeigen zur Seite, und wir schauen geradeaus.

Nacheinander drehen wir die Augen, den Kopf, die Schultern und die Brust nach rechts. Bauch, Hüften und Beine sind unbewegt.

Der rechte Ellbogen zieht nach rechts, der linke Arm folgt. Wenn Bauch und Hüften der Bewegung nach rechts folgen, ist das ein Fehler. Bringen Sie sie in die Ausgangsposition zurück, ohne die Oberkörperposition zu verändern.

Wir machen einige federnde Bewegungen mit minimaler Spannweite. Das heißt, mit jedem Federn erhöht sich die Spannung, dann wird wieder entspannt. Die Spannung wird erhöht, um den Drehradius zu vergrößern.

Achtung: Die Anspannung erfolgt bei langsamem Ausatmen.

Analog machen wir die Übung nach links.

Untere Brustwirbelsäule

Übung Nr. 1

Wir gehen vor wie in Übung Nr. 1 für die obere Brustwirbelsäule, aber jetzt ist die gesamte Wirbelsäule außer der Lendenwirbelsäule beteiligt.

Wir schieben das Becken ein wenig nach vorn und fixieren das Kreuzbein. Wir neigen den Kopf nach vorn, ziehen das Kinn und die Schultern Richtung Nabel. Wir bringen die Arme nach vorn in eine Stellung, als wollten wir einen großen Ball umarmen. Die Wirbelsäule bildet von der Schädelbasis bis zum Kreuzbein einen Bogen.

Wir dehnen die Wirbelsäule in federnden Bewegungen nach hinten, dabei ziehen wir den Brustkorb ein.

Erhöhen Sie mit jeder Bewegung die Spannung, dann entspannen Sie leicht und erhöhen Sie die Spannung erneut. Keine Vorbeuge machen!

Übung Nr. 2
Die Bewegung ist entgegengesetzt zur vorherigen. Der Scheitel strebt nach oben und leicht nach hinten, aber der Kopf wird nicht in den Nacken geworfen. Die Handflächen zeigen hinter dem Rücken nach oben, die Arme sind nach hinten ausgestreckt, die Schulterblätter werden zusammengezogen. Aus dieser Position heraus ziehen die Hände mit federnden Bewegungen nach unten und das Brustbein nach oben. Das Kreuzbein bleibt dabei fest.

Übung Nr. 3
Wir bringen die rechte Hand hinter den Kopf, der Ellbogen zeigt nach oben, auch der Blick ist nach oben auf den Ellbogen gerichtet. Die linke Schulter bleibt unten.

Wir dehnen die rechte Seite, streben mit dem Ellbogen in federnden Bewegungen nach oben und entspannen wieder. Die Spannweite ist klein. Die Wirbelsäule nimmt die Form eines Bogens an. Keine Krümmung! Wir wechseln zur linken Hand und wiederholen die Bewegung einige Male.

Übung Nr. 4
Wir machen mit den Schultern langsame Kreisbewegungen mit größtmöglichem Radius. An der Bewegung sind nicht nur die Schultern beteiligt, sondern auch der Kopf und die gesamte Wirbelsäule bis zum Steißbein.

Wir stehen gerade, die Füße sind etwas weiter als schulterbreit auseinander, die Knie leicht gebeugt. Kopf gerade, Blick geradeaus, die Schultern gehen zu den Ohren.

Nehmen Sie den Kopf nach vorn und bewegen Sie die Schultern vorn aufeinander zu, sodass die Wirbelsäule einen Bogen bildet. Achten Sie aber darauf, dass es keine Krümmung wird.

Dann nehmen Sie die Schultern langsam nach unten und richten den Kopf wieder auf.

Nun gehen die Schultern nach hinten, und auch der Kopf neigt sich vorsichtig nach hinten. Die Brustwirbelsäule dehnt sich dabei nach vorn.

Und jetzt verbinden wir diese Bewegungen und verteilen die Last auf die gesamte Wirbelsäule bis zum Steißbein. Denken Sie dabei an die kreisenden Räder einer Lokomotive.

Wir kreisen einige Male nach vorn und dann analog nach hinten.

Übung Nr. 5

Der Oberkörper ist gerade, die Füße stehen schulterbreit auseinander. Kippen Sie das Steißbein leicht nach vorn, das Kreuzbein bleibt dabei fixiert. Kopf gerade, das Kinn strebt zur Brust. Die Fäuste liegen oberhalb der Lenden im Bereich der Nieren.

Wir versuchen, die Ellbogen hinter dem Rücken so nah wie möglich zusammenzubringen. Dafür machen wir einige federnde Bewegungen mit den Ellbogen aufeinander zu. Die Wirbelsäule krümmt sich wie ein gespannter Bogen. Der Kopf kippt nicht in den Nacken.

Analog führen wir die Dehnung hinten aus. Dabei sind die Knie leicht gebeugt, und wir machen einen »Buckel«, indem wir den Bereich der unteren Brustwirbelsäule krümmen und die Nase Richtung Knie strebt. Wir gehen so weit wie möglich und erhöhen die Dehnung noch etwas.

Achten Sie darauf, dass das Steißbein unbeteiligt bleibt!

Übung Nr. 6

Die Füße stehen etwas weiter als schulterbreit auseinander, die Fußspitzen sind leicht nach innen gedreht. Legen Sie die Hände seitlich auf die Schultergelenke, die Ellbogen zeigen zur Seite, Becken und Hüften sind fest. Wir schauen geradeaus.

Wir lenken den Blick nun nach rechts, dann drehen wir nacheinander den Kopf, den Schultergürtel, die Brust und den Bauch langsam und fließend ebenfalls nach rechts. In dieser Position machen wir einige federnde Bewegungen, wechseln zwischen Anspannung und Entspannung. Jede weitere Bewegung erweitert ein wenig mehr den Drehwinkel. Stellen Sie sicher, dass Becken und Hüften fest bleiben.

Fließend kommen wir in die Ausgangsposition zurück und vollführen die Übung analog in die andere Richtung.

Lendenwirbelsäule

Achtung: Falls Sie einen Bandscheibenvorfall im Bereich der Lendenwirbelsäule haben, dann führen Sie alle Übungen sehr vorsichtig, mit minimaler Drehweite aus. Verteilen Sie die Belastung gleichmäßig auf die gesamte Wirbelsäule.

Achtung: Bei allen Übungen vollziehen sich die Bewegungen im Steißbein, wir ziehen also das Steißbein Richtung Hinterkopf oder Stirn und nicht umgekehrt.

Übung Nr. 1

Die Füße stehen schulterbreit auseinander, die Kniegelenke sind leicht gebeugt, das Becken geht nach vorn, der Oberkörper bewegt sich nicht.

Wir ziehen das Steißbein nach vorn und nach oben, als wollten wir den Schamhügel Richtung Stirn ziehen. Dabei wechseln wir zwischen Anspannung und leichter Entspannung.

Wir wiederholen die Bewegung einige Male. Achten Sie darauf, dass keine Krümmungen entstehen. Die Wirbelsäule bildet hinten einen Bogen.

Übung Nr. 2
Die Füße stehen schulterbreit auseinander, sind in den Knien leicht gebeugt, die Fußspitzen werden etwas nach innen gedreht, der Oberkörper bleibt fest, und der Kopf ist gerade.

Nun ziehen wir das Steißbein mit federnden Bewegungen nach hinten in Richtung Nacken, wobei wir zwischen Anspannung und Entspannung wechseln. Wir spüren die Lendenwirbelsäule. Entsteht eine Verspannung, lösen wir sie mit Übung Nr. 1.

Übung Nr. 3
Die Füße stehen schulterbreit auseinander, die Knie sind leicht gebeugt. Der Oberkörper ist gerade und um etwa 45 Grad nach vorne gebeugt.

Nun strebt das Steißbein in Richtung Nacken (und nicht umgekehrt!), dabei krümmt sich das Kreuzbein.

Der Kopf kippt dabei nicht in den Nacken. Wir wiederholen die Bewegung acht- bis zehnmal. Dann verlagern wir in derselben Position das Körpergewicht einige Male von einem Bein aufs andere.

Verspannungen im Steißbein lösen wir mit Übung Nr. 1.

Übung Nr. 4
Die Knie sind leicht gebeugt, der gerade Oberkörper leicht nach hinten gebeugt, der Kopf ist gerade.

Wir streben mit dem Steißbein Richtung Nacken, während der innere Blick die Wirbelsäule entlangwandert. Wenn wir einen Bereich finden, an dem die Spannung zu groß ist, dann verlagern wir den Druck von dort gleichmäßig auf die gesamte Wirbelsäule.

In dieser Position lassen wir uns immer tiefer sinken und verlagern das Körpergewicht abwechselnd von einem Bein aufs andere. Wir wiederholen die Übung mehrere Male und achten darauf, dass im Kreuzbein kein Druckgefühl entsteht.

Übung Nr. 5
Kreisende Bewegungen mit den Hüften, zuerst acht- bis zehnmal in die eine, dann genauso oft in die andere Richtung. Dabei bleibt der Körper oberhalb der Taille unbewegt.

Übung Nr. 6
Der Oberkörper ist aufgerichtet, die Hüfte wird nach rechts geschoben und das Körpergewicht ebenfalls nach rechts verlagert. Das ist die Ausgangsposition.

Nun machen wir einige federnde Bewegungen mit der Hüfte zur Seite, als wollten wir sie noch weiter nach rechts bringen.

Dann fixieren wir die erreichte Position und dehnen die linke Seite: Der linke Arm wird gerade nach oben ausgestreckt (man kann die linke Hand auch in den Nacken legen), der Oberkörper neigt sich nach rechts. Ohne die Neigung zu verändern, wird das Körpergewicht auf das linke Bein verlagert, und wir dehnen die linke Seite noch stärker.

Analog führen wir die Übung mit der linken Hüfte aus und dehnen die rechte Seite: Wir strecken die rechte Hand zur Decke und machen eine leichte Neigung nach links.

Übung Nr. 7
Die Füße stehen schulterbreit auseinander (die Zehenspitzen sind leicht nach innen gedreht), der rechte Arm ist nach oben gestreckt, der linke hängt herunter. Wir versuchen, mit der flachen Hand die Zimmerdecke zu erreichen. Mit jedem Mal dehnen wir uns ein bisschen mehr und krümmen die Wirbelsäule leicht.

Dieselbe Bewegung wiederholen wir mit der linken Hand.

Übung Nr. 8
Wir entspannen den gesamten Körper und massieren die feinen Blutgefäße. Dafür lassen wir nacheinander die Muskeln an folgenden Stel-

len vibrieren: im Gesicht, am Hals, an den Händen, an der Brust, am Bauch, am Gesäß, den Oberschenkeln, den Unterschenkeln.

Dann dasselbe in umgekehrter Reihenfolge. Stellen Sie sich ein Hündchen vor, das sich nach dem Baden schüttelt.

Nun dürfen Sie ausruhen und durchatmen, wie wir es vor dem Beginn der Übungen für die Wirbelsäule gemacht haben.

Drehungen für die gesamte Wirbelsäule

Sie werden genauso ausgeführt, wie die oben beschriebenen Übungen, aber jetzt ist die gesamte Wirbelsäule beteiligt. Die Übungen werden zuerst in eine, dann in die andere Richtung ausgeführt.

Achtung: Die Wirbelsäule ist die Achse für alle Bewegungen. Der Kopf befindet sich in einer Linie mit ihr, und die Belastung wird gleichmäßig auf die ganze Wirbelsäule verteilt. Die Bewegungen sind fließend, sie dürfen nicht wehtun. Atmen Sie ohne Unterbrechung.

Übung Nr. 1

Die Füße stehen etwas weiter als schulterbreit auseinander und sind parallel zueinander. Die Knie sind leicht gebeugt, die Hände werden seitlich auf die Schultern gelegt.

Wir drehen den Oberkörper in einer langsamen, fließenden Bewegung nach rechts bis zum Anschlag. Dabei schauen wir zuerst zur rechten Seite und drehen dann den Kopf, den Hals und die Schulter nach rechts, danach auch den Brustkorb, den Bauch, die Hüfte, das Becken und die Beine – alles, außer den Füßen. Das ist die Ausgangsposition.

Dann verstärken wir den Druck und drehen noch weiter. Wir wechseln zwischen leichter Anspannung und leichter Entspannung, und das einige Male. Bei jeder Anspannung atmen wir langsam aus.

Danach kehren wir in umgekehrter Reihenfolge in die Ausgangsposition zurück. Zuerst drehen wir das Becken, die Hüfte, den Bauch, dann den Brustkorb, die Schultern, den Kopf und die Augen.

In derselben Weise wird die Übung zur linken Seite ausgeführt.

Achtung: Es darf kein Schmerz entstehen.

Übung Nr. 2

Die Füße stehen parallel etwas weiter als schulterbreit auseinander, der Oberkörper ist um 45 Grad nach vorn geneigt, der Rücken bleibt gerade, die Hände werden seitlich auf die Schulter gelegt.

Wir beginnen mit einer Drehung des Oberkörpers um die Wirbelsäule als feste Achse. Die Augen, der Kopf, der Hals, die Schultern und der Brustkorb bewegen sich nacheinander zur rechten Seite, dabei »schaut« der Ellbogen des rechten Arms zur Decke. Wir machen einige federnde Bewegungen, wechseln zwischen Anspannung und Entspannung und erweitern langsam den Drehwinkel.

Nachdem wir einige solcher Einheiten ausgeführt haben, kehren wir in umgekehrter Reihenfolge langsam und fließend in die Ausgangsposition zurück. Erst dann richten wir den Oberkörper auf. In gleicher Weise wird die Übung zur linken Seite ausgeführt.

Übung Nr. 3

Die Füße stehen etwas weiter als schulterbreit auseinander und sind parallel. Der Rücken ist aufgerichtet und nach hinten geneigt, der Kopf befindet sich in einer Linie mit der Wirbelsäule, das Kinn ist gesenkt, die Hände werden seitlich auf die Schultern gelegt.

Die Übung wird analog zur vorherigen ausgeführt, aber bei der Drehung des Oberkörpers nach rechts strebt der abgespreizte Ellbogen nach unten, und die Augen schauen über die Schulter zur linken Ferse. Wir drehen bis zum Anschlag, machen einige federnde Bewegungen und erweitern den Drehwinkel. Dann kehren wir fließend in die Position mit der Neigung nach hinten zurück.

Bei den Drehungen mit Neigung nach hinten zur linken Seite schauen wir über die Schulter zur rechten Ferse.

Übung Nr. 4

Die Ausgangsposition ist dieselbe. Der Kopf befindet sich in einer Linie mit der Wirbelsäule. Das Kinn ist gesenkt. Der Oberkörper bleibt gerade und wird nur seitlich nach rechts geneigt (bitte keine Neigung nach vorne oder nach hinten).

Dann »verdrehen« wir uns nach rechts: zuerst geht der Blick nach rechts, der Oberkörper folgt, bis der Blick auf die linke Ferse gerichtet ist. Achten Sie darauf, dass der Oberkörper nach rechts geneigt bleibt.

Analog machen wir eine Drehung nach links. Wir schauen über die linke Schulter zur rechten Ferse.

Die Füße stehen etwas weiter als schulterbreit auseinander und sind parallel. Der Oberkörper ist seitlich nach rechts geneigt (nicht nach vorn und nicht nach hinten), und der Rücken ist gerade. Der rechte Ellbogen »schaut« zu Boden, der linke zur Decke. Der Kopf befindet sich in einer Linie mit der Wirbelsäule.

Der rechte Ellbogen ist führend und bewegt sich nach hinten oben. Dabei richten wir den Blick nach rechts, der Kopf, die Schultern, die Brust folgen. Während der Bewegung geht der Ellbogen nach hinten oben. Der Oberkörper dreht sich um die Wirbelsäule wie um eine Achse. Das Kinn ist gesenkt.

Achten Sie darauf, dass der Oberkörper nach rechts geneigt bleibt. Wir gehen bei der Drehung bis zum Anschlag und bemühen uns, den Drehwinkel zu vergrößern, indem wir einige federnde Bewegungen ausführen.

Dann verdrehen wir uns nach links in umgekehrter Reihenfolge, ohne die Position des Oberkörpers zu verändern. Dabei führt nun der linke Ellbogen, er geht nach oben, dann zurück und nach unten, und der rechte entsprechend nach oben. Wir schauen über die linke Schulter zur rechten Ferse.

Um in die Ausgangsposition zurückzukehren, vollführen wir eine entgegengesetzte Drehung mit dem Oberkörper nach rechts.

Übung Nr. 5
Um diese Übung richtig auszuführen, muss in der Beschreibung der vorangegangenen Drehung überall das Wort »rechts« gegen das Wort »links« getauscht werden und umgekehrt. Seien Sie achtsam.

Übung Nr. 6
Nehmen Sie einige tiefe und ruhige Atemzüge, wie wir es zu Beginn der Übungen für die Wirbelsäule getan haben.

Die Übungen für die Erhöhung der Biegsamkeit der Wirbelsäule sind damit abgeschlossen. Denken Sie daran, alle Übungen mit Freude auszuführen. Seien Sie liebevoll zu sich selbst – und der Erfolg ist Ihnen gewiss.

Nach dem Aufwärmen kommt nun die Augengymnastik.

II. Augengymnastik

Achtung: Machen Sie diese Augenübungen jeden Tag, auch wenn Sie sehr gut sehen.

Die Erfahrungen der Volksheilkunde zeigen, dass die Korrektur der Augenbewegung einige Krankheiten heilen kann. Im Orient gibt es sogar eine althergebrachte Methode zur Diagnostik von Krankheiten anhand der Augenbewegungen, nicht der Iris, sondern der Bewegung der Augäpfel.

Augenübungen sind wohltuend bei Neurosen, Bluthochdruck und besonders bei erhöhtem Hirndruck.

Wir wiederholen jede Übung acht- bis zehnmal (ohne Anspannung, locker und ohne die Augen zusammenzukneifen). Wenn wir die Übungen richtig ausführen, trainieren wir nicht nur die Augenmuskeln, sondern erreichen damit indirekt auch andere erkrankte Organe.

Die Augengymnastik wird jeden Tag gemacht (außer am Wochenende). Wenn Sie an Ihrem Sehvermögen arbeiten, machen Sie diese Aufwärmübung für die Augen zweimal am Tag fünf bis acht Minuten.

Achtung: Vermeiden Sie es, während der Übungen die Augen zusammenzukneifen oder aufzureißen. Das würde zu einer schädlichen Anspannung führen. Und vergessen Sie nicht zu blinzeln.

Achten Sie darauf, dass Sie mit den Augenbewegungen genau die angegebenen Linien »nachzeichnen«.

Wir strecken den Rücken gerade, lächeln bis zu den Ohren und rufen positive Emotionen in uns hervor. Dann beginnen wir mit den Übungen.

1. »Blick rauf und runter«

Wir halten den Kopf gerade und kippen ihn nicht in den Nacken. Wir lenken den Blick langsam nach oben (zur Decke) und verlängern die Augenbewegung gedanklich den Schädel entlang bis zum Scheitel. Dann geht der Blick nach unten Richtung Schilddrüse.

Wir führen die Übung acht- bis zehnmal in jede Richtung aus.

2. »Augenspiel«

Wir schauen nach links, dann nach vorn, nach rechts und wieder nach vorn. Wir wiederholen die Übung acht- bis zehnmal in jede Richtung.

3. »Wanduhr«

Diese Übung ähnelt der vorherigen, nur wandert der Blick ohne Unterbrechung hin und her.

Wir schauen nach links und setzen die Bewegung gedanklich bis hinter das linke Ohr fort. Dann schauen wir nach rechts und setzen die Bewegung gedanklich hinter das rechte Ohr fort.

Wir führen die Übung acht- bis zehnmal in jede Richtung aus.

4. »Zifferblatt«

Wir machen Kreisbewegungen mit den Augäpfeln. Der Kopf bleibt unbewegt. Wir stellen uns ein großes, goldenes Zifferblatt vor. Die Vorstellung der goldenen Farbe befördert die Wiederherstellung der Sehkraft.

Die Bewegung ist langsam, wir denken uns oben auf dem Zifferblatt eine Zwölf und unten eine Sechs. Die Bewegung der Augäpfel ist fließend.

- Die Augäpfel kreisen acht- bis zehnmal im Uhrzeigersinn und acht- bis zehnmal entgegen dem Uhrzeigersinn. Wir blinzeln zwischendurch, die Augen dürfen nicht überanstrengt werden.
- Bitte die Übung wiederholen, diesmal zeigt das Gesicht zum Himmel. Die Augen sind geöffnet. Wir kreisen acht- bis zehnmal mit den Augäpfeln im Uhrzeigersinn und acht- bis zehnmal entgegen dem Uhrzeigersinn.
- Jetzt strecken wir den Hals und schließen die Augen. Wir kreisen mit den Augäpfeln in die eine und in die andere Richtung, wobei die Lider geschlossen sind.

5. »Schmetterling«

Die Augen sind geöffnet. Für diese Übung ist es unbedingt notwendig, dass der Kopf unbewegt bleibt, wir arbeiten nur mit den Augen. Die »Zeichnung« sollte innerhalb des Gesichtsfelds eine maximale Größe erreichen, aber die Augenmuskeln dürfen dabei nicht überanstrengt werden!

Wir lenken unseren Blick in folgender Reihenfolge auf die Punkte: obere linke Ecke – untere linke Ecke, obere rechte Ecke – untere rechte Ecke. Wir wiederholen die Bewegung acht- bis zehnmal.

Und nun umgekehrt, in die andere Richtung: untere linke Ecke – obere linke Ecke, untere rechte Ecke – obere rechte Ecke.

Das wiederholen wir acht- bis zehnmal.

Wir entspannen die Augen, indem wir mehrmals locker blinzeln.

6. *»Die Acht«*

Wir beschreiben mit unserem Blick eine liegende Acht oder das Zeichen für die Unendlichkeit (das Zeichen für die Unendlichkeit unserer Möglichkeiten!). Dabei holen wir innerhalb des Gesichtsfelds maximal weit aus. Erst machen wir die Augenbewegung einige Male in die eine Richtung, dann in die andere. Wir blinzeln.

7. *»Stehende Acht«*

Wir wiederholen die Übung, aber jetzt »zeichnen« wir mit den Augen eine stehende Acht.

Bitte auf keinen Fall überanstrengen!

8. *Übung zur Entwicklung des seitlichen Sehens*

Hier werden die Schrägmuskeln des Auges beansprucht. Besondere Anmerkung: Diese Übung muss in ruhiger Umgebung ausgeführt werden. Nichts und niemand darf Sie erschrecken.

Wir schauen zur Nasenspitze und schielen.

Dann schauen wir geradeaus und richten unsere Aufmerksamkeit dabei auf die Seiten, um zu versuchen, im Augenwinkel Gegenstände zu erkennen. Wir können uns auch auf unsere Finger konzentrieren, die sich dort bewegen, wobei sich die Hände links und rechts auf Augenhöhe befinden.

Und jetzt wandert der Blick abwechselnd:

- zur Nasenspitze – geradeaus, Aufmerksamkeit seitwärts
- zur Nasenwurzel – geradeaus, Aufmerksamkeit seitwärts
- zum Punkt zwischen den Augenbrauen – geradeaus.

Wir wiederholen jede Übung acht- bis zehnmal.

Bei Innenschielen wird nur der zweite Teil dieser Übung ausgeführt (geradeaus schauen, Aufmerksamkeit seitwärts)!

Achtung: Vergessen Sie die Ruhepause nicht.

Blinzeln Sie mit den Augen, klimpern Sie mit den Lidern und machen Sie die Entspannungsübung für die Augen: das »Palmieren«.

III. Palmieren

Wir reiben die Handflächen gegeneinander, damit die Energie sie durchströmt (dabei sind die Hände auf Höhe des Solarplexus). Während wir noch die Handflächen aneinanderreiben, führen wir die Hände Richtung Augen.

Wir formen die Hände zu Schalen und legen die geschlossenen Finger übereinander. Die Hände nehmen wir über die Augen, sodass die Grundgelenke der kleinen Finger in einem Punkt zusammenkommen und auf der Nasenwurzel liegen, dort, wo sonst das Brillengestell verläuft.

Die Handflächen liegen so auf den Augen, dass kein Licht hindurchdringt, die Wimpern aber auch nicht die Hände berühren. Erst jetzt schließen wir die Augen.

Die Energie fließt von der Mitte der Handflächen direkt zu den Augäpfeln. Damit sie ungehindert fließen kann, muss sich der Kopf in einer Linie mit der Wirbelsäule befinden.

Die Augäpfel sind entspannt, ebenso die Augenlider und das Gesicht. Die Kiefer sind entspannt, die Zunge liegt locker im Mund, die Ellbogen zeigen zur Seite, die Arme und die Muskeln des gesamten Oberkörpers sind entspannt.

Wir sind in uns versunken, ruhig, gelöst, gedankenlos.

Wir stellen uns absolute Dunkelheit vor wie schwarzer Samt, wie tiefschwarze Nacht, oder wir betrachten das Bild, das in unserem Bewusstsein auftaucht. In Gedanken kann man auch bewegliche Objekte betrachten, und zwar aus einer Entfernung, aus der Sie sie normalerweise schlecht erkennen. In Ihrer Vorstellung können Sie sie jetzt selbst auf diese Entfernung klar sehen. Oder Sie stellen sich verschiedene Objekte mal in kleiner, mal in großer Entfernung vor.

Wir senken die Arme, öffnen die Augen aber nicht. Wir wollen uns voll und ganz erholen. In unserer Vorstellung werden wir von einem Lufthauch berührt, und ganz leicht wippen wir von einer Seite zur anderen und entspannen uns.

Wir entspannen die Muskeln der Unterschenkel, der Oberschenkel, des Gesäßes, des Kreuzbeins, des Halses, des Gesichts …

Erst jetzt öffnen wir langsam die Augen. Das dauert zwanzig bis dreißig Sekunden.

Die Übung wird während des Trainings zwei- bis dreimal durchgeführt. Auch zur Verbesserung des Hörvermögens ist sie angezeigt.

Noch einmal:

1. Wir erwärmen die Handflächen.
2. Wir legen die Hände schalenförmig übereinander und bedecken mit den Handflächen die Augen.
3. Wir schließen die Augen.
4. Wir entspannen den Körper, der Kopf ist leer (wir sind frei von Gedanken).
5. Zwei bis drei Minuten »betrachten« wir die Dunkelheit.

Palmieren Sie, wann immer Ihre Augen müde werden sowie unbedingt vor und nach der Augengymnastik.

IV. Bildhaftes Atmen

Nachdem Sie sich die Aufwärmübungen für den Körper zur Vorbereitung auf die Hauptübungen angeeignet haben, lernen Sie jetzt, sich in einen meditativen Zustand zu versetzen, also in einen bestimmten inneren Zustand, in dem das eigentliche Training durchgeführt wird.

Bei der Meditation (von lat. *meditatio* – Nachdenken, Nachsinnen) wird der Geist des Menschen in den Zustand tiefer Konzentration versetzt und das Bewusstsein vollständig auf etwas ausgerichtet. Die Meditation geht einher mit körperlicher Entspannung, Emotionslosigkeit und einer Distanzierung von äußeren Objekten.

Natürlich ist das eine ziemlich trockene Definition. Eine anschaulichere Formulierung klingt für uns so: Wenn wir sprechen, und Gott hört zu, nennt man das Gebet. Wenn Gott spricht, und wir hören zu, nennt man das Meditation.

Wir müssen lernen, auf unsere Seele zu hören. In der Seele ist es ruhig und friedlich. Meditation ist etwas Tiefes, Warmes und Wahres, das unser Herz erfüllt. Wahr ist, dass wir alle im Fluss des Lebens sind, Teil eines riesigen Ozeans.

Lernen Sie, sich zu entspannen und allein deswegen Glück zu empfinden, dass Sie für dieses Leben geboren wurden. »Ich wurde geboren, mehr brauche ich nicht, um glücklich zu sein«, soll Albert Einstein gesagt haben. Das ist in diesem Moment der einzige wesentliche Gedanke.

- **Nehmen Sie eine bequeme Position ein**, am besten setzen Sie sich auf einen Stuhl. Der Rücken ist gerade, die Hände liegen auf den Knien, die Beine sind aufgestellt (auf keinen Fall übereinandergeschlagen). **Alle Muskeln sind entspannt.**

Um das zu erreichen, werden zunächst alle Muskelgruppen nacheinander angespannt und dann entspannt: die Muskeln der Oberschenkel, der Unterschenkel, der Unterarme, der Schultern, des Rückens, des Schultergürtels, die Gesichtsmuskeln, die Augenmuskeln.

Überprüfen Sie, ob Ihre Augenlider zittern, denn ein wesentliches Anzeichen einer unzureichenden Entspannung ist die Anspannung der Lider und auch der Stirnmuskeln. Prüfen Sie diese Bereiche.

Überprüfen Sie Ihre Zunge: Sie muss locker im Mundraum liegen und darf dessen Innenseiten nicht berühren.

- Wenn Sie sich davon überzeugt haben, dass alle Muskeln des Körpers entspannt sind, richten Sie Ihre Gedanken auf **ein ungezwungenes, ruhiges Atmen**. Der Atem darf nicht künstlich verlangsamt oder in anderer Weise verändert werden. Atmen Sie einfach einmal tief ein und wieder aus, dann atmen Sie ruhig und entspannt weiter.

  Schön wäre es, wenn das Einatmen etwa sechs Sekunden dauert. Dann halten Sie den Atem kurz an – ungefähr zwei Sekunden –, und dann atmen Sie ebenso ruhig aus, ebenfalls ungefähr sechs Sekunden lang.

  Wenn sich Ihr Atem beruhigt hat, achten Sie auf Ihren Herzschlag: Auch er hat sich beruhigt. Das geschieht ganz ohne Ihr Zutun.
- Wenn die Muskeln entspannt sind und sich Atem und Herzschlag beruhigt haben, **kontrollieren Sie Ihre Gedanken: Die sollte es gar nicht geben.** Stellen Sie sich vor, ein Quadrat oder ein Kreis hängt vor Ihnen, und sobald ein Gedanke auftaucht, werfen Sie ihn in das Quadrat oder den Kreis wie in einen Mülleimer, einen nach dem anderen …

- Wenn Sie merken, dass es Ihnen trotz der Vorbereitung schwerfällt, sich zu konzentrieren, **kontrollieren Sie nochmals Ihren Atem** (die Augen sind immer noch geschlossen). Während des Einatmens sagen Sie gedanklich: ein–at–men, während des Ausatmens: aus–at–men.

  Dabei konzentrieren Sie sich auf das, was Sie empfinden, was in Ihrem Inneren in diesen Sekunden vor sich geht. Achten Sie auf die Luftbewegung in Ihrem Inneren. Es reicht, wenn Sie auf diese Weise acht- bis zehnmal ein- und ausatmen.

  Nun sind Sie körperlich vollkommen entspannt – Sie haben den Kopf frei und sind bereit für die Übungen.
- Schließen Sie in diesem entspannten Zustand die Augen. Alle Gedanken sind beiseitegeschoben.

  Achten Sie auf Ihre Empfindungen, wenn Sie durch die Nase atmen. **Mit jedem Einatmen empfinden wir Kühle im Nasenrachenraum und mit jedem Ausatmen Wärme.** Das ist so selbstverständlich, dass Sie es vermutlich noch nie bemerkt haben. Jetzt konzentrieren wir uns nur auf dieses Gefühl, wir empfinden es durch und durch. Wir atmen auf diese Weise zehn- bis fünfzehnmal ein und aus und fühlen deutlich die Wärme und die Kühle.
- Wir gehen mit der Aufmerksamkeit vom Nasenrachenraum zum vorderen Bereich des Halses – **zur Schilddrüse. Nun »atmen« wir durch die Schilddrüse,** als würde sich die Nase dort befinden. Wir stellen uns vor, dass beim Einatmen Kühle in diesen Bereich dringt und beim Ausatmen Wärme austritt. Wir atmen auf diese Weise fünf- bis zehnmal ein und aus.
- Genauso **»atmen« wir mit dem Solarplexus** und empfinden auch dort mit jedem Einatmen Kühle und mit jedem Ausatmen Wärme. Wir achten darauf, dass keine Anspannung entsteht. Der Kopf bleibt klar und hell. Der Körper ist angenehm entspannt, in uns herrschen Ruhe und Frieden.

- Die Hände liegen auf den Knien mit den Innenseiten nach oben. Wir stellen uns vor, dass wir **durch die Handflächen »atmen«,** und empfinden mit jedem Einatmen Kühle und mit jedem Ausatmen Wärme.
- Wir **»atmen« durch die Fußsohlen.** Ebenso kann man durch die Augenpartie, die Leber, die Milz, durch die Gelenke, die Wirbelsäule und **durch jedes Organ und jede Körperregion atmen (außer Herz und Gehirn).**
- Wir wählen den **Bereich unseres »Sorgenkinds«, ein erkranktes Organ**, außer Herz und Kopf zum Beispiel die Leber. Wir »atmen« auch durch dieses Organ, fühlen beim Einatmen Kühle und beim Ausatmen Wärme.
- Wir wählen **zwei oder drei weitere Organe,** die unserer Aufmerksamkeit bedürfen.

Bei diesen und den anderen Übungen stellen wir uns **das Bild von Jugend** vor. Stellen Sie sich die Luft des Waldes, der Berge oder eines Gartens nach dem Regen vor – jeder hat eigene Vorlieben. Stellen Sie sich vor, Sie sind jung und gesund. Mit jeder Körperzelle atmen Sie diese Luft ein. Atmen Sie durch Ihr erkranktes Organ und fühlen Sie Freude.

Lauschen Sie in sich hinein. Bemühen Sie sich, in Ihrem Inneren den Teil des Körpers beziehungsweise das Organ zu sehen und zu fühlen, auf das Ihre Aufmerksamkeit, Ihre Gedanken gerichtet sind.

Achtung: Die Empfindungen und Vorstellungen vom Körper und den inneren Organen müssen angenehm sein. Betrachten Sie sie als vollkommene Schöpfung der Natur.

Gehen Sie ruhig vor, ohne jegliche Anspannung. Die Bilder entstehen aus Ihrem Wunsch, auf das zu lauschen und zu schauen, was dort vor sich geht. Oder stellen Sie sich vor, sie wollten fürsorglich überprüfen, wie dort die Arbeit läuft, ob alles in Ordnung ist, Hilfe benötigt wird, oder ob es vielleicht Zeit fürs Reinemachen ist und für Sauberkeit und Ordnung gesorgt werden muss …

Auf keinen Fall dürfen Sie sich zwingen und quälen, besonders am Anfang oder wenn es Ihnen nicht gelingen will. Das kommt schon noch. Ganz sicher. Und zwar sehr bald.

Achtung:

- **Falls Sie Probleme mit der Schilddrüse haben, dann arbeiten Sie weniger intensiv mit der Vorstellung von Wärme in diesem Bereich.**
- **In den Bereichen (Organen), in denen sich eine Geschwulst gebildet hat, legen Sie beim Einatmen den Schwerpunkt auf die Kühle. Beim Ausatmen stellen Sie sich keine Wärme vor, sondern denken Sie an ein Bild von Auflösung, Verschwinden, Bereinigung.**
- **Atmen Sie nicht durch die Bereiche von Herz und Gehirn.**

V. Atmen mit den Augen

Bevor wir zu dieser Übung übergehen, lesen Sie bitte sorgfältig die Anleitung.

Wir setzen uns auf einen Stuhl und machen es uns bequem. Die Hände liegen auf den Oberschenkeln, der Rücken ist gerade. Der ganze Körper und die Gesichtsmuskeln sind entspannt. Körper und Geist sind ruhig. Wir atmen nur durch die Nase. Und jetzt fangen wir an.

Während wir durch die Nase ein- und ausatmen, achten wir auf die Augenregion. Wir versuchen, mit den Augen die Luftbewegung und die Temperaturschwankung zu spüren. Sie können die Übung mit geöffneten oder geschlossenen Augen durchführen, wie es für Sie am angenehmsten ist.

Diese Atmung führt zu hervorragenden Ergebnissen. Wir stellen uns vor, unsere Augen seien völlig gesund! Beim Einatmen schärft sich unser Blick, wir sehen nun besser, und mit jedem Ausatmen verschwinden alle kleinen Flecken, die »mouches volantes«. Anspannung und Ermüdung lassen nach, alles, was Ihren Augen Unwohlsein bereitet.

Merken Sie sich: Die Empfindung von Kühle (beim Einatmen) schenkt den Augen alles Gute. Die Empfindung von Wärme (beim Ausatmen) trägt alles fort, was sie stört. Mit den Augen »atmen« kann man, solange man will und wo immer man will. Also: »Atmen« Sie mit den Augen nach Herzenslust!

Nach dem Atmen mit den Augen wenden wir uns nun der bewussten Wahrnehmung von Wärme (**W**), Prickeln (**P**) und Kälte (**K**) zu.

VI. Die Wahrnehmung der grundlegenden Empfindungen – Wärme (W), Prickeln (P), Kälte (K)

Bei den grundlegenden Übungen gehen wir schrittweise vor, so wie wir es üblicherweise in unseren Gruppen machen. Am besten lassen Sie die Abfolge der Übungen während des Trainings unverändert, überspringen nichts und gehen nicht zur nächsten Übung, bevor Sie die aktuelle nicht beherrschen. Übereilen Sie nichts. Wenn Sie nach einem Tag noch nicht alle aufgeführten Übungen beherrschen, nehmen Sie sich zwei Tage Zeit, aber nicht mehr.

Manchmal wundern sich unsere Schüler: Das funktioniert bei uns nicht, wir können die grundlegenden Empfindungen nicht wahrnehmen, aber ... es kommt zu Besserungen. Wie ist das zu verstehen? Vielleicht erwarten Sie sehr markante, starke, ungewöhnliche Empfindungen, oder Sie stellen zu hohe Anforderungen an sich, oder Sie strengen sich zu sehr an und zwingen sich.

Vor allem sollten Sie sich bildlich vorstellen, was Sie tun. Stimmen Sie sich auf die Wellenlänge ein, die Sie suchen, als ob Sie am Radioknopf für eine Senderwahl drehen.

Beginnen wir nun also damit, die Empfindungen von Wärme, Prickeln und Kälte hervorzurufen.

1. Wärme (W)

Wir schließen die Augen, entspannen uns und wählen einen beliebigen Körperbereich **(außer Herz und Gehirn)**. Wir stellen uns vor, wie sich der ausgewählte Bereich erwärmt.

Sie liegen am Strand, im Schatten, und geben der Sonne des Südens nur diese Stelle preis, oder Sie berühren einen warmen Heizkörper, oder Sie lehnen sich an einen warmen Ofen … Stellen Sie sich das vor, was Ihnen bekannt und vertraut ist.

Wiederholen Sie diese Übung einige Male. Beeilen Sie sich nicht, spannen Sie sich nicht an und zwingen Sie sich auf keinen Fall, sondern bitten Sie Ihren Organismus feinfühlig und liebevoll um Hilfe.

Achtung: Denken Sie daran, dass Sie mithilfe des Ihnen bekannten Bildes eine angenehme Wärme hervorrufen sollen, nicht das Gefühl von Hitze.

Wenn die Empfindung entsteht, konzentrieren Sie sich darauf, das Bild von Wärme ein wenig »scharf zu stellen«.

Hat es geklappt? Gratulation! Jetzt ermitteln Sie die Zeitspanne, innerhalb derer Sie das Gefühl hervorgerufen haben, indem Sie für sich zählen, auch wenn ein solches Zählen sehr ablenkt und die Empfindungen dämpft. Wenn Sie es nicht schaffen, die Zeit zu messen, dann versuchen Sie es nicht länger.

2. Prickeln (P)

Jetzt müssen wir ein Bild finden, um die Empfindung von Prickeln hervorzurufen.

Wir schließen die Augen und entspannen uns. Wiederum wählen wir nach Belieben einen Bereich des Körpers aus. Wir versuchen uns vorzustellen, dass wir ihn »taub gesessen« haben, und jetzt fühlen wir dort ein Kribbeln oder die Stiche von Tausenden winzig kleinen Nadeln, die scheinbar den verletzten Hautbereich »stopfen«. So fühlt es sich oft bei der Wundheilung an. Finden Sie ihr eigenes Bild vom Prickeln.

Um die Empfindung eines Prickelns hervorzurufen, kann man folgende Methode anwenden:

- Klatschen Sie in die Hände (ungefähr zwanzig Sekunden). Die Hände sind dabei entspannt.
- Hören Sie auf (die Hände berühren einander nicht). Was empfinden Sie in den Handflächen? Prickeln, Pulsieren, Wärme … Wer noch nichts empfindet, macht weiter.
- Setzen Sie sich auf einen Stuhl.
- Trampeln Sie wild mit den Füßen!

Was empfinden Sie in den Fußsohlen? Hoffentlich hat es bei Ihnen geklappt. Wir merken uns die Empfindung und rufen sie im Körper hervor, wenn wir an die Empfindung des Prickelns denken.

Wiederholen Sie dies einige Male, ohne Eile, mit Freude, und seien Sie liebevoll zu sich selbst.

Hat es geklappt? Na bitte, es klappt bei jedem! Erwarten Sie in der ersten Zeit keine starken Empfindungen. Sie können sehr schwach sein, das ist keine Seltenheit, sondern nur eine von vielen Möglichkeiten. Seien Sie dankbar für jede Resonanz des Organismus auf Ihr Bild!

Vergessen Sie nicht, sich zu loben, wenn alles funktioniert. Selbst wenn die Empfindung scheinbar nur von innen gegen die Eierschale klopft, ist das schon ein Erfolg.

3. Kälte (K)

Achtung: Wir rufen immer nur eine angenehme Kühle hervor, keine Eiseskälte. Keinesfalls darf sich ein Organ oder ein Körperbereich überhitzen oder unterkühlen.

Nachdem wir **W** und **P** eingeübt haben, versuchen wir, **K** zu empfinden. Wir arbeiten genauso wie in den vorigen Übungen, schließen die Augen, entspannen uns und wählen einen Körperbereich (**außer Herz und Kopf**). Es kann derselbe sein, an dem Sie **W** und **P** empfunden haben.

Stellen Sie sich vor: Es weht ein kühles Lüftchen, und die gewählte Stelle ist unbedeckt, Sie spüren dort eine angenehme, erfrischende Kühle; oder die Stelle ist nach einem Bad im Fluss nass, Wind weht, und Sie empfinden eine angenehme Kühle. Finden Sie das Bild für Kühle, das Ihnen am angenehmsten ist.

Es gibt eine weitere wirksame Methode, um die klare Empfindung von Kälte, Prickeln und Wärme hervorzurufen, und zwar, indem man das bildhafte (imaginierte) Atmen anwendet.

Stellen Sie sich während des Einatmens vor, dass die Kühle der eingeatmeten Luft durch die Region zieht, die Sie erfrischen wollen, oder dass sie von der Wärme Ihres Ausatmens gewärmt wird.

Manchmal entsteht bei unseren Schülern gleichzeitig die Empfindung von Wärme und Prickeln **(W + P)** oder Kälte und Prickeln **(K + P)**. Das ist sehr gut, versuchen Sie nicht, die Empfindungen zu trennen.

Achtung: Alle Übungen machen wir in freudiger Stimmung und schaffen in uns ein spürbares Gefühl von Dankbarkeit uns selbst gegenüber.

Achtung:

- **In Bereichen (Organen) mit Geschwülsten tauschen wir das Gefühl der Wärme gegen das von Reinheit.**
- **Kein Organ oder Körperbereich darf überhitzt oder unterkühlt werden.**

  Das Bild von starker Hitze und Eiseskälte wird in diesem System nur bei einer Übung angewendet: bei der »Arbeit mit Hautdefekten«. Davon ist später die Rede.

Anmerkung:

- Wenn die Empfindungen nicht besonders klar sind, wenn es Ihnen nur so scheint, dass Sie **W**, **P** und **K fühlen, wenn Sie nur »denken«, dass Sie sie empfinden, oder** wenn Sie gar nichts empfinden, sondern nur den **Gedanken** dorthin verlagern, dann ist auch das hervorragend! **Wo der Gedanke ist, wird gearbeitet!** Mit der Zeit werden Sie aufhören, an Ihren Empfindungen zu zweifeln. Trainieren Sie!
- Es gibt nicht **zu wenig Empfindung.** Es ist heute **genauso viel, wie Ihr Organismus braucht.**
- Helfen Sie sich mit verschiedenen Methoden. **W** (Wärme) – das kann der Gedanke an Ihre warme Hand sein, an die Hand Ihres (Ihrer) Liebsten, die zarten morgendlichen Sonnenstrahlen … Fantasieren Sie, suchen Sie die Bilder, die Ihnen vertraut sind.

Wenn es an einer bestimmten Stelle keine Empfindungen gibt, heißt das nicht, dass dort nichts passiert. Erinnern Sie sich an das »Bild der Zitrone«. Kaum denken Sie an eine Zitrone, schon reagiert Ihr Organismus von selbst. **Dabei sind Ihre Gedanken und Ihre Emotionen am Werk.** Die Empfindungen kommen schon noch!

VII. Vorbereitung zur Verbesserung des Sehvermögens

Arbeit mit einem Bildchen (einer Briefmarke) am Fenster

Ein wenig unterhalb der Augenhöhe kleben wir eine kleine Briefmarke oder ein Bildchen der Größe drei x drei oder vier x vier Zentimeter auf eine Fensterscheibe.

Das Bild sollte lustig und klar gezeichnet sein, am besten in Grüntönen (die grüne Farbe ist heilsam für die Augen).

Draußen, hinter dem Fenster, wählen wir ein Objekt – einen Baum, den Teil eines Hauses oder irgendetwas anderes, was angenehm zu betrachten ist. Wenn Sie kurzsichtig sind, dann sind die Umrisse verschwommen.

Wir stellen uns so vor das Fenster, dass zwischen den Augen und dem aufgeklebten Bildchen ein Abstand von ungefähr zwanzig bis fünfundzwanzig Zentimetern besteht.

Achtung: Während wir an der Wiederherstellung des Sehvermögens arbeiten, wechseln wir das Objekt in der Ferne. Es sollte aber immer so weit entfernt sein, dass wir es nur verschwommen sehen. Der Abstand zwischen dem Bildchen auf der Fensterscheibe und den Augen (zwanzig bis fünfundzwanzig Zentimeter) bleibt hingegen unverändert.

Wir trainieren die Akkommodation. Die Dauer der Übung beträgt zehn Minuten, aber wir denken nicht an die Zeit.

Wir betrachten ungefähr drei bis fünf Sekunden das Bildchen, dann richten wir den Blick auf das ausgewählte Objekt draußen und schauen über das Bildchen hinweg drei bis fünf Sekunden dorthin.

Wieder richten wir den Blick auf das Bildchen usw.

Bitte beachten Sie: Während der Augenübung dürfen Sie sich nicht anspannen und die Augen nicht zusammenkneifen. Betrachten Sie einfach nur ruhig und gelassen beide Objekte. Wenn Sie bemerken, dass Sie die Gegenstände auf einmal besser erkennen als sonst, versuchen Sie, sich Ihren Gemütszustand zu merken, auch wenn der Erfolg bescheiden ist.

Diese Übung sollte jeden Tag bei natürlichem Licht bis zur vollständigen Wiederherstellung der Sehstärke durchgeführt werden. Besser noch machen Sie die Übung zweimal am Tag, jedoch sollten nicht mehr als zwei Stunden dazwischenliegen.

Arbeit mit einem Gegenstand

Hierfür eignet sich jeder Haushaltsgegenstand. Zum Beispiel ist für den Weitsichtigen ein Buch geeignet; Kurzsichtige wählen ein entfernteres Objekt – eine Zeichnung auf der Tapete, eine Tischlampe, ein Wandbild. Wichtig ist, dass das Objekt aus einer Entfernung betrachtet wird, aus der es schlecht zu erkennen ist.

Wir betrachten nun das Objekt, indem wir die Augen um Fingerbreite leicht nach rechts und nach links bewegen.

Wir schauen völlig ruhig, ohne Anspannung, ohne die Augen zusammenzukneifen. Wichtig ist die positive Einstellung.

Eine Übungseinheit dauert ungefähr dreißig Sekunden. Wir wiederholen sie dreimal, dann wechseln wir die Position, gehen um den Gegenstand herum und betrachten das Objekt von der entgegengesetzten Seite dreimal dreißig Sekunden. Dann kommen wir zur Ausgangsposition zurück und betrachten das ausgewählte Objekt noch zwei- bis dreimal in dieser Weise.

Fühlen Sie den Wunsch, den Gegenstand immer besser zu erkennen, das ist sehr wichtig.

Die Verbesserung des Sehvermögens (wie auch des Hörvermögens) vollzieht sich nicht linear, sondern wechselt mit Verschlechterungen ab. Aber die Phasen der Verschlechterung verkürzen sich immer mehr und verschwinden schließlich völlig.

Merken Sie sich unbedingt Ihre Empfindungen, Gedanken und Ihren Gemütszustand in dem Moment, wo eine Verbesserung des Sehvermögens (oder Hörvermögens) eintritt, und bemühen Sie sich, diesen Zustand auch bei jeder anderen Übung zu reproduzieren.

Wenn eines Ihrer Augen normal sieht und Sie keine Brille tragen, dann sollten Sie bei der Verbesserung des Sehvermögens das Auge mit unvermindertem Sehvermögen schließen und nur mit dem anderen arbeiten.

Und noch etwas. Während der Verbesserung des Sehvermögens wechseln Sie die Empfindungen: Einen Tag beginnen Sie mit **W**, den nächsten mit **K**. Und gewöhnen Sie sich daran, ohne Brille auszukommen.

Denken Sie daran: Das Ergebnis hängt allein von Ihnen ab.

Nun zählen wir kurz die Übungen auf, die Sie jetzt beherrschen sollten:

1. Der automanuelle Komplex (Massage der bioaktiven Punkte am Kopf)
2. Übungen für Arm– und Beingelenke
3. Übungen für die Wirbelsäule
4. Augengymnastik, Palmieren
5. Bildhaftes Atmen
6. Atmen mit den Augen
7. Übungen zur Korrektur des Sehvermögens: Arbeit mit einer Briefmarke am Fenster, Arbeit mit einem Gegenstand
8. Wahrnehmung der grundlegenden Empfindungen – Wärme (**W**), Prickeln (**P**), Kälte (**K**)

Wenn Sie dieses Programm an einem Tag erlernen – hervorragend. Wenn Sie dafür zwei oder drei Tage brauchen, ist es auch nicht schlimm.

LEKTION 3

Programm

I. Aufwärmen:
   - automanueller Komplex (Massage der bioaktiven Punkte am Kopf)
   - Übungen für die Wirbelsäule
   - Übungen für die Gelenke

II. Augengymnastik, Palmieren

III. Bildhaftes Atmen

IV. Atmen mit den Augen

V. Übungen zur Entwicklung der Konzentration und des bildhaften Denkens

VI. Die Wahrnehmung der grundlegenden Empfindungen – Wärme (**W**), Prickeln (**P**), Kälte (**K**), Verstärkung der Empfindungen

VII. Erste Arbeit an den Emotionen. Übung »Pendel«

VIII. Verbesserung des Sehvermögens

IX. Verbesserung des Hörvermögens

Liebe Lernende!
In dieser Lektion wollen wir an der Wahrnehmung der drei Empfindungen Wärme (**W**), Prickeln (**P**) und Kälte (**K**) arbeiten. Dabei müssen wir unbedingt noch etwas Viertes empfinden – den Glauben an unsere Möglichkeiten.

Die Vorbereitung zur Lektion beherrschen Sie bereits, dazu gehören:

I. Aufwärmen
In dieser und den folgenden Lektionen beginnen wir immer unbedingt mit dem automanuellen Komplex, den Übungen für die Wirbelsäule und die Gelenke.
II. Augengymnastik und Augenentspannung
III, IV. Bildhaftes Atmen und Atmen mit den Augen – die genaue Beschreibung findet sich weiter oben.
Und nun kommen wir zu weiteren Übungen, deswegen beginnen wir gleich mit Punkt V.

V. Übungen zur Entwicklung der Konzentration und des bildhaften Denkens

Grundlage dieser Übungen ist die Beschreibung aus dem Buch von Roberto Assagioli.[1]

Schließen Sie die Augen und stellen Sie sich verschiedene Bilder so klar und detailliert wie möglich vor.

Visuelle Reihe:
- Ein Kugelschreiber schreibt langsam Ihren Namen aufs Papier.
- Er zeichnet einen Kreis, ein Dreieck, ein Quadrat.

1 Roberto Assagioli: *Psychosynthesis. A Manual of Principles and Techniques*, New York 1965.

- Nochmals einen Kreis, der Kreis verwandelt sich in einen hellgrauen Ballon, dieser wird weiß, färbt sich rosa, wird orange und leuchtet, ähnlich wie die Sonne.
- Sie sehen Ihre Lieblingsblume vor sich und betrachten sie ausführlich.
- Stellen Sie sich die Menschen vor, die Sie lieben.

Sensorische Reihe:
- Sie streicheln eine Katze oder einen Hund (fühlen das Fell).
- Sie drücken jemandem die Hand (fühlen den Druck).
- Sie berühren frischgefallenen Schnee oder Ihre Lieblingsblume (ganz vorsichtig, um sie nicht zu zerdrücken)
- eine Baumrinde
- einen Wasserstrahl

  Versuchen Sie nicht nur, die Berührung zu empfinden, sondern auch zu sehen, was Sie berühren. Dann wiederholen Sie die Übung und nehmen die Gegenstände nur mit dem Tastsinn wahr.

Geruchsreihe:

Sie atmen den Geruch von:
- Ihrem Lieblingsparfüm
- Benzin
- Ihrer Lieblingsblume
- Waldluft
- vom Rauch eines Feuers
- Meeresluft.

Dynamische Reihe (wir stellen uns die Bewegung unseres Körpers vor):
- Sie lenken ein Auto.
- Sie üben Ihre Lieblingssportart aus (Schwimmen, Fußballspielen usw.).
- Erst gehen, und dann laufen Sie einen Meeresstrand entlang.

Fühlen Sie jede Regung Ihrer Muskeln.

Geschmacksreihe:

- Stellen Sie sich den Geschmack einer Banane vor, den Geschmack von saurer Milch.
- Stellen Sie sich vor, Sie sitzen am Tisch und essen Ihr Lieblingsgericht; achten Sie auf den Geschmack und die Konsistenz jedes Happens, jedes Schlucks.

Akustische Reihe:

Schließen Sie unbedingt die Augen und hören Sie:

- Verkehrslärm
- Regen
- die Stimmen spielender Kinder
- eine ans Ufer brandende Welle
- Glockengeläut, das sich langsam in Stille auflöst.

Denken Sie daran, dass alle Übungen ohne Anspannung, locker und mit der Vorstellung von etwas Angenehmem und Vertrautem ausgeführt werden. Dabei konzentrieren wir unsere Aufmerksamkeit nur auf das, was wir uns gerade vorstellen und lassen unsere Gedanken nicht abschweifen.

Nun analysieren Sie, was bei Ihnen besser funktioniert und was schlechter. Sie können das trainieren, was beim ersten Mal nicht besonders gut geklappt hat.

Alle Sinnesorgane sind miteinander verbunden. Fühlt man mit dem einen weniger, kann ein anderes den Mangel durch eine verstärkte Wahrnehmung kompensieren. Klären Sie für sich, welche Sinnesvorstellungen (Sehen, Hören, Riechen usw.) Sie trainieren müssen. Vergessen Sie nicht, dass alles im menschlichen Organismus trainiert werden kann. Was wir nicht nutzen, bleibt unter seinen Möglichkeiten. Dieses Prinzip gilt für alle Organe, alle Systeme und Sinne.

Nun frischen wir die vorangegangene Lektion auf:

VI. Die Wahrnehmung von W, P, K, Verstärkung der Empfindungen
Danach beginnt die Arbeit an den Emotionen.

VII. Arbeit an den Emotionen: Übung »Pendel«

Warum die Emotionen trainiert werden

Viele von uns haben zerrüttete Nerven und sind häufig den Tränen nahe. Oft ist uns auch bewusst, dass wir leicht explodieren und ungerechterweise die Menschen in unserer Umgebung kränken. All das sind Anzeichen eines gestörten seelischen Gleichgewichts. Hält ein solcher Zustand lange an, kann er zur Neurose führen und nach einiger Zeit zu noch ernsthafteren Störungen.

Es gibt einen weiteren Grund, weshalb wir unsere Emotionen trainieren sollten. Wie wir bereits wissen, sind Gedanken materiell. Hier kommen Beweise dafür.

Seit vielen Jahren erforschen Wissenschaftler die Verbindung zwischen Gehirn, Bewusstsein und Immunsystem. In den USA wurde das wissenschaftstheoretische Konzept des Behaviorismus erarbeitet, das in vielen Kliniken angewendet wird, wo man die **psychischen Kräfte des Patienten für die Heilung seines Körpers nutzt**. Das Ziel ist die Einbeziehung des Patienten in den Heilungsprozess.

Wenn ein Patient im Sprechzimmer des Arztes passiv dessen Verordnungen anhört, fühlt er sich nicht als gleichberechtigter Partner im Kampf gegen die Krankheit, selbst wenn er Fragen über die Nebenwirkungen der verschriebenen Medikamente oder zu alternativen Heilmethoden stellt. Den Patienten in den Heilungsprozess einzubeziehen ist etwas völlig anderes.

Eine aktive Teilnahme am eigenen Genesungsprozess bedeutet nicht nur, dass man gut über die medizinischen Leistungen informiert ist, sondern dass man überdies neue Methoden anwendet und sich dadurch hilft, mit dem Bewusstsein physiologische Prozesse zu kontrollieren.

Schon längst wurde die Wechselwirkung zwischen der Einstellung eines Menschen zu seinen Krankheiten, den ihm erteilten medizinischen Verordnungen und dem Heilergebnis festgestellt.

Vor Kurzem wurde entdeckt, dass zwischen den vom Organismus und den Zellen des Immunsystems gebildeten Hormonen und dem Gehirn eine beständige biochemische Verbindung besteht. Candace Pert, die früher die Abteilung Gehirn–Biochemie an der neurowissenschaftlichen Fakultät des Nationalinstituts für Mentale Gesundheit der USA leitete, schrieb:

»Ich halte es nicht mehr für möglich, eine klare Grenze zwischen Körper und Gehirn zu ziehen.«

Wissenschaftler ihres Instituts haben zum Beispiel nachgewiesen, dass Monozyten (Zellen des Immunsystems, die für die Wundheilung und die Regeneration von geschädigtem Gewebe zuständig sind, sowie als Fresszellen Bakterien und andere Fremdkörper beseitigen) in eine chemische Wechselwirkung treten können mit den Neuropeptiden (eine Art chemischer Botenstoff zwischen den Gehirnzellen).

Dieselben Wissenschaftler entdeckten im limbischen System – einer Gehirnstruktur, die die Emotionen kontrolliert – einen erhöhten Anteil von Zellen, die mit den Neuropeptiden interagieren können. Ihre Forschungsergebnisse zeigen, dass auch das Immunsystem selbst chemische Stoffe produziert, die auf jene Gehirnstrukturen einwirken, die unsere Stimmung lenken.

Das bedeutet, Emotionen können eine Schlüsselrolle im Krankheitsverlauf spielen. Deswegen ist es nach Auffassung dieser Wissenschaftler für eine Überwindung der Krankheit wichtig, »das Bewusstsein auf den Organismus zu projizieren«.

Übungen zur Tiefenentspannung verhelfen dem Patienten zu einer neuen Einstellung, das heißt, bei wiederholten Entspannungen werden vom Gehirn weniger chemische Stoffe produziert, die das limbische System stimulieren. Eine übermäßige Aktivität des limbischen Systems unterdrückt nämlich die Immunabwehr des Organismus und hat weitere ungünstige Folgen.

Selbst Ärzte geben zu, dass sie, indem sie dem Patienten helfen, diesen in eine Abhängigkeit bringen. Gibt man ihm jedoch die Möglichkeit, selbstständig etwas zu tun, fühlt sich der Patient als Herr der Lage, und die heilsamen Folgen davon übertreffen alles, was der Arzt für ihn tun kann.

Wir halten Tränen für ein Anzeichen von Schwäche und schämen uns für sie, selbst wenn wir Grund zum Weinen haben. Das ist besonders für Männer typisch. Oft hemmen uns eine zweifelhafte Moral und die Etikette, und wir verhalten uns unnatürlich. Erinnern Sie sich, wie natürlich und aufrichtig Kinder im Ausdruck ihrer Emotionen sind.

Ist ihr Lachen nicht deshalb so ansteckend? Auch wir müssen unwillkürlich lächeln, wenn wir die Freude eines Kindes sehen. Und wir können ihr Weinen oder ihre stummen Tränen kaum ertragen. Denken Sie daran, wie leicht Kinder von einem Zustand zum anderen wechseln.

Lassen Sie uns also auch ein wenig wie Kinder sein – aufrichtig, rein, schutzlos. Lassen wir unseren Emotionen freien Lauf, halten wir die Seelenregungen nicht auf, erlauben wir unseren Gefühlen, über den Verstand zu siegen.

Sie fragen jetzt: »Wozu das Ganze? Wozu soll ich weinen? Wozu lachen?«

Unsere Antwort ist: Um zu tieferer innerer Ruhe und Gelassenheit zu finden.

Wie man die Emotionen trainiert

Jetzt beginnen wir mit der Arbeit an den Emotionen.

Unsere Emotionen wirken nicht nur auf unseren physischen Zustand und unser Aussehen, sondern hängen auch von ihnen ab. Davon überzeugen wir uns gleich praktisch. Versuchen wir nun, uns in einen Schauspieler zu verwandeln.

Die erste Rolle: Ein unglücklicher Mensch. Stellen Sie sich vor, Sie spielen die Rolle eines niedergeschlagenen Menschen: Setzen Sie sich auf einen Stuhl, krümmen Sie den Rücken, lassen Sie Kopf und Arme willenlos hängen und ziehen Sie die Beine ein. Mit einem Wort, nehmen Sie eine Haltung der Verschlossenheit ein, als wollten Sie sich vor der gesamten Welt verstecken.

Im Gesicht tragen Sie einen Ausdruck des Kummers und Leids: Die Mundwinkel hängen herunter, die Augenbrauen sind kummervoll zusammengezogen. Bleiben Sie eine Weile in dieser Haltung und lauschen Sie in sich hinein.

Woran denken Sie? Sicher kommen Ihnen alle möglichen unangenehmen Gedanken in den Sinn. Müssen Sie nicht gleich an vergangene Kränkungen und Kümmernisse denken, an Verrat und Verlust?

Eigentlich haben Sie dafür ja gar keinen Anlass. Es sind nur Ihre Pose, Ihre Körperhaltung und Ihre Mimik, die in Ihnen diese Gefühle anstoßen und hervorrufen.

Und jetzt sagen Sie sich »STOPP«.

Die zweite Rolle: Ein ausgeglichener, selbstsicherer Mensch. Straffen Sie Ihre Schultern, als wollten Sie eine schwere Last abwerfen. Heben Sie den Kopf, atmen Sie tief und erleichtert aus. Lächeln Sie. Schaffen Sie innerlich eine majestätische Gelassenheit.

Fühlen Sie sich als selbstsicherer und gesunder Mensch. Nicht Sie sind von den Umständen abhängig, die Umstände richten sich nach Ihrem Willen! Fühlen Sie diesen Zustand mit jeder Zelle Ihres Körpers, aus tiefster Seele.

Denken Sie nur an Angenehmes. Das können Sie, weil Ihre Körperhaltung Sie dazu anregt.

Nun wieder die erste Rolle. Wir erschweren die Übung. Nehmen Sie wieder die Pose des unglücklichen Menschen ein – Sie krümmen sich, lassen Kopf und Arme hängen, entspannen den Kiefer, seufzen einige Male. Versuchen Sie auch, ein wenig zu schluchzen.

Erinnern Sie sich an Ihre Kränkungen, Enttäuschungen, Verluste. Erinnern Sie sich an das, was Sie in die hintersten Winkel Ihres Bewusstseins verbannen wollten. Weinen Sie, halten Sie sich nicht zurück. Mögen mit diesen Tränen die bittersten Gefühle gehen. Halten Sie die Tränen nicht zurück, schämen Sie sich nicht für sie. Fangen Sie an zu heulen, weinen Sie untröstlich wie in der Kindheit. Und jetzt erinnern Sie sich daran, wie schnell Kindertränen vergehen.

Es reicht. Hören Sie auf. Sie haben sich von Ihrer Vergangenheit verabschiedet. Nehmen Sie wieder die zweite Rolle an. Jetzt sind Sie ruhig. Richten Sie sich auf, die Schultern sind gerade, heben Sie den Kopf. Atmen Sie tief ein. Sie sind ruhig.

Die dritte Rolle: »Harlekin«. Jetzt lächeln Sie, ganz leicht. Erinnern Sie sich an eine lustige Begebenheit. Weiter. Lachen Sie über Ihre kleinen Schwächen. Halten Sie sich nicht zurück. Lachen Sie laut.

Nehmen Sie die Haltung eines fröhlichen Menschen ein, der ungehemmt über etwas Lustiges lacht. Lachen Sie herzhaft, halten Sie sich den Bauch und wiegen Sie sich hin und her, wie Sie als Kind gelacht haben.

Wieder die zweite Rolle. Der Übergang zum Zustand einer selbstsicheren Ruhe. Wieder legen Sie ein leichtes Lächeln auf. Sie fühlen Gelassenheit und sind gewiss, Herr Ihres Schicksals zu sein. Sie kommen mit allem zurecht. Alles ist für Sie möglich in dieser Welt!

Den Übergang von einem Gefühl zu seinem Gegenteil nennen wir das Pendel-Prinzip. Nach diesem Prinzip werden wir in allen folgenden Übungen an den Emotionen arbeiten und dabei die Aufgaben schrittweise erschweren.

Achtung: Mit dieser Übung sollen Sie lernen, einen gewünschten Zustand auf Bestellung hervorzurufen und zu halten, um diese Fähigkeit auch im Alltag anwenden zu können.

Der Nutzen dieser Übung:

- Sie entwickeln die Fähigkeit, in jeder Situation Ihren psychischen Zustand zu beherrschen.
- Sie entwickeln die Flexibilität Ihres Nervensystems und können sich aus einem emotionalen Zustand herausbefördern.
- Sie lernen, das Prinzip nicht nur in der geschützten Übungssituation anzuwenden, sondern auch im realen Leben.

Achtung:

- **Wir legen den Schwerpunkt auf den Moment des Übergangs in den Zustand der Ruhe.**
- **Wir beenden die Übung mit dem Zustand von Selbstsicherheit und Gelassenheit.**

Für heute ist es genug. Übereilen Sie nichts, blättern Sie nicht heute schon auf die nächste Seite. Denken Sie einfach nur ein wenig über das nach, was wir Ihnen gezeigt haben. Stimmen Sie sich auf das ein, was Sie am nächsten Tag erwartet, halten Sie Ihr Wort, das Sie sich gegeben haben. Machen Sie endlich den ersten Schritt: konkret, real – für sich selbst.

Verbesserung des Sehvermögens

Allgemeine Empfehlungen

Tauschen Sie zuallererst Ihre Kontaktlinsen gegen eine Brille ein, die 0,5 bis 1,5 Dioptrien weniger hat.

Je nach Verbesserung des Sehvermögens können Sie nach und nach immer schwächere Brillengläser einsetzen lassen.

Wenn Sie auch nur für dreißig Minuten am Tag zur Ihrer alten Brille zurückkehren, können Sie keine Besserung erwarten.

Alle Übungen (nicht nur die zur Korrektur des Sehvermögens) werden ohne Brille ausgeführt. Auf diese Weise erarbeiten und festigen wir die Gewöhnung an ein gutes Sehvermögen.

Achtung: Das Wichtigste bei den Augenübungen (wie auch in der gesamten hier vorgestellten Methode) ist die richtige Einstellung.

1. Bevor wir mit der Augengymnastik oder der Korrektur des Sehvermögens mit der Tabelle beginnen, versetzen wir uns in einen freudigen Zustand. Wir erinnern uns an die Lebensmomente, in denen wir glücklich waren, als uns Flügel zu wachsen schienen, als wir selbstsicher, jung und schön waren. Wir erinnern uns daran und erleben sie erneut.

Nur in dieser Stimmung kann man die Korrektur des Sehvermögens beginnen.

Die Tabelle ist nur ein Indikator für unsere Stimmung. Wenn Ergebnisse ausbleiben, heißt das, die Stimmung war nicht richtig.

Der Zustand aller Sinnesorgane – insbesondere der Augen – hängt von unseren Emotionen ab, von unserer inneren Einstellung. Deswegen schaffen und erhalten wir bei der Arbeit mit den Augen ein größtmögliches Gefühl von Glück und Freude über das Ergebnis, selbst wenn es ein Vorschuss ist. Wir bemühen uns, diese Gefühle aufrichtig zu erleben, und schon stellt sich ein Ergebnis ein.

2. Alle Übungen der Augengymnastik und zur Korrektur des Sehvermögens werden entspannt ausgeführt. Auf keinen Fall reißen wir die Augen auf, strengen sie an oder kneifen sie zusammen.

3. Bei der Arbeit mit der Tabelle gleitet der Blick leicht und ungezwungen über die Zeile (und bleibt nicht an einzelnen Buchstaben hängen).

4. Bei der Arbeit mit der Tabelle fangen wir mit der Zeile an, die wir schlecht erkennen können. Wenn die Augen unterschiedlich gut sehen, dann hat jedes Auge eine eigene Arbeitszeile.

5. **Jeden Tag machen wir:**
   a) **Augengymnastik** (wenn es die Zeit erlaubt, dann zweimal am Tag)
   b) zweimal am Tag die **Korrektur des Sehvermögens mit der Tabelle** (Beschreibung s.u.)
   c) die **Übung zu Akkommodation des Auges** (mit der Briefmarke am Fenster). **So üben wir fünf Tage hintereinander, dann folgen zwei Tage Pause.** Am besten, Sie üben zweimal pro Tag,

wenn es hell ist. Wenn es abends schon dunkel ist, kann man die Übung ohne Fenster durchführen. Wir halten die Briefmarke zwanzig Zentimeter vor uns, schauen sie drei bis vier Sekunden an, dann blicken wir in einen entfernten Winkel des Zimmers (drei bis vier Sekunden) auf einen beliebigen Gegenstand

d) **Palmieren** – je öfter, desto besser
   Wir palmieren unbedingt:
   - vor der Augengymnastik und danach
   - zwischen den Übungen zur Korrektur des Sehvermögens mit der Tabelle
   - nach der Übung zur Akkommodation
   - nach der Sonnenübung sowie nach der Arbeit am Computer, nach dem Fernsehen, der Lektüre von Büchern und jeder anderen Anstrengung für die Augen;

e) **Sonnenübung** (Beschreibung s.u.) – wenn die Zeit reicht und die Sonne scheint (entweder morgens vor elf Uhr oder nachmittags nach fünfzehn Uhr), halten Sie sich dabei bitte streng an die Vorsichtmaßregeln!

f) Jeden Tag oder jeden zweiten Tag kann das **Atmen mit den Augen** geübt werden.

6. **Ein- bis zweimal pro Woche machen wir die Übung »Verlagerung der Empfindungen WPK vom Nacken zu den Augen«.**

7. Alle diese Übungen sollen nicht länger als eine Stunde am Tag dauern.

8. Denken Sie daran, dass alles im Organismus miteinander zusammenhängt. Das heißt, die Arbeit mit der Leber, die gynäkologische (urologische) Selbstmassage, die Übung zum Verzeihen und andere Techniken haben ebenfalls Einfluss auf unser Sehvermögen.

9. Bei der Korrektur des Sehvermögens gehen wir in der Tabelle **erst dann** zur nächsten Zeile über, wenn wir die vorherige ein bis zwei Tage klar erkennen konnten.

10. Wir fordern von unseren Augen keine Fortschritte. Wir danken uns selbst und unseren Augen für die allerkleinsten Verbesserungen.

Setzen Sie sich bewusst Ziele. Wozu brauchen Sie ein hundertprozentiges Sehvermögen? Gesundheit um der Gesundheit willen ist kein Ziel. Schreiben Sie Ihre konkreten Ziele in Ihr Tagebuch.

Denken Sie über Ihre psychischen Probleme nach, die mit dem schlechten Sehvermögen in Verbindung stehen. Was wollten oder wollen Sie nicht sehen? Schreiben Sie alles auf, was Ihnen zu diesem Thema einfällt. Je mehr Ihnen in den Sinn kommt, umso besser. Arbeiten Sie daran, die Situation loszulassen und allen Beteiligten zu verzeihen. Und vergessen Sie nicht, auch sich selbst zu verzeihen.

Das ist bei der Arbeit mit den Augen oft sehr hilfreich. Das Sehvermögen regeneriert sich dann viel schneller.

Sonnenübung

Schaut man mit beiden Augen ohne zu blinzeln in die Sonne, bis einem die Tränen kommen, ist das gesund, wenn man dabei bestimmte Regeln streng einhält. Von alters her konnten die Menschen im Orient jede Augenkrankheit mithilfe der Sonne heilen. Aber wie?

Achtung: In die Sonne schauen darf man nur bei Sonnenauf- oder untergang, wenn am Horizont nur die Hälfte der Scheibe zu sehen ist – das ist besonders wichtig. Ist die Sonne bereits über dem Haus aufgegangen oder noch nicht bis zur Hälfte hinter dem Horizont verschwunden, dann ist es gefährlich, direkt in die Sonne zu schauen. **Besonders gefährlich ist es, wenn die Sonne im Zenit steht.** Keinesfalls dürfen Sie starr in die Sonne schauen oder sich auf einen Punkt konzentrieren.

In der ersten Woche machen wir die Übung jeden Tag eine Minute lang. Im Laufe der zweiten Woche verlängern wir die Übungszeit auf bis zu zwei Minuten. Im Weiteren machen wir die Übung bis zu zehn Minuten, aber nicht länger.

Die Übungen werden ohne Brille vor zehn bis elf Uhr morgens und nach fünfzehn bis sechzehn Uhr nachmittags ausgeführt, sowohl bei klarem als auch bei trübem Wetter.

Übungstechnik

1. Zuerst nehmen Sie die Brille ab und stellen sich so hin, dass Sie die Sonne vor sich haben. Für eine gute Standfestigkeit stellen Sie die Füße etwas weiter als schulterbreit auseinander. Schließen Sie die Augen. Der Kopf ist leicht angehoben. Entspannen Sie die Muskeln der Augen und des Körpers, atmen Sie tief ein und aus.

Nun machen Sie mit dem Oberkörper weit ausholende Drehungen nach links und rechts (fünf- bis zehnmal). Der Kopf folgt den Bewegungen des Oberkörpers, der Rest des Körpers ist entspannt. Wenn Sie den Oberkörper nach rechts drehen, hebt sich die linke Ferse zur Erleichterung vom Boden ab und umgekehrt.

Die Sonne streicht über den Bereich über den Augenbrauen.

Bei der Drehung des Kopfes nach links sagen Sie sich gedanklich: »Die Sonne kommt!« Bei der Drehung nach rechts: »Die Sonne geht!« Das ist sehr wichtig, um mit dem Blick nicht an der Sonne »hängen zu bleiben«, denn selbst mit geschlossenen Augen darf man nicht in die grelle Sonne schauen. Lassen Sie das Sonnenlicht an sich vorbeifließen.

Wiederholen Sie diese Drehungen, bis Sie aufhören, zusammenzuzucken, wenn die Sonne auf Ihre geschlossenen Augen trifft. Nach den Drehungen **palmieren** Sie lange.

2. Stellen Sie sich in einen Lichtfleck. Die Augen sind geöffnet. Sie atmen tief ein und aus, entspannen die Muskeln der Augen und des Körpers. Das Gesicht ist leicht angehoben.

Vollziehen Sie nun mit dem Oberkörper leichte Drehungen nach rechts und links (fünf- bis zehnmal in jede Richtung), Ihr Blick fliegt über den Himmel, dabei blinzeln Sie oft. Der Kopf folgt den Bewegungen des Oberkörpers. Zur Erleichterung heben Sie die Fersen vom Boden ab. Für Bruchteile von Sekunden trifft die Sonne Ihre Augen. Diese Übung muss Entspannung im gesamten Körper hervorrufen.

Während der Drehungen sagen Sie sich gedanklich: »Die Sonne geht links an mir vorbei, dann rechts, dann wieder links, immer und immer wieder, aber stets in der Richtung, die meiner Drehung entgegengesetzt ist.«

Es folgt eine **lange Phase des Palmierens**.

3. Stellen Sie sich in einen Lichtfleck. Die Augen sind geöffnet. Bedecken Sie ein Auge mit der Hand, sodass kein Lichtstrahl hindurchdringt (unter der Hand ist das Auge geöffnet). Heben Sie nun leicht das Gesicht, und während Sie den gesamten Oberkörper drehen, gleitet Ihr Blick über den Himmel, Sie blinzeln oft.

Machen Sie mit dem Oberkörper weit ausholende Drehungen nach rechts und links (fünf- bis zehnmal). Der Körper ist entspannt. Für Bruchteile von Sekunden trifft die Sonne Ihr geöffnetes Auge.

Analog schließen Sie mit der Hand das andere Auge und wiederholen die Übung.

Es folgt eine **lange Phase des Palmierens**.

Damit sind die Übungen mit der Sonne beendet. Sie werden merken, dass Sie nun allerlei Sonnenflecken, Punkte und Striche flimmern sehen, deswegen palmieren Sie nun doppelt so lange, wie die Sonnenübung gedauert hat.

Sobald Ihre Augen das Sonnenlicht leichter ertragen, werden Sie ein körperliches Wohlgefühl, eine anhaltende, beruhigende Leichtigkeit und psychische Entspannung erleben.

Aus physiologischer Sicht ist die Stärkung der lichtempfindlichen Augen sehr zu empfehlen. Sonnenreflexe auf Bergseen oder am Meeresufer, funkelnder Schnee bei greller Sonne oder das blendende Sonnenlicht in der Wüste werden Ihnen nichts mehr ausmachen, ganz zu schweigen davon, dass Sie sich auch in der Stadt wohlfühlen werden, wo es viel Beleuchtung und Autoscheinwerferlicht gibt. Allein für diese Annehmlichkeit lohnt es sich, etwas für die Entspannung der Netzhautnerven zu tun, die dann jedes Licht ertragen, wie stark es auch sein mag.

Denken Sie dann noch an die wachsende Sehkraft, die die Sonne der Netzhaut und dem Sehnerv verleiht, dann verstehen Sie, dass es die Sonne ist, auf die wir zählen sollten. Wenn man begreift, dass die Sonne gesunde Augen in einem guten Zustand erhält und schwache Augen stärkt, weil sie in ihnen den Stoffwechsel fördert und sie auf diese Weise von Schlacken befreit, dann wird man den Nutzen des Sonnenlichts für die Augen nicht hoch genug schätzen können.

Ärzte sind stets erstaunt über die gesunde rosige Färbung einer gut solarisierten Netzhaut, im Unterschied zur Blässe von Augen, die an einem Mangel an Sonnenlicht leiden. In ästhetischer Hinsicht verleiht die Sonne wie sonst kein anderes Mittel den Augen Glanz und Ausdruck.

Verbesserung des Sehvermögens mit der Tabelle

Was bedeutet diese Tabelle und wie arbeitet man mit ihr?

Die Übungstabelle für die Verbesserung des Sehvermögens ist ein Indikator, der Ihnen anzeigt, ob Sie richtig mit den Emotionen arbeiten. **Sie wird also zur Kontrolle benötigt. Die Tabelle allein hat nichts zu bedeuten, sie ist nur ein Stück Papier. Erwarten Sie von ihr also keine Wunder, schaffen Sie das Wunder selbst!**

Wenn Sie die Tabelle in die Hand nehmen (siehe Ende des Buches, S. 371), überprüfen Sie zunächst Ihre Körperhaltung und Mimik. Schauen Sie die Tabelle dabei nur flüchtig an. Ihre Aufgabe besteht darin, neunzig Prozent der Anstrengungen auf das »Muskelkorsett« und Ihre Stimmung zu richten. Das ist alles! Halten Sie das »Muskelkorsett« und heben Sie Ihre Stimmung so lange, bis das Sehvermögen anfängt, sich zu verbessern.

Die Tabelle zeigt Ihnen, ob Sie arbeiten oder nur schauen und darauf warten, wann Sie auf der Tabelle etwas erkennen können. Wenn Sie keine innere Arbeit leisten und die nötige Stimmung fehlt, wird es keine Besserung geben, doch sobald Ihre emotionale Stimmung auf dem nötigen Niveau ist, wird sich Ihr Sehvermögen schlagartig verbessern.

Wie hält man die Tabelle und wie arbeitet man im konkreten Fall damit?

1. Bei **Weitsichtigkeit** halten Sie die Tabelle in einem Abstand von fünfzehn – zwanzig Zentimetern vor Ihre Augen.
2. Wenn Sie **kurzsichtig** sind, halten Sie sie im Abstand Ihres ausgestreckten Arms. Bei schwacher Kurzsichtigkeit, wenn Sie auf diese Entfernung die letzte Zeile gut erkennen können, befestigen Sie die Tabelle an der Wand und finden Sie Ihre Arbeitszeile.
3. Wer sowohl in der Nähe als auch in der Ferne schlecht sieht, also unter **Astigmatismus** leidet, wechselt den Abstand der Tabelle nach Belieben. Arbeiten Sie sowohl mit einem Abstand von zwanzig Zentimetern als auch mit einem Abstand von Armeslänge.

4. Wenn ein Auge **normal** sieht und das andere **schlecht**, üben wir immer in **drei Schritten**:
   1. Schritt: Wir arbeiten mit beiden Augen (dreimal für je dreißig Sekunden).
   2. Schritt: Wir arbeiten mit dem »Lieblingsauge«, also mit dem, das schlecht sieht (dreimal für je dreißig Sekunden).
   3. Schritt: Wir arbeiten mit beiden Augen (dreimal für je dreißig Sekunden).

   Die Tabelle halten Sie abhängig von den Dioptrien im nötigen Abstand vor die Augen.
5. Wenn beide Augen **schlecht** sehen, aber eins **schlechter** als das andere, üben wir wieder in **drei Schritten**:
   1. Schritt: Wir arbeiten mit beiden Augen (dreimal für je dreißig Sekunden).
   2. Schritt: Wir arbeiten dreimal für je dreißig Sekunden im Wechsel (mit dem Auge, das schlechter sieht – mit dem Auge, das besser sieht –, mit dem Auge, das schlechter sieht). Das heißt, das Auge, das schlechter sieht, arbeitet zweimal.
   3. Schritt: Wir arbeiten mit beiden Augen (dreimal für je dreißig Sekunden).
6. Bei grünem oder grauem Star, Atrophie des Sehnervs, Dystrophie und Degeneration der Netzhaut arbeiten Sie nach der allgemeinen Formel, achten dabei aber besonders auf die Entspannungsübung für die Augen. Wir möchten Sie gleich warnen, dass Sie langsamer vorankommen werden als die anderen. Das ist nicht schlimm. Alles hängt von Ihrer Einstellung und Ihren Bemühungen ab.

Wie findet man seine Arbeitszeile?

Wandern Sie mit Ihrem Blick über die Tabelle **von der obersten Zeile** nach unten und finden Sie die Zeile, oberhalb derer Sie alles gut erkennen, und unter der alles verschwimmt. Das ist die **Grenzzeile** und für Sie die Arbeitszeile. Üben Sie einige Tage mit dieser Zeile. Sobald Sie sie klar erkennen können, verlagern Sie die Grenze nach unten.

Achtung: Beeilen Sie sich nicht, die Grenze zu verschieben, auch wenn Ihre Augen das »fordern«. Festigen Sie zunächst das Ergebnis.

Falls Sie bei der Arbeit an der Kurzsichtigkeit auf Armeslänge die letzte Zeile schon klar erkennen können, befestigen Sie die Tabelle an der Wand und wählen Sie dann erneut Ihre Arbeitszeile nach der oben beschriebenen Methode.

Die Augen werden sehr schnell auf Ihre Fürsorge reagieren. Wenn Sie mit der Arbeit beginnen, können Sie deshalb rasch eine Verbesserung erreichen.

Ablauf der Verbesserung des Sehvermögens

1. Wir halten unser Muskelkorsett.
2. Wir heben unsere Stimmung.
3. Wir schauen auf die Tabelle.
4. Wenn die Sicht gut ist, heben wir die Stimmung nicht weiter!
5. Wir schauen **mit beiden Augen** auf die Tabelle (dreimal für je dreißig Sekunden = 1,5 Minuten). Sobald sich das Sehvermögen blitzartig verbessert (und wenn es nur ein halber Buchstabe, nur für einen Moment ist), merken wir uns den Moment.
6. Palmieren.

7. Wir schauen **mit jeweils einem Auge** auf die Tabelle (dreimal für je dreißig Sekunden = 1,5 Minuten) und beginnen mit unserem »Lieblingsauge«, also dem, das schlechter sieht.
8. Palmieren.
9. Wir schauen **mit beiden Augen** auf die Tabelle (dreimal für je dreißig Sekunden = 1,5 Minuten).
10. Palmieren.

    Wenn sich nach Punkt 2 und 3 das Sehvermögen nicht verbessert:
11. Heben wir die Stimmung.
12. Schauen wir auf die Tabelle. Wenn es jetzt besser wird – geht es mit Punkt 4 weiter.

    Wenn es immer noch nicht besser wird:
13. Heben wir die Stimmung.

    Wenn es wieder nicht besser wird:
14. Heben wir die Stimmung (träumen, fantasieren, erinnern uns an das Schönste, was uns im Leben widerfahren ist), und die Sicht wird **besser**!

Achtung:

- **Auf keinen Fall dürfen Sie die Augen zusammenkneifen oder sich anstrengen. Das sorgt für zusätzliche Anspannung.**
- **Bei der Arbeit mit der Tabelle streift der Blick locker und ungezwungen über die Zeile (und bleibt nicht hängen, hält sich nicht an einem Buchstaben auf).**
- **Vergessen Sie das Blinzeln nicht.**
- **Nach der Verbesserung des Sehvermögens vermeiden wir für mindestens dreißig Minuten Belastungen und machen Entspannungsübungen.**
- **Wenn die Sicht besser wird, darf die Stimmung nicht weiter gehoben werden, da die nötige »Wellenlänge« bereits gefunden wurde.**

- **Ziehen Sie in den ersten Tagen der Übungen keine negativen Schlüsse über sich und Ihre Fähigkeiten.**
- **Arbeiten Sie immer ohne Brille an Ihrem Sehvermögen (selbst mit geschlossenen Augen)!**
- **Wählen Sie eine schwächere Brille als jene, die Sie gewöhnlich tragen, und setzen Sie sie gleich heute auf. Je mehr sich Ihr Sehvermögen verbessert, umso weniger wird Ihnen diese Brille »passen«. Wechseln Sie sie so oft, bis Sie sie gar nicht mehr brauchen.**

Nun gehen wir zum nächsten Programmpunkt über.

Verlagerung der Empfindungen von W, P, K vom Nacken zu den Augen

Halten Sie Ihre Hand mit gespreizten Fingern vor die Augen und schauen Sie starr zu einem von ihnen. Der Finger »reagiert« sofort und fühlt sich empfindlicher an. Er wird wärmer oder schwerer und es ist ein Prickeln oder Pulsieren zu fühlen.

Warum? Wenn wir unsere Aufmerksamkeit auf eine bestimmte Stelle richten, kommt es genau dort zu Veränderungen, die Blutzufuhr verstärkt sich, die Kapillaren erweitern sich, und es tritt das Gefühl von Wärme oder ein Pulsieren auf. Die Blutgefäße sind weit, die Rezeptoren hellwach.

Es ist absolut unwichtig, wohin genau wir unsere Aufmerksamkeit lenken, der Verbindungsmechanismus ist immer der Gleiche. Wir nutzen ihn nun für die Augen.

In Gedanken werden wir nun die Empfindungen Wärme, Prickeln, Kälte vom Nacken zu den Augäpfeln und zurück verlagern. Diese Übung ist nicht schwer, es gibt aber **einige Feinheiten, die für eine richtige Ausführung wichtig sind. Machen Sie sich erst mit ihnen vertraut, bevor Sie die Arbeit beginnen.**

Wir setzen uns bequem hin und schließen die Augen.

Beginnen wir mit der Empfindung von Wärme. Wir stellen uns vor, wir sitzen mit dem Rücken zur Sonne, und ihre Strahlen berühren sanft unseren Nacken. **Wir stauen die Wärme dort.**

Wir sammeln im Nacken ein »Kügelchen« von Wärme (oder zwei Kügelchen) und halten sie dort für ungefähr zwanzig Sekunden. Dann lassen wir sie los und verstreuen sie im Bereich von Nacken und Rücken. Das wiederholen wir zwei- bis dreimal.

Wir sammeln die Wärme nochmals zu einem Kügelchen und verlagern es direkt zu den Augäpfeln und zurück, dabei sehen wir vor unserem inneren Auge die Bewegung des Wärmekügelchens vom Nacken. Keine Eile, jede Verlagerung dauert ungefähr fünf Sekunden. Das wiederholen wir fünf- bis zehnmal (Abb. 6, 7).

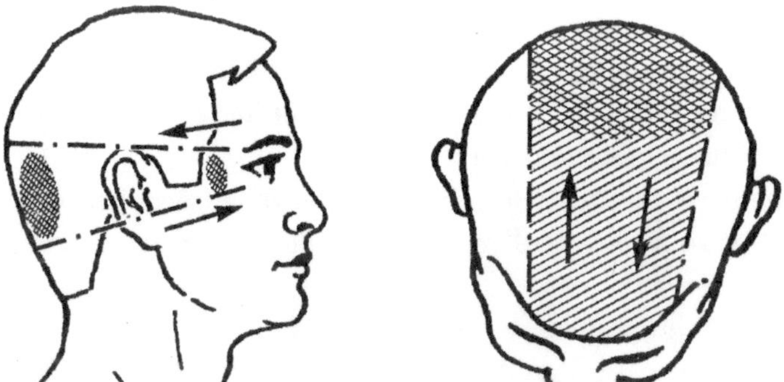

a b

Abb. 6: Verlagerung der drei Empfindungen aus dem Nackenbereich zu den Augen: a – Ansicht von der Seite, b – Ansicht von oben

Nachdem wir die Übung mit geschlossenen Augen gemacht haben, öffnen wir die Augen und wiederholen sie, diesmal jedoch mit offenen Augen.

Achtung:

- **Die Empfindungen von WPK sind sanft und leicht. Auf keinen Fall lassen wir es zur Empfindung von Hitze kommen.**
- **Die gedachten Kügelchen dürfen die Augäpfel nicht »berühren«.**
- **Bei der kleinsten Unbehaglichkeit (Kopfschmerzen, Schweregefühl im Kopf) brechen wir die Übung ab.**

Und? Hat es geklappt? Dann dürfen Sie jetzt die Übungen mit den anderen Empfindungen machen, **aber nur dann.**

Jetzt versuchen wir, das Gefühl von Prickeln hervorzurufen. Wir sammeln ein Kügelchen im Nackenbereich und machen die Übung analog zur vorherigen. **Erst wenn auch diese Übung klappt**, arbeiten wir mit der Empfindung von **Kälte**.

Wir richten dafür unsere Aufmerksamkeit auf den Nackenbereich und versuchen, dort einen Luftzug zu spüren, einen leichten Hauch. Dann konzentrieren wir die Kälte zu einem Kügelchen und machen die Übung genau so wie mit Wärme und Prickeln. Mit der **Kälte** kann man schneller arbeiten.

Wenn Sie gelernt haben, die drei Empfindungen mühelos aus dem Nackenbereich zu den Augen und zurück zu verlagern, kommen wir zum zweiten Teil der Übung.

Nun erschweren wir die Aufgabe ein wenig: Wir verlagern die Kügelchen von **W**, **P** und **K** spiralförmig aus dem Nackenbereich zu den Augäpfeln und zurück. Die Rotationsrichtung ist beliebig – entweder im und entgegen dem Uhrzeigersinn (Abb. 7), mit geschlossenen und dann mit geöffneten Augen.

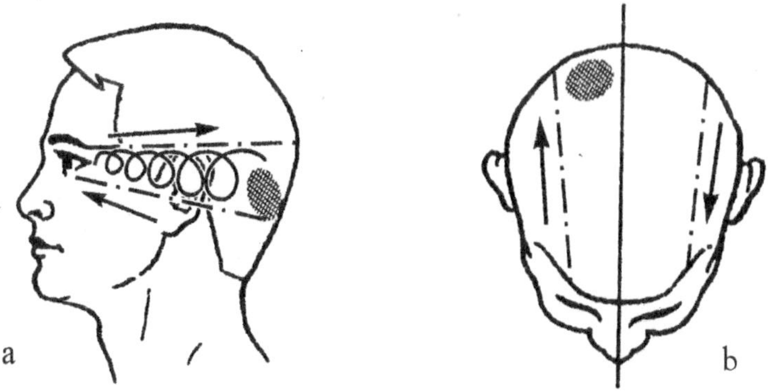

Abb. 7: Verlagerung der drei Empfindungen in Spiralform: a – Ansicht von der Seite, b – Ansicht von oben

Wir beenden die Übung im Nacken mit geschlossenen Augen, nachdem wir das Gefühl von Jugend geschaffen haben. Die Augen strahlen, die Sehkraft ist hervorragend. Wir fühlen die Reaktion unseres Körpers und ziehen unsere Aufmerksamkeit zurück.

Diese Übung wird ein- bis zweimal pro Woche ausgeführt.

Verbesserung des Hörvermögens

Bei vielen Erkrankungen, die mit einer Beeinträchtigung des Gehörs eingehen (Ohrentzündungen, Trommelfellriss usw.) ist die gedankliche Verlagerung der Empfindungen sehr hilfreich. Wenn das Organ noch funktionstüchtig ist, kann das Hörvermögen in der Regel vollständig wiederhergestellt werden.

In unseren Seminaren waren etwa hundert taubstumme Kinder, die ihr Gehör in frühem Alter verloren hatten. Als sie dann die Übungen beherrschten, hörten sie nach einigen Tagen schon eine Stimme im Abstand von fünfzehn bis zwanzig Metern, das Geräusch eines Fernsehers, Hundegebell usw.

Weder unsere Ärzte noch Spezialisten im Ausland hatten den Kindern helfen können. Und trotzdem begannen sie, wieder zu hören.

Vor den Hörübungen massieren wir die bioaktiven Punkte.

1. Punkt vor dem Ohrhöcker. So finden Sie ihn: Sie öffnen den Mund und ertasten vor dem Ohrhöcker ein Grübchen (eine Vertiefung), dann schließen Sie den Mund. Mit dem Mittelfinger drücken Sie auf das Grübchen. Massieren Sie den Punkt kreisförmig acht- bis zehnmal in beide Richtungen.
2. Punkt hinter dem Ohrläppchen. Sie öffnen den Mund und legen den Mittelfinger in die nun entstandene Vertiefung hinter dem Ohr (im Bereich des Ohrläppchens). Sie massieren den Punkt und schließen dabei den Mund nicht. Sie machen acht bis zehn Kreisbewegungen in die eine, und dann acht bis zehn Kreisbewegungen in die andere Richtung.

1. Arbeit mit den Empfindungen W, P, K

Wir schließen die Augen und sammeln im Bereich des Gaumens die Empfindung von Wärme. Wir stellen sie uns so klar wie möglich vor und halten sie dort für ungefähr zwanzig Sekunden. Das wiederholen wir zwei- bis dreimal.

Dann verlagern wir das Wärmekügelchen langsam zu den Ohren und zurück. Keine Eile, jede Verlagerung sollte ungefähr drei bis fünf Sekunden dauern. Das wiederholen wir fünf- bis zehnmal. (Abb. 8). Dabei versuchen wir, den Nasenrachenraum und die Ohren (von innen) gut mit einer angenehmen, heilsamen Wärme zu durchfluten und verstärken mit jedem Mal die Intensität der Empfindung.

Achtung: Gehen Sie erst zur Arbeit mit den anderen Empfindungen über, wenn Sie diese Übung gut beherrschen, sonst tritt keine Besserung ein.

Wenn diese Übung funktioniert, ruhen Sie sich fünfzehn bis zwanzig Sekunden aus. Dann gehen Sie über zur Arbeit mit der Empfindung **P**, dann zu **K**.

Wir machen die Übung mit **P** und **K** genauso wie mit **W**.

Wenn Sie die Verlagerung der drei Empfindungen vom Nasenrachenraum zu den Ohren und zurück gut beherrschen, können Sie zur erschwerten Variante dieser Übung übergehen.

Wir verlagern nun **W**, **P** und **K** in Spiralform in alle Richtungen – im oder gegen den Uhrzeigersinn (Abb. 9)

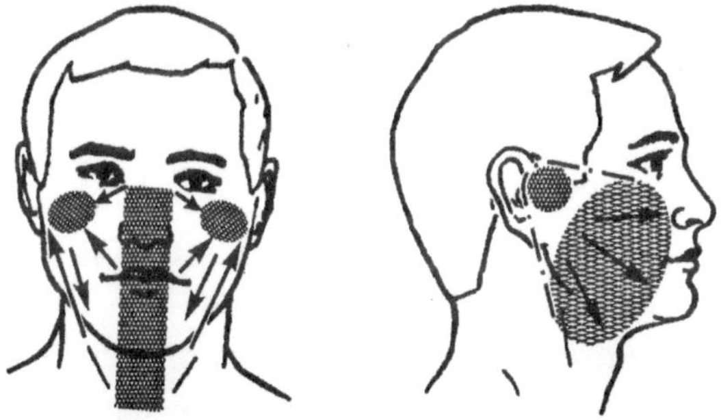

Abb. 8: Verbesserung des Hörvermögens. Übung 1

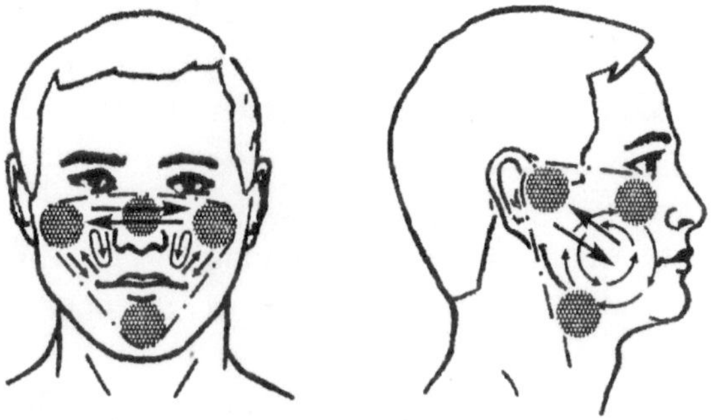

Abb. 9: Verbesserung des Hörvermögens. Erschwerte Variante von Übung 1

Wenn Sie diese Übung beherrschen, kommen wir zur Hauptübung.

2. Hauptübung

Die Verbesserung des Hörvermögens wird analog zur Verbesserung des Sehvermögens durchgeführt. Die Rolle der Tabelle übernimmt in dieser Übung eine Geräuschquelle.

Wenn Sie nur mit einem Ohr schlecht hören, sollten Sie trotzdem mit beiden Ohren arbeiten. Der Schwerpunkt liegt auf dem kranken Ohr, das heißt, Sie verlagern die Empfindungen vor allem in seine Richtung.

Es kam schon vor, dass jemand nach dieser Arbeit mit dem vormals kranken Ohr besser hörte als mit dem gesunden.

1. ***Variante.*** Schließen Sie mit der Handfläche das gesunde Ohr, stellen Sie das Radio oder den Fernseher auf eine Lautstärke ein, die Sie gerade noch hören können (oder bitten Sie jemanden, einen Text vorzulesen). Dann verringern Sie die Lautstärke (der Ton ist entweder gar nicht oder nur undeutlich zu hören). Lauschen Sie auf die Töne, aber ohne Anspannung und ohne große Anstrengung. Lauschen Sie ganz einfach mit dem inneren Wunsch, gut zu hören, mehr nicht. Dann schalten Sie die Geräuschquelle ganz ab. Führen Sie die Verbesserung des Hörvermögens durch (Beschreibung weiter unten) und schalten Sie die Geräuschquelle wieder ein. Schauen Sie, was sich verändert hat.

2. ***Variante.*** Man kann die Verbesserung des Hörvermögens mittels einer Audioaufnahme überprüfen, bei der mit zunehmender Lautstärke von eins bis dreißig gezählt wird.

Das geht so: Wir hören die Audioaufnahme des Zählens vor Beginn der Übung. Wir merken uns, bei welcher Zahl wir gut gehört haben. Wir führen die Verbesserung des Hörvermögens durch. Wieder hören wir die Audioaufnahme und achten darauf, welche

Zahl wir als Erste gut hören. Wenn die Stimmung richtig war, wird es unbedingt eine Verbesserung geben.

Diese Übung kann man einige Male am Tag machen.

Wie man die Verbesserung des Hörvermögens ausführt

1. Wir versetzen uns in einen Zustand der Freude und stellen uns vor, die Verbesserung sei schon erreicht, wir könnten also bereits hervorragend hören.

2. Nun beginnen wir mit der Verbesserung des Hörvermögens.

- **Wir stellen eine »Verbindung« zum Ohr her**, das heißt, wir lenken unsere Aufmerksamkeit dorthin und denken einfach an das Ohr oder »schauen« es gedanklich an. Sobald wir eine Antwort bekommen – ein physisches Zeichen im Körper (zum Beispiel ein Pulsieren, ein Kribbeln, eine Wärmeempfindung) – dann hat die Arbeit begonnen. Um die Verbindung herzustellen, nehmen wir uns ungefähr dreißig Sekunden Zeit.
- **Wir stellen uns ein gesundes, hörendes Ohr vor**. Vergessen Sie nicht, dass Sie dabei innerlich Freude fühlen müssen.
- Wir senden dem Ohr bejahende Gedanken. **Wir schaffen und halten in diesem Bereich das Bild** von Kraft, Vollkommenheit, Jugend, Gesundheit, Schönheit, Ganzheit, Harmonie. Wir bemühen uns, mit diesen Bildern das gesamte Gewebe zu durchdringen. Wir bewahren diese Empfindung für dreißig Sekunden und verstärken sie allmählich.
- **Wir bekräftigen den gesunden Zustand,** und wir schaffen die innere Gewissheit, dass es *so ist*. Das dauert nochmals dreißig Sekunden.

3. **Pause.** Sie können das Palmieren, das Sie schon kennen, auch am Ohr anwenden. Schaffen Sie in Ihrem Inneren Ruhe, Frieden und Dankbarkeit sich selbst gegenüber.

Achtung: Ganz wichtig ist es, sich ein besseres Hörvermögen bewusst zu wünschen. Es wird sich dann tatsächlich verbessern, aber in einer wellenförmigen Entwicklung wie bei der Verbesserung des Sehvermögens.

Damit das Ergebnis mit jedem Mal besser wird und sich festigt, merken Sie sich Ihren Zustand und Ihre Empfindungen in den Momenten der Verbesserung und bemühen Sie sich, sie zu reproduzieren und zu verlängern.

Denken Sie daran: Das Wichtigste sind die Zuversicht, Erfolg zu haben, und der starke Wunsch, gut zu hören. Außerdem ist es sehr wichtig, die Methode gut zu lernen, da sonst keine Verbesserung möglich ist.

Ihr Erfolg hängt allein von Ihnen ab. Sie tun das für sich.

Möglicherweise tauchen bei Ihnen Zweifel auf: »Ich leide schon so viele Jahre, und jetzt sollen mir tatsächlich die Öhrchen wieder aufgehen? Die Ärzte haben mir dies und jenes erzählt ...«

Ja, Sie haben vielleicht recht, wenn Sie kein Trommelfell haben und die Gehörknöchelchen zerstört sind. Doch wenn es keine schwerwiegenden anatomischen Defekte gibt, können wir alle Hindernisse auf diesem Weg beseitigen, und in der Mehrzahl der Fälle geht das sehr leicht.

Wissen Sie, was eine Entzündung des Gehörnervs ist, besonders bei Kindern? Oder eine Arachnitis? Den ersten Fall einer Heilung hatten wir vor sieben Jahren. Zuerst schien das ein Zufall, ein Geschenk des Schicksals zu sein.

In unsere Gruppe kam ein Junge mit chronischer Mandelentzündung, der seit früher Kindheit nicht hören konnte. Einige Tage nach

Beginn der Übungen erklärte der Junge mit Zeichensprache, er höre irgendwelche Geräusche. Niemand maß dem Bedeutung bei, denn wir konzentrierten uns völlig auf seine Mandeln.

Doch es ging weiter. Der Junge begann, die Geräusche von Autos zu hören, dann laute Stimmen, und schließlich konnte er sich normal artikulieren. Nachdem er so viele Jahre in einer geräuschlosen Welt verbracht hatte, konnte er anfangs eine menschliche Stimme nicht von einem Traktorengeheul unterscheiden. Er fing bei null an – Geräusche auseinanderzuhalten und sprechen zu lernen. Der Junge kann zwar nicht so schnell sprechen wie andere, aber sich einigermaßen flüssig verständigen, und seine Eltern sagen, dass er seine Altersgenossen langsam einholt.

Da derartige Fälle keine Seltenheit in unserer Praxis sind, machte uns das stutzig. Warum steht in allen Lehrbüchern, es sei sinnlos, sich mit solchen Patienten zu befassen?

Tragischerweise gewöhnen sich gehörlose Kinder an das Geräuschvakuum. Viele von ihnen kommen auf Schulen für Taubstumme. Sie gebrauchen ihre Ohren nicht, die Kommunikation läuft über Mimik und Gesten. Dabei könnte man sie aus dem Kerker der Stille herausholen. Von allein schaffen sie das nicht, weil sie von ebensolchen Unglücklichen umgeben sind.

Anfangs wählten wir für unsere Seminare nur Menschen mit erworbenen Hörfehlern. Es gibt sehr viele, vielfältige Ohrenkrankheiten, unsere Methode aber ist nicht für alle Krankheiten geeignet. Wer aber zu unseren Seminaren zugelassen wurde, dem gaben wir eine Heilungsgarantie. Gott sei Dank brauchten wir uns fast nie zu schämen: Am 9. oder 10. Tag des Unterrichts kam es bei allen Teilnehmern zur Verbesserung des Hörvermögens.

Lange Zeit konnten wir uns nicht dazu entschließen, mit Kindern aus Taubstummen-Schulen zu arbeiten. Aber eines Tages in Jekaterinburg kam ganz zufällig eine Gruppe solcher Kinder zu uns.

Ehrlich gesagt, wollten wir uns ihrer eigentlich nicht annehmen. Uns hinderte die Überzeugung, dass es sich um hoffnungslose Fälle handle und ihnen niemand helfen könne – weder bei uns noch im Ausland. Außerdem war es schwierig, sich mit ihnen zu verständigen. Abweisen konnten wir sie aber auch nicht.

Ohne große Hoffnungen begannen wir mit der Arbeit. Und da kam die freudige Überraschung – einige Kinder begannen recht schnell, laute Geräusche wahrzunehmen, dann unsere Stimmen. Als sie sahen, wie ihre Freunde vorankamen, holten die anderen Kinder auf. Manch einer war auch beunruhigt: Warum wurde es bei den anderen besser und bei ihm nicht? Aber schließlich hatten alle Erfolg.

Können Sie sich das vorstellen? Bei allen Kindern kam es zu einer Verbesserung. Unglaublich, aber wahr.

An solch einem Beispiel kann man sehen, wie oft wir fälschlicherweise das nachplappern, was wir für unumstößlich halten.

LEKTION 4

Programm

I. Aufwärmen:
   - automanueller Komplex (Massage der bioaktiven Punkte am Kopf)
   - Übungen für die Wirbelsäule
   - Übungen für Arm- und Beingelenke

II. Augengymnastik, Palmieren

III. Bildhaftes Atmen

IV. Atmen mit den Augen

V. Training der Emotionen, Erschaffung des Bilds der Jugend

VI. Die Wahrnehmung von (**W**), (**P**), (**K**), Verstärkung der Klarheit der Wahrnehmungen (Überhitzung und Unterkühlung sind verboten.)

VII. Wahrnehmung der Empfindungen **W** + **P** + **K** in bestimmten Körperregionen:
   a) in den Beinen bis zum Bauchnabel
   b) in der Wirbelsäule
   c) in den Armen und im Schultergürtel
   d) in der Leber und den Nieren – Starten des Reinigungsmechanismus

VIII. Verbesserung des Sehvermögens, des Hörvermögens (nach Bedarf)

IX. Gynäkologische Selbstmassage
X. Urologische Selbstmassage

Liebe Lernende!
Unser Hauptziel ist die Wiederherstellung der physischen Jugend. Den Prozess der Genesung müssen wir in Etappen einteilen. Warum?

Wir erklimmen einen Gipfel nach dem anderen

Zum besseren Verständnis nehmen wir irgendeine Krankheit, zum Beispiel eine chronische Hepatitis oder ein anderes Leberleiden. Was kann einer Genesung im Wege stehen?

- 1.: unsere bisherigen Erfahrungen erfolgloser Therapieversuche
- 2.: der Wunsch, die »Festung« im Handumdrehen einzunehmen
- 3.: eine falsche Lebensführung

Die Liste ließe sich endlos weiterführen.

Für diesen Fall hat die östliche Medizin eine eigene Strategie parat, in folgender Reihenfolge:

- der Leber die Last abnehmen – Schlacken beseitigen, die sich im Organismus angesammelt haben, damit die Leber mal »durchatmen« kann.
- Darmbeschwerden beseitigen, die die Leber ebenfalls belasten, ihren Zustand verschlechtern und zu einem Teufelskreis führen.

Wenn die Leber schlecht arbeitet, sind Darm und andere Organe ebenfalls betroffen, der gesamte Verdauungstrakt »spinnt«, und die Leber kann diesen ganzen Druck kaum loswerden.

Kommen wir nun auf die Krankheit zurück: Die Situation verschlechtert sich, die Beschwerden wachsen sich aus nach dem Schneeballprinzip, greifen auf andere Organe über, die Abwehrkräfte des Organismus sind geschwächt. Ein verstimmter Magen verdaut die Nahrung schlecht – dadurch hat es der Darm schwerer. Die Gärungsprodukte unverdauter Speisen und Gifte, die bei einer normalen Tätigkeit der Leber, der Nieren, des Magens und anderer Organe unschädlich gemacht werden, gehen in den Organismus über. Nun »schreien« die Nieren um Hilfe, weil auch ihre Arbeit erschwert ist, ebenso die andere Organe, denen es ebenso schlecht geht und die »rebellieren«. Hier macht die östliche Medizin ein Ablenkungsmanöver, das ist eine ihrer vorrangigen Aufgaben.

Waren Sie schon einmal in den Bergen? Dann kennen Sie das Gefühl, wenn man auf einmal an seinen Kräften zweifelt. Mit Schrecken merkt man, dass der Gipfel sehr hoch, der Weg zu ihm sehr steil und der Weg dorthin nicht erkennbar ist. Wie kann man diese Angst loswerden?

Wir suchen uns einen Gipfel, der nicht so hoch ist, mobilisieren unsere inneren Kräfte und sagen uns: »Ich gehe jetzt erst mal ganz langsam dort hinauf, ohne Mühe, und dann schaue ich, ob ich weitergehe oder nicht.«

Wenn Sie den kleineren Gipfel erreichen, erringen Sie einen Mini-Sieg. Breitbeinig stehen Sie auf dem größten Felsblock und genießen das Gefühl Ihrer Überlegenheit gegenüber Schwierigkeiten und Ängsten. Um das Siegesgefühl weiter zu steigern, wollen Sie weiterkraxeln, und das tun Sie – immer weiter und höher. Und – o Wunder! Die Beine sind müde, aber nicht mehr so sehr, das Herz schlägt schneller, aber nicht mehr so wild. Und Sie atmen, ach, so leicht, als wollte Ihre Lunge diese Berge umarmen, die Kühle, die kristallklare Reinheit der Luft einsaugen!

Sie erreichen den nächsten Gipfel, sind schon ein wenig müde, aber jubeln innerlich. Vor allem darf man nicht an die Spitze des

Berges denken. Man muss sich sagen: Wenn ich es bis oben schaffe, ist es gut, wenn nicht, ist es nicht schlimm. Behalten Sie dabei in den hintersten Winkeln Ihres Bewusstseins dieses Bild, diese Selbstsicherheit, dass Sie höher als die allerhöchsten Gipfel steigen können.

Auf diese Weise können wir zusammen auch diesen Gipfel erklimmen, denn bereits auf der Hälfte der Strecke erwartet Sie eine natürliche und gesunde Befreiung von Ihren scheußlichen Leiden. Ja, der Gipfel ist von hier aus nicht zu sehen, aber wir wissen genau, dass wir dort ankommen und verändert sein werden – verjüngt, offen für Imagination und Träume, flexibel und stark.

Sie denken nicht an Krankheiten, weil sie nicht da sind, sondern an die Erfüllung der Pläne, die sie wegen eines Schwächegefühls und Krankheiten schon aufgegeben hatten. So oder so ähnlich beschreiben unsere Schüler, die ihre Krankheiten überwunden haben, ihren Zustand.

Auch wir haben dieses Gefühl seinerzeit erlebt. Schwer zu beschreiben ist der Schrecken, den man empfindet, wenn man jeden Tag, jede Stunde auf den Henker wartet in einer schwarzen, kalten und schrecklichen Grube, deren Name Krankheit ist.

Auf einmal wird es hell, und man humpelt dem Licht entgegen, es wird heller und heller, und plötzlich sind sie weg, diese schrecklichen Mauern, die Ihnen Angst einflößten. Nun begreifen Sie, dass das Licht aus Ihrer Seele kommt, sie ist Ihnen erneut zu Hilfe geeilt.

Warum war es nicht der Verstand? Denken Sie nach. Soll etwa dieses Häufchen Wissen, das Sie im Laufe Ihres Lebens angesammelt haben und das wir Verstand nennen, weiser sein als unsere Schöpferin, die Natur? Oft jedoch mischen wir uns in ihre Angelegenheiten ein, stören sie, und wenn wir dann in ein Unglück geraten, hebt unser Verstand ratlos die Schultern und verstummt.

Kommen wir nun zu den Etappen zurück. Die Spanne von der Krankheit zur Jugend teilen wir in leicht erreichbare Gipfel ein. Wir schauen nicht auf den Endpunkt, denn er lässt uns immer an unseren Möglichkeiten zweifeln, und unterbewusst nehmen wir ihn sowieso schon wahr. Was sind das also für Etappen?

Bei der ersten Etappe ist das Wichtigste, **sich die Methode anzueignen.** Das kann jedes Kind. Sie brauchen dafür nicht das Rad neu zu erfinden, Sie erinnern sich einfach nur an Ihre Kindheit.

In der nächsten Etappe müssen wir unsere **Leber kurieren**, den Teufelskreis durchbrechen. Das können Sie! Zuerst entfernen wir Müll und Schlacken, die unsere Leber und den gesamten Organismus belasten. Wir bringen die Reinigungsmechanismen in Gang. Wie das geht, wird weiter unten in den grundlegenden Übungen ausführlich beschrieben.

Wenn die Schlacken verschwinden, entsteht ein angenehmes Gefühl von Erleichterung und Wohlbefinden. Es verbessert sich die Funktionstüchtigkeit des Herz-Kreislaufsystems, des Stoffwechsels und selbstverständlich auch der Leber und des Verdauungstrakts. Der Organismus bekommt wieder mehr Luft und wird mit reinerem Blut genährt. Das ist Ihr erster Gipfel.

Jetzt schauen wir, **welches Organ unser fügsamster Untertan ist.** Selbstverständlich ist es **der Darm**. Kaum schenken wir ihm unsere Aufmerksamkeit, reagiert er sofort mit Dankbarkeit. Um ihn zu pflegen, gibt es sehr einfache und hocheffektive Übungen. Und er (der Darm), der mit jedem Tag immer besser arbeitet, nimmt anderen Organen die Last von den Schultern. Diese wiederum funktionieren nun auch besser und helfen dem Darm. Die Situation kommt Ihnen sicher bekannt vor: Wenn es bei jemandem bergauf geht, finden sich so viele Helfer und Freunde, dass man sich kaum retten kann.

Wenn einmal der Teufelskreis durchbrochen ist, helfen auch die anderen Organe einander und beschleunigen den Genesungsprozess.

Im Weiteren muss man **alle Organe besser nähren** und zusätzliche Versorgungskanäle schaffen, von denen es jede Menge gibt. Wie die Ärzte sagen, hat unser Organismus zwei Herzen: das eine, das wir kennen, und ein anderes, das verborgen ist, aber riesige Möglichkeiten hat – die feinen Blutgefäße. Gewöhnlich sind sie zu 90 Prozent untätig. Indem wir spezielle Übungen mit **W**, **P** und **K** machen, regen wir ihre Tätigkeit an. Damit wird ein weiterer Gipfel erklommen. Wenn wir diese kleinen Blutgefäße trainieren, erneuern wir vor allem die Macht des Gehirns über alle Organe, wir wecken quasi schlafende Wärter und Späher. Dabei verbessert sich qualitativ der Informationsfluss von der Peripherie ans Gehirn und ebenso der umgekehrte Prozess – die Kontrolle und der Einfluss des Gehirns auf diese Bereiche und den gesamten Organismus.

Und dann? Die Krankheit hat Gewebe zerstört, »Löcher« gerissen, durch die sie leichter zu den Nachbarorganen vordringen konnte. Unser Körper hat diese Bruchstellen mit Narben verschlossen. Die brauchen wir jetzt nicht mehr und befreien uns von ihnen.

Wir suchen uns an unserem Körper eine Narbe, die größte und »liebste«, und arbeiten mit ihr. Nach einigen Tagen ist sie verschwunden, und zusammen mit ihr verschwinden auch alle anderen Narben und »Flicken« und lösen sich auf – die inneren und die äußeren. Davon wird ausführlich im Kapitel »Arbeit mit Narben und anderen Hautdefekten« die Rede sein.

Nun sagen Sie selbst, haben wir uns um die Leber gekümmert? Haben wir uns speziell mit ihr befasst? Wir haben nicht einmal von ihr gesprochen und sind die ganze Zeit abgeschweift. Und das Ergebnis? Sie funktioniert wieder fast normal.

Sie denken, wir sprechen zu viel über die Leber. Aber dieses Prinzip, dieses System einer universellen Wirkung ist auf viele Fälle anwendbar.

Nach Aneignung der grundlegenden Übungen sind die Abwehrkräfte des Organismus um ein Vielfaches gestärkt, und unser Körper reagiert besser auf unsere Vorstellungen, Bemühungen und Wünsche.

Wir sehen daran, dass der Körper lenkbar ist, er macht genau das, was wir gedanklich planen. Deshalb ist ein schnelles und beständiges Ergebnis erreichbar.

Darin besteht auch unsere Hauptaufgabe, denn wir brauchen dieses Training für die Erreichung unseres größten Ziels und nicht nur für die Gesundung, die sich je nach Arbeitsaufwand von selbst einstellt: Wir tun das alles für die Wiederherstellung unserer physischen, biologischen (ja, ja!) Jugend. Das ist unser Hauptziel – **Jugendlichkeit**!

Die drei Etappen auf dem Weg zur Gesundheit

Betrachten wir nun genauer die Bedeutung der Etappen bei der Aneignung der Methode. Stellen Sie sich vor, Sie wollen Ihre Wohnung renovieren. Womit beginnen Sie? Zunächst muss man die benötigen Arbeitsmaterialien heranschaffen: Tapeten, Kleister, Tünche, Farben, Nägel usw. Stimmt's? Ohne die entsprechenden Materialien können Sie Ihr Vorhaben nicht umsetzen.

Was kommt dann? Nun müssen die Wände, die Decke, die Fenster usw. für die Renovierung vorbereitet werden: An einigen Stellen entfernt man den Putz, weil sonst der neue nicht hält, an manchen Stellen wird die alte Farbe abgewaschen oder abgekratzt, vielleicht auch eine Abdeckung abmontiert. Dann wird auf die vorbereitete Oberfläche der neue Kitt aufgetragen. Diesen Teil der Renovierung kann man als Kernsanierung bezeichnen.

Erst nach dieser Kernsanierung klebt man die neuen Tapeten an, streicht die Fenster, verschönert also das eigene Heim – liebevoll und sehr sorgfältig, denn Sie tun es ja für sich, freiwillig, und nicht aus Zwang.

Wenn Sie den letzten Nagel eingeschlagen haben und zufrieden sagen: Schluss! –, kann man die Renovierung als vollendet bezeichnen. Erst jetzt werden Sie sich in Ihrem Zuhause wohlfühlen.

Unser Übungskurs ist auch eine Renovierung, auch hier muss der Reihe nach vorgegangen werden, ohne dass Sie etwas auslassen oder eine der Empfehlungen ignorieren. Das ist ein bildlicher Vergleich, aber er ist sehr treffend. Wenn man ihn auf Sie anwendet, auf Ihre Besonderheiten, wie klingt das dann?

Erste Etappe

Sie besteht in der Aneignung der Methode. Um das Ziel zu erreichen – die Wiederherstellung von Gesundheit und Harmonie, also die Verjüngung des Organismus –, vergessen wir zuallererst die konkreten Diagnosen und Erkrankungen.

Ja, Ihr Organismus besteht aus Organen, aber sie alle sind miteinander verbunden und voneinander abhängig. Viele Jahre haben Sie Ihren Organen weder Dank für den unermüdlichen Dienst gezollt, noch eine besondere Fürsorge oder gar Liebe zukommen lassen. Nun sind sie chronisch müde und erschöpft – die einen mehr, die andern weniger –, deswegen funktionieren sie auch nur nach Kräften – die einen besser, die anderen schlechter –, weil sie sich den Bedingungen angepasst haben, die Sie geschaffen haben. Schließlich ist jede Krankheit eine Anpassung an die Bedingungen, die Sie Ihrem Organismus zum Leben geben.

Genau deswegen sollten Sie, **nachdem Sie sich als ein Ganzes gespürt haben, das Bedürfnis und den Wunsch entwickeln, den Weg der Gesundheit einzuschlagen.**

Unser Organismus ist schließlich dazu in der Lage, die Natur hat ihm die Fähigkeit zur Selbstregeneration gegeben. Sie sind kein Auto, das einer baut, ein anderer repariert, oder das von irgendwo herauszogen wird, falls es stecken geblieben ist. Vieles können Sie selbst – so hat die Natur Sie geschaffen.

Der menschliche Organismus hat eine acht- bis zehnfache Stabilitätsreserve. Überlegen Sie mal, wie lange und wie stark man seinen Organismus schädigen muss, um diese Abwehr zu durchbrechen. Trotzdem haben Sie es bereits getan. Aber es gibt einen Weg zu Gesundheit und Harmonie, und nur Sie bestimmen, ob Sie diesen Weg gehen.

Gestern haben wir den ersten Schritt Richtung Gesundheit gemacht. Lassen Sie uns heute trotzdem noch einmal darüber sprechen, das ist notwendig. Heute müssen sich Ihr Körper und Ihre Seele vereinen und sich dasselbe wünschen – Harmonie. Sie müssen Komplizen werden auf dem Weg zum Ziel – einer vollständigen Wiederherstellung Ihrer naturgegebenen Gesundheit und der Erlangung von Jugend.

Der Körper gehorcht dem Gehirn, das wissen wir bereits. Folglich ist es unsere Aufgabe, das **Bild von Gesundheit und Jugendlichkeit ganz tief im Unterbewusstsein zu verankern**, und von dort das unvollkommene Bild, das Sie von sich haben, wie einen abgenutzten und unliebsamen Gegenstand rauszuschmeißen.

Daraufhin wird das Gehirn andere Befehle zur Gesundheit aussenden, und dem Körper bleibt nichts anderes übrig, als sich unterzuordnen und die Befehle auszuführen, also gesund zu werden. Das Gehirn weiß, wie das geht, da können Sie ganz beruhigt sein.

Erinnern Sie sich. Stimmt es nicht, dass Sie besser aussahen, als es Ihnen gut ging? Vor allem die Frauen wissen sehr genau, dass wir immer so aussehen, wie wir uns fühlen. Aber muss man denn auf den Moment warten, in dem man sich aus irgendeinem Grund wieder mal besser fühlt?

Empfinden Sie das jetzt sofort, auf der Stelle, das Wollen ist dabei das Wichtigste. Man muss der Herr seines Körpers und seines Schicksals sein wollen, und nicht ein Holzscheit, den der Strom wer weiß wohin schwemmt. Dann wird sehr vieles möglich.

»Bewahre den grünenden Baum in deinem Herzen, und vielleicht baut eines Tages ein Singvogel darin sein Nest«, lautet ein chinesisches Sprichwort. Sobald der »Baum im Herzen« Knospen treibt, geht alles von allein. Das kann gar nicht anders sein, weil Sie dazu bereit sind.

Das Hervorrufen der Empfindungen von **Wärme, Prickeln und Kälte** ist die Vorbereitung auf die Kernsanierung Ihres Hauses sowie der Startschuss für den Weg aus der Krankheit, die erste Etappe auf der Strecke, die vor Ihnen liegt. Wie Sie sehen, ist alles ganz einfach und klar. Man darf nur nicht die Natur stören und ihre Gesetze missachten, man muss sich lieben und respektieren. Lassen Sie sich immer eine kleine »Stabilitätsreserve« auf diesem Weg. Denn es ist schließlich immer gut, einen kleinen Puffer zu haben, den Sie für Ihre Arbeit brauchen.

Genau deswegen bitten wir Sie: Planen Sie realistisch mit einer kleinen Reserve – und Sie erreichen ein besseres Ergebnis. Überwinden Sie kleine Teilstrecken, eine nach der anderen – und Sie erreichen ein besseres Ergebnis.

An welchen Kriterien erkennt man, dass die Methode beherrscht wird, und gibt es sie überhaupt? Ja, es gibt sie. Es ist der Moment, in dem Ihre Narben anfangen zu verschwinden. Manchmal passiert das ohne spezielle Bemühungen (sehen Sie, wir vertrauen Ihnen bereits einige Geheimnisse an). Genau in diesem Moment beginnt auch die zweite Etappe – die »Kernsanierung« selbst. Von nun an müssen Sie sich wirklich bemühen, und zwar umso stärker, je mehr Sie Ihren Haushalt, Ihr Haus, also Ihren Organismus vernachlässigt haben.

Zweite Etappe

Für sie ist eine lawinenartige Befreiung von Ihren langjährigen, geliebten Wehwehchen charakteristisch. Dieser Prozess vollzieht sich leicht, wie von selbst, aber es gibt auch eine gewisse Gefahr.

Worin besteht diese Gefahr? Da muss ich Ihnen ein weiteres Geheimnis verraten. Es ist nämlich so, dass **dieser Prozess tatsächlich wie von selbst läuft, an Ihrem Willen vorbei, aber … Sie sind daran beteiligt, denn Sie haben in Ihr Gehirn das richtige Programm eingespeist** und kontrollieren die Ausführung. Wenn Sie ein Programm zur Erlangung von Gesundheit und Jugend eingegeben haben, wird das Gehirn es ausführen, woraufhin die Organe Ihres Körpers, die sich dem Gehirn unterordnen, anders funktionieren.

Das bedeutet, Sie machen sich mit Ihrer Genesung ein Geschenk und werden belohnt, aber das ist nur ein Nebeneffekt. Deswegen warnen wir so eindringlich vor der Gefahr, denn auch sie geht von Ihnen aus, und zwar nur von Ihnen.

Und nun ein weiterer Orientierungspunkt. Bei einer statistischen Auswertung unserer Daten zeigten sich folgende Durchschnittswerte bei der Wiederherstellung des Seh- und Hörvermögens und dem Verschwinden der Narben nach den Übungen:

Tag seit Beginn der Übungen (Start)	Verbesserung des Seh- und Hörvermögens (in Prozent verglichen mit der Ausgangslage)	Verschwinden von Narben (in Prozent verglichen mit der Ausgangslage)
3. Lektion	10 – 15	Probe
4. Lektion	10 – 20	Beginn des Verschwindens
5. Lektion	20 – 30	10 – 20
6. Lektion	30 – 50	20 – 40
7. Lektion	40 – 60	30 – 60

8. Lektion	50 – 70	50 – 70
9. Lektion	60 – 80	60 – 80 – 100
10. Lektion	70 – 100	70 – 100

Das Verschwinden der Narben ist ein Zeichen dafür, dass die Arbeit in die richtige Richtung läuft, es zeigt nicht nur die »Kernsanierung« des Organismus, sondern auch den Beginn der »Schönheitsreparatur« an. Dasselbe lässt sich über die Verbesserung des Seh- und Hörvermögens sagen.

Wenn Sie sich die Methode angeeignet haben, also bereits Besserungen im Organismus spüren und zur zweiten Etappe übergehen, dürfen Sie auf keinen Fall nachlassen, sondern müssen weiter an sich arbeiten und den Wunsch vergrößern, so zu sein beziehungsweise endlich zu werden, wie Sie sein möchten. Das ist alles.

Dritte Etappe

Von der zweiten Etappe gehen wir fließend zur dritten über. Wenn Sie das Rad gut angeschoben und in Schwung gebracht haben, dreht es sich lange Zeit auch ohne Ihr Zutun, und zwar umso länger, je besser es geölt ist und die Einzelteile angeschoben wurden.

Aber ... kein Motor läuft ewig. Achten Sie deshalb darauf: Die »Drehzahl« des Wunsches, für immer jung und gesund zu sein, unabhängig von allen Umständen, von Alter, Lebens- und Arbeitsbedingungen, darf nicht herabgesetzt werden. Sobald Sie erst einmal Geschmack finden an Ihrem neuen Zustand, möchten Sie sowieso gar nicht mehr an die Vergangenheit denken. Solange Sie im Geist lebendig bleiben, holt Sie das nicht mehr ein.

Und nun beginnen wir mit der Arbeit.

I, II, III, IV, V. Machen Sie alle Aufwärmübungen, die Augengymnastik, das bildhafte Atmen, das Atmen mit den Augen und die Übungen zum Training der Emotionen, die Sie in der vorigen Lektion gelernt haben.

Nun kommen wir zu den grundlegenden Übungen der 4. Lektion.

VI. Verstärkung der Klarheit der Wahrnehmungen W, P, K

VII. Die Wahrnehmung der Empfindungen W, P, K in einer bestimmten Körperregion

Da Sie nun gelernt haben, **W**, **P**, und **K** (Wärme, Prickeln, Kälte) willkürlich zu empfinden, sind Ihre letzten Zweifel an den eigenen Möglichkeiten vermutlich zerstreut. Sie glauben bedingungslos an sich selbst, Sie können alles. Das ist wirklich so.

Wir gehen über zum Hervorrufen der Empfindungen **W**, **P**, **K** in einer bestimmten Körperregion (Abb. 10).

Wir empfinden **W** (dann **P** und **K**) in den Beinen bis zum Bauchnabel. Wie zuvor schaffen wir zuerst gedanklich ein Bild. Stellen Sie sich zum Beispiel vor, Sie sind am Strand, unter einem großen Sonnenschirm, und Ihre Beine liegen in der Sonne; oder Sie haben sich am Strand bis zur Gürtellinie in den warmen, trockenen Sand vergraben. Denken Sie an etwas, das Ihnen vertraut ist. Nur dürfen Sie sich nicht zu dieser Vorstellung zwingen und sich nicht anstrengen. Machen Sie das locker, im Zustand eines leichten, trägen Wunsches, als funktioniere es von allein.

Wiederholen Sie das drei- bis viermal, um daran Vergnügen zu empfinden. Versuchen Sie, die Empfindung jedes Mal für etwa dreißig Sekunden festzuhalten. Nun stellen Sie sich genauso **P** und dann **K** von den Beinen bis zum Bauchnabel vor. Wiederholen Sie das 3- bis 4-mal, ebenfalls mit Vergnügen.

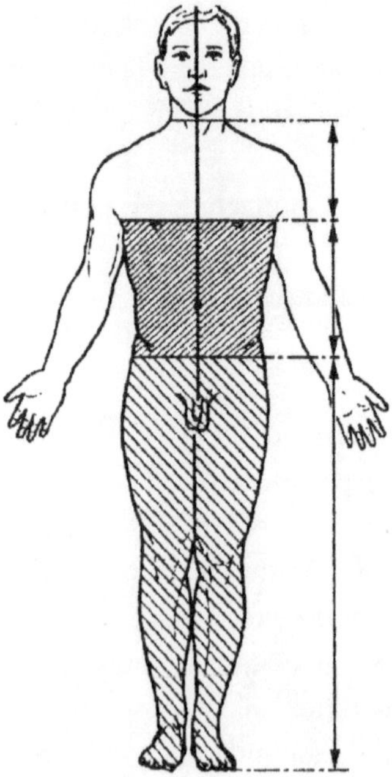

Abb. 10: Wahrnehmung der Empfindungen **W**, **P** und **K** in einer bestimmten Körperregion

Stellen Sie sich zum Beispiel vor, Sie stehen bis zur Gürtellinie im Wasser und wollen nicht weiter hineingehen. Sie gehen zurück ans Ufer, wo ein angenehmes Lüftchen weht ... Halten Sie dieses Gefühl ebenfalls für ungefähr dreißig Sekunden, nicht länger. Wenn Sie gleichzeitig die Empfindungen **W** + **P** und **K** + **P** hervorrufen können, ist das sehr gut und zeigt, dass Sie sich unsere Methode in Rekordzeit angeeignet haben. Gratulation!

Die Empfindungen von W, P und K in der Wirbelsäule

Beginnen wir mit Wärme. Stellen Sie sich vor, wie sich die Wirbelsäule von innen vollkommen erwärmt. Rufen Sie diese Empfindung in der ganzen Wirbelsäule vom Nacken bis zum Steißbein hervor, Wirbel für Wirbel, Zentimeter für Zentimeter, von oben nach unten und umgekehrt. Die Breite der Erwärmungszone beträgt ungefähr zehn bis fünfzehn Zentimeter.

Keine Eile, die Vorstellung muss vor allem klar und deutlich sein, sodass Sie sich an das Gefühl erinnern: Wie war es, als man Ihnen Wärmepflaster aufklebte, Sie massierte oder eine andere Prozedur ausführte? Erinnern Sie sich einfach und stellen Sie es sich vor ...

Hat es geklappt? Wie schön! Versuchen Sie, auch diese Empfindung über dreißig Sekunden zu halten.

Jetzt stellen Sie sich genauso ein Prickeln und dann Kälte vor. Vergessen Sie nicht, dass das Prickeln immer zwischen Wärme und Kälte kommt oder mit ihnen zusammen.

Die Empfindungen von W, P und K in den Armen und im Schultergürtel

Beginnen wir auch hier mit Wärme. Stellen Sie sich vor, wie Ihre Hände und Arme warm werden – vollständig und gleichmäßig – und auch der Schultergürtel (Abb. 10). Wärmen Sie gedanklich alles durch, ohne zu überlegen, welche Organe sich dort befinden. Stellen Sie sich alles so gut wie möglich vor und durchwärmen Sie den Bereich (gehen Sie auf keinen Fall bis zur Höhe des Herzens, machen Sie gedanklich einen Bogen darum).

Stellen Sie sich ein Bild von Wärme vor, das Ihnen vertraut ist, das Sie gut kennen ... Halten Sie diese Empfindung für dreißig Sekunden.

Jetzt stellen Sie sich genauso **P** und dann **K** vor.

Denken Sie daran, dass die Übungen mit geschlossenen Augen und bei völliger Entspannung ausgeführt werden. Alle Gedanken werfen Sie in das Quadrat oder den Kreis wie in einen Mülleimer.

Jetzt haben Sie sich eine kleine Pause verdient, aber nicht länger als zehn bis fünfzehn Minuten.

Und nun machen wir weiter. Es bleibt nur noch eine Übung.

Die Empfindungen von W, P und K in der Leber und den Nieren: Start des Reinigungsmechanismus

Machen Sie sich zunächst eine genaue Vorstellung davon, wo diese Organe liegen (Abb. 11 und 12). Am ersten Tag werden wir sie nur durchwärmen. Beginnen wir mit der Leber. Stellen Sie sich diesen Bereich vor – den Bereich unter dem rechten Rippenbogen. Durchwärmen Sie ihn gedanklich, fühlen Sie die Wärme im Inneren, aus der Tiefe – sie ist sehr angenehm, beruhigend und heilsam. Bemühen Sie sich, diese Empfindung für dreißig bis vierzig Sekunden zu halten, dann lassen Sie sie gehen. Wiederholen Sie das zwei- bis dreimal.

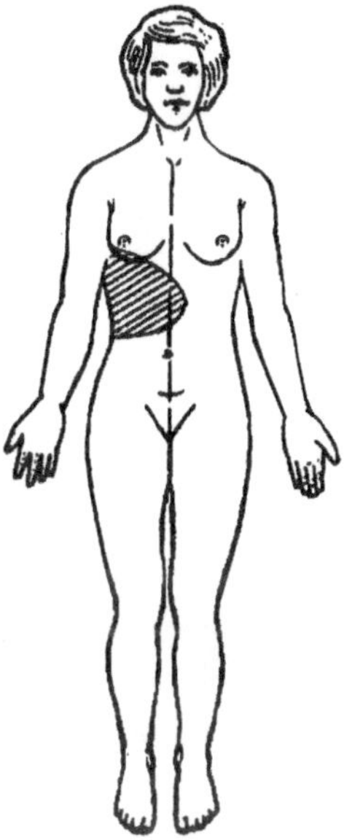

Abb. 11: Wahrnehmung der Empfindungen **W**, **P** und **K** in der Leber

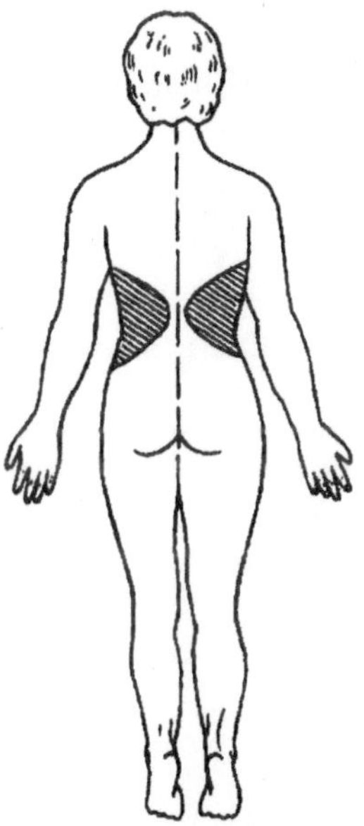

Abb. 12: Wahrnehmung der Empfindungen **W**, **P** und **K** in den Nieren

Hat es geklappt? Dann weiter so!

Jetzt wärmen wir auf dieselbe Weise die Nieren. Wir stellen uns vor, wo sie liegen, und richten mit unserem inneren Blick alle Aufmerksamkeit und Fürsorge genau dorthin.

Gehen Sie behutsam und liebevoll vor, denn besser als Sie kann das niemand, und es nützt sonst niemandem. Das können nur Sie, und nur Ihnen nutzt es.

Halten Sie die Empfindung der Wärme für ungefähr dreißig bis vierzig Sekunden in diesem Bereich, dann lassen Sie sie gehen. Wiederholen Sie das zwei- bis dreimal.

Diese Übung ist die schwierigste in unserem Programm.

Wenn Sie selbstständig üben, sollten Sie nichts übereilen. Statt die Übungen nachlässig an einem Tag zu lernen, nehmen Sie sich lieber zwei oder drei Tage Zeit und gehen langsam, ruhig und mit Hingabe vor, ohne sich anzuspannen oder gar zu überanstrengen.

Ruhen Sie sich ein wenig aus, machen Sie eine Pause, essen Sie einen Happen, wenn Sie wollen, und nach zwanzig bis dreißig Minuten machen Sie selbstständig jene Übungen des Programms, die noch ausstehen.

VIII. Verbesserung des Seh– und Hörvermögens

IX. In dieser Lektion bleibt für die Frauen noch das Erlernen der gynäkologischen Selbstmassage der Gebärmutter.

Die gynäkologische Selbstmassage

Wenn von gynäkologischer Selbstmassage die Rede ist, bekommt man oft das Folgende zu hören:

- Das interessiert mich nicht, das ist was für die Jüngeren.

- Mir ist nicht danach – zuerst will ich alle Wehwehchen loswerden.
- Ich bin einsam, davon geht es mir dann noch schlechter.
- Ich habe keine gynäkologischen Erkrankungen – wozu soll ich diese Massage machen?

Dies alles sind nur Rechtfertigungen für die eigene Passivität oder einfach nur Faulheit. Weil wir davon ausgehen, dass derartige Gedanken auch in Ihrem Kopf herumschwirren könnten, möchten wir Sie bitten: Bevor Sie die seriösen und streng wissenschaftlichen Fakten zur Kenntnis nehmen, legen Sie alle Voreingenommenheit und negativen Emotionen ab und lesen Sie folgende italienische Novelle aus der Zeit der Renaissance. Vergessen Sie nicht: Die Handlung spielt vor etwa fünfhundert Jahren. Vielleicht ist es auch gar nicht so lange her, und Ihnen kommt das sehr vertraut vor.

Also, extra für *Sie* führen wir die Novelle hier vollständig an:

Aus den »Nachtmählern« von Antonfrancesco Grazzini, genannt Il Lasca[2]

Erste Novelle

Es sind noch nicht viele Jahre verflossen, da gab es zu Florenz einen ausgezeichneten Arzt namens Meister Mingo, der, schon bei Jahren und von der Gicht geplagt, nicht mehr aus dem Hause ging und nur hie und da noch, zum Zeitvertreib, den Leuten zu Nutz und Frommen, das eine oder andere Rezept verschrieb.

Nun geschah es einmal, dass die Frau Salvestro Bisdominis, der sein Gevatter war, erkrankte, und dieser, nachdem er schon bei

2 Zitiert aus: Antonfrancesco Grazzini, genannt Il Lasca: *Die Nachtmähler und andere Novellen*. Übertragen von Hanns Floerke. Verlag Georg Müller, München und Leipzig 1912.

vielen Ärzten gewesen, keiner ihm jedoch über die Natur der Krankheit hatte Aufschluss geben, geschweige denn sie heilen können, endlich bei seinem Meister Mingo vorsprach, ihm ganz genau berichtete, wie sich die Krankheit seiner Frau äußerte und hinzufügte, dass alle Ärzte, die sie untersuchten, ihr wenig Hoffnung gelassen hätten. Den Arzt schmerzte diese Kunde, und er sagte zu seinem Gevatter, es täte ihm sehr leid, er möge sich aber fassen; denn der Schmerz über den Tod der Gattin sei mit dem zu vergleichen, den man empfindet, wenn man sich den Ellenbogen anstößt: obwohl er sehr empfindlich sei, gehe er doch schnell vorüber, er solle aber nur nicht den Mut verlieren, er werde ihn schon nicht im Stiche lassen.

Salvestro, der sein Weib über alles liebte und wert hielt, drang nun in ihn, ihm doch ein Heilmittel zu geben oder gar zu verschreiben. Da sagte der Arzt: »Wenn ich nur kommen und sie sehen könnte, würden wir ihr schon einige Hilfe bringen können; da dies aber nicht geht, so bring mir wenigstens morgen früh ihren Urin, und wenn ich dann sehe, dass ich ihr helfen kann, so soll es an mir nicht fehlen.« Und nachdem er sich noch einmal genau über die Krankheit der Frau hatte Bericht erstatten lassen, trug er ihm auf, den Urin aufzubewahren und ihm zu bringen, den seine Frau nach zehn Uhr lassen würde. Es war damals der 31. Januar.

Salvestro bedankte sich sehr, schied zufrieden von ihm und kehrte heim. Am gleichen Abend, nach dem Nachtessen, sagte er zu seiner Frau, er wolle am anderen Morgen dem Gevatter ihren Urin bringen, und zwar müsse es der nach zehn Uhr gelassene sein. Die Frau, die sich danach sehnte, wieder gesund zu werden, war damit einverstanden, und so trug Salvestro einer jungen – ungefähr zweiundzwanzigjährigen – Magd, die sie hatten, auf, achtzugeben, machte ihr eine Weckeruhr zurecht und befahl ihr, sobald diese Lärm mache, aufzupassen und den ersten Harn, den die Frau lasse, in ein Uringlas zu tun und darin aufzubewahren. Hierauf legte er sich in einer anderen Kammer schlafen und ließ das Mädchen als Wärterin bei seiner Gattin zurück, damit sie, wenn diese irgendein Bedürfnis habe, ihr, wie sie es gewohnt, sofort zur Hand sein könne.

Als dann die bestimmte Stunde gekommen war und die Uhr ihre Schuldigkeit getan hatte, wartete die Magd – ihr Name war Sandra – so lange, bis die Frau Drang zu harnen verspürte. Alsdann fing sie den Urin sorgfältig auf und tat ihn in das Glas, das sie dicht neben eine Truhe stellte, worauf sie sich auf das Ruhebett warf, um zu schlafen. Als aber der Tag gekommen und sie aufgewacht war, ging sie schnell zur Truhe, um dem Herrn den Urin zu überliefern, sowie er danach fragen würde, – doch o weh! sie fand das Glas umgeworfen und den ganzen Inhalt verschüttet. Sie konnte es sich nicht anders erklären, als dass die Mäuse oder die Katze ihm einen Stoß versetzt hatten. Ihr Schmerz darüber und ihre Angst waren nicht gering, und da sie nicht wusste, wie sie sich entschuldigen sollte und sich vor Salvestro fürchtete, der etwas aufbrausend und zum Zorn geneigt war, beschloss sie, um nicht ausgezankt zu werden oder gar ein paar Püffe zu empfangen, ihren eigenen Urin in das Glas zu tun. Und da sie gerade Drang hatte, brünzelte sie hinein und machte es halb voll.

Bald darauf erschien Salvestro und verlangte von ihr den Urin, worauf sie ihm statt des Harns der Kranken ihren eigenen im Glase reichte. Nichts Böses ahnend, barg dieser es unter seinem Mantel und eilte zu seinem Gevatter, dem Arzte. Als dieser den Urin prüfte, wunderte er sich nicht wenig, und sagte zu Salvestro: »Deiner Frau fehlt, scheint mir, gar nichts.« »Wie ist das aber möglich!«, rief Salvestro, »die Ärmste kann ja das Bett gar nicht verlassen.« Der Arzt, der in diesem Urin kein Zeichen irgendwelcher Krankheit entdeckte, wandte sich zu seinem Gevatter und sagte ihm unter Anführung der Gründe, die er dafür hatte, und indem er sich auf das Zeugnis des Avicenna berief, er wolle am nächsten Morgen den Urin noch einmal sehen.

Nachdem sie also dahin übereingekommen waren, ging Salvestro seinen Geschäften nach und ließ den Arzt in keiner geringen Verwunderung zurück. Unterdessen wurde es Abend, und nachdem Salvestro heimgekehrt war und zu Nacht gegessen hatte, gab er derselben Magd die erforderlichen Weisungen und trug ihr auf, für alles Sorge zu tragen, worauf er sich schlafen legte. Als dann die Uhr geschlagen hatte und die Zeit gekommen war und die Kranke danach verlangt hatte, ihren Urin zu lassen, war ihr Sandra behilflich, und nachdem sie den Harn versorgt hatte, legte sie sich wieder schlafen. Sie wachte aber frühzeitig auf und machte sich allerlei Gedanken über den Fall und wurde bedenklich und bekam's schließlich mit der Angst zu tun; denn sie fürchtete, dass wenn der Herr das Wasser der kranken Frau zum Arzte bringe, dieser die Geschichte merken würde. Und sie bereute es sehr, den Urin das erste Mal vertauscht zu haben, musste sie doch besorgen, dass Salvestro sie in seinem Zorn zum Geständnis zwingen und sie dann zum Teufel jagen oder ihr gehörig die Hucke voll geben würde. Daher hielt sie es für das Beste, auch den zweiten Urin fortzuschütten und noch einmal in das Glas zu pinkeln. Mit diesem Entschluss erhob sie sich ungesäumt und führte ihn aus. Sie stammte aus dem Casentino, war, wie ihr wisst, gegen zweiundzwanzig Jahre alt und klein, aber rundlich und gut im Speck und von bräunlicher Hautfarbe. Ihr Fleisch war frisch und fest und ihr Gesicht lebhaft und gefärbt. Ihre Augen waren groß und feucht und traten hervor, sodass es schien, als wollten sie ihr aus dem Kopfe springen und als sprühten sie Feuer. Sie war wie geschaffen zu intensivem Beischlaf, ein feistes Pferd, möchte ich sagen, stark genug, um andere aus jedem Morast herauszuziehen. Als dann die Morgenstunde gekommen war und Salvestro von ihr den Urin verlangte und erhalten hatte, begab er sich zum Arzte. Dieser war noch weit verwunderter als das erste Mal und sagte, nachdem er die Flüssigkeit wieder und wieder mit Aufmerksamkeit betrachtete, aber nichts weiter darin gefunden hatte als das Zeichen der Brünstigkeit, lächelnd zu Salvestro: »Gevatter, Hand aufs Herz, wie lange ist es her, dass du mit deiner Gattin nicht mehr des Beischlafs gepflogen hast?« In der Meinung, der Arzt wolle ihn aufziehen, antwortete er: »Ihr spottet.« Als ihn der Arzt jedoch noch einmal danach fragte, entgegnete er, es seien mehr als zwei Monate her. »Gut«, erwiderte der Meister, und nachdem er ein Weilchen über den Fall nachgedacht, beschloss er, ein drittes Mal den Urin sehen zu wollen, und sagte: »Gevatter, fasse Mut, ich glaube die Krankheit der Gevatterin erkannt zu haben, und hoffe, sie dir leicht und in Bälde wieder gesund zu machen. Komm daher morgen noch einmal mit dem Urin zu mir, und ich werde dir sagen, was du zu tun hast.« Vergnügt verabschiedete sich Salvestro, überbrachte seiner Frau die gute Botschaft und erwartete fröhlich und sehnsüchtig den kommenden Tag, um zu vernehmen, auf welche Weise er seine geliebte Gattin wieder gesund bekommen werde.

Abends, nach dem Nachtessen, widmete er sich eine Weile seiner Frau und sprach ihr Mut ein, und nachdem er dann der Magd denselben Auftrag wieder gegeben hatte, ging er zur gewohnten Stunde schlafen. Sandra war darüber in keiner geringen Verzweiflung, und damit kein Skandal daraus entstehe, entschloss sie sich, da sie bereits zweimal gesündigt, nun auch zum dritten Mal zu sündigen, und händigte am anderen Morgen Salvestro ihren Urin statt jenen der Kranken aus, und der besorgte Gatte brachte ihn, so schnell er konnte, zum Arzte. Als dieser ihn rein und klar sah wie immer, wandte er sich lachend nach ihm hin und rief: »Pass auf, Salvestro: Wenn dir, wie es den Anschein hat, an dem Wohle deiner Gattin gelegen ist, so musst du mit ihr des Beischlafs pflegen; denn ich kann kein anderes Krankheitssymptom an ihr finden, außer einem Übermaß an Hitze, und da gibt es eben keine andere Möglichkeit und kein anderes Mittel, sie wiederherzustellen, als die eheliche Umschlingung. Tu das also unbesorgt, und je eher je besser und bemühe dich, es ihr möglichst kräftig zu besorgen, denn wenn das nichts nützt, so darfst du glauben, dass sie verloren ist.« Salvestro, der dem Arzte vollsten Glauben schenkte, versprach sein Bestes zu tun, sagte ihm Gott befohlen und erwartete voll größter Sehnsucht die Nacht, in der er für das Wohl seiner Gattin tätig sein und ihr die verlorene Gesundheit wieder schenken sollte.

Es ward endlich Abend. Er hatte ein ausgezeichnetes Essen bestellt und wollte es nun bei seiner Frau einnehmen, neben deren Bett er einen Tisch hatte aufschlagen lassen, an dem er mit einem Freunde, einem lustigen und witzigen Kumpan, unter beständigen Scherzreden fröhlich zu Abend speiste. Nachdem er dann schließlich den Freund verabschiedet und der Magd gesagt hatte, sie solle in ihre Kammer schlafen gehen, und allein geblieben war, fing er an, sich unter fortwährendem Lachen und Scherzen in Gegenwart seiner Frau zu entkleiden. Ebenso erstaunt wie ängstlich wartete die Gattin ab, worauf das hinaussollte. Nachdem er endlich dastand, wie Gott ihn geschaffen hatte, legte er sich an ihre Seite und fing wahrhaftig an, zuerst sie zu betasten und an sich zu drücken und dann zu umschlingen und zu küssen. Die Kranke wusste, als sie dies sah und fühlte, gar nicht, wie ihr geschah, und rief ganz entsetzt: »O weh, Salvestro! Was soll das bedeuten? Hast du etwa gar den Verstand verloren? Was willst du beginnen?«

Er aber gab nichts weiter zur Antwort als: »Halt dich still und hab' keine Angst, du Närrin, – ich bin nur darauf bedacht, dich wieder gesund zu machen.« Und mit diesen Worten schickte er sich an, sie zu besteigen. Sie aber rief mit erhobener Stimme: »Weh mir, Abscheulicher, willst du mich auf diese Weise umbringen? Kannst du denn nicht so lange warten, bis mich die Krankheit von selbst tötet, was gar bald geschehen wird, warum willst du meinen Tod durch ein so abenteuerliches Mittel beschleunigen!« – »Wieso denn?« protestierte Salvestro, »ich bin bestrebt, dir das Leben zu erhalten, meine süße Seele: Dies ist die Medizin für deine Krankheit, so hat mir's unser Gevatter Meister Mingo aufgetragen, von dem du doch weißt, wie sehr er die anderen Ärzte an Verständnis übertrifft. Hab' darum keine Angst, halte dich ruhig und beiße die Zähne zusammen, damit du, schnell wiederhergestellt, dieses Bett verlassen kannst.«

Sie schrie aber trotzdem und setzte sich zur Wehr und schalt ihn und überschüttete ihn unaufhörlich mit Vorwürfen, ließ sich aber doch schließlich, da sie sehr schwach war, von der Kraft und den Bitten ihres Gatten besiegen, sodass sie die heilige Ehe vollzogen, wobei sie, die sich vorgenommen hatte, regungslos dazuliegen, als ob sie von Marmor sei, es sich doch nicht versagen konnte, tätigen Anteil daran zu nehmen; denn es schien ihr in der Tat, dass ihr Gatte, als er sie an sich presste, ihr, wie er gesagt hatte, neue Gesundheit in den Körper einströmen lasse, fühlte sie doch ganz plötzlich die Last und Pein des Fiebers, die Schwere und Leere des Kopfes, die Schlaffheit und Müdigkeit der Glieder verschwinden und sich ganz frei und leicht werden und mit dem Einfließen des Zeugungssamens ihren leidenden Zustand und die ganze Qual der Krankheit aufhören. Nachdem sie so das erste Gefecht geliefert hatten, schöpften sie alle beide Atem und ruhten sich aus.

Salvestro aber, der die Worte des Arztes wohl im Gedächtnis hatte, schickte sich bald darauf an, den zweiten Sturm zu unternehmen, nach welchem auch der dritte nicht lange auf sich warten ließ und glücklich durchgeführt wurde, worauf sie sich dann ermüdet schlafen legten. Und die Frau, die vorher zwanzig Nächte kein Auge hatte zutun können, schlief alsbald ein und wachte acht Stunden lang keinen Augenblick auf und wäre auch dann noch nicht aufgewacht, wenn ihr Mann sie nicht an einer gewissen Stelle gekrault hätte, worauf sie sich zum vierten Scharmützel umschlangen.

Damit war es helllichter Tag geworden, und die Frau schlief darauf abermals ein und schlummerte bis zur Tertie. Nachdem Salvestro sich erhoben hatte, brachte er ihr eigenhändig Süßigkeiten und Trebbianer Wein ans Bett, wovon sie während des Morgens mehr und mit mehr Appetit genoss, als sie vorher in acht Tagen getan hatte. Glücklich hierüber eilte der Gatte zum Arzt und berichtete ihm alles aufs Ausführlichste, worüber dieser sehr befriedigt war und ihn ermunterte, auf diese Weise fortzufahren. Nachdem ihn Salvestro verlassen und einige Geschäfte erledigt hatte, kehrte er um die Stunde des Mittagessens heim und hieb mit seinem geliebten Weibe vergnügt in einen guten fetten Kapaun, den er hatte zubereiten lassen, ein, und da es ihr wieder schmeckte, aß sie diesmal wie eine Gesunde und trank wie eine Kranke.

Am Abend dann, nachdem sie gar trefflich zu Nacht gegessen hatte, ging sie mit ihrem Gatten zu Bett, aber nicht mehr schmerzvoll und ängstlich, sondern fröhlich und im sicheren Vertrauen auf die Medizin. So verarztete Salvestro sie auf die mit Erfolg erprobte Weise und verhalf ihr zu immer neuen Kräften, bis sie (um euch nicht durch Wiederholungen zu langweilen) nach vier oder sechs Tagen das Bett verlassen konnte und in weniger denn zehn wieder frisch und rosig und gesünder und schöner war als je zuvor. Hierüber ebenso glücklich und zufrieden wie ihr Gatte, dankte sie Gott und dem guten Rat und dem ausgezeichneten Verständnis ihres Gevatters, des Arztes, der sie durch ein so süßes Mittel aus einer dem schon halb dem Tode Verfallenen zu einer gesundheitsstrotzenden Frau gemacht hatte.

Unterdessen war der Karneval herangekommen, und da geschah es eines Abends nach dem Nachtessen, als Salvestro mit seiner Frau heiter und unter vergnüglichem Geplauder und Gelächter am Kaminfeuer saß, dass Sandra, die gesehen hatte, dass die Vertauschung des Urins die Gesundheit der Herrin und den Trost ihres Gatten verursacht hatte, ihnen die ganze Geschichte, wie sie sich im einzelnen abgespielt, erzählte. Sie hörten's mit nicht geringem Staunen und mussten den ganzen Abend, indem sie sich immer wieder den Hergang der Sache vergegenwärtigten, so sehr lachen, dass ihnen die Augen schmerzten. Der Tag war noch kaum angebrochen, als Salvestro den Arzt aufsuchte und ihm alles ausführlich erzählte. Aufs Höchste verblüfft und beinahe außer sich, stellte sich dieser das Lustspiel, das sich da entwickelt hatte, vor, und wie die Magd, ohne es zu wollen, ja beinahe um ihrer Herrin zu schaden, die Veranlassung zu ihrer Wiederherstellung geworden war. Und nachdem auch er eine gute Weile darüber gelacht hatte, erzählte er jedem, der zu ihm ins Haus kam, diese lustige Geschichte, die wie ein Wunder aussah. In sein Rezeptbuch aber schrieb er, dass bei allen Krankheiten der Weiber vom sechzehnten bis zum fünfzigsten Jahr, sofern kein anderes Mittel helfe und sie von den Ärzten aufgegeben seien, der Koitus geeignet und äußerst wirksam sei, um sie in kurzer Zeit gesund zu machen, wobei er diesen ihm bei seinen Kuren begegneten Fall als Beispiel anführte. Und Salvestro gab er zu verstehen, dass seine Magd, die für ihn die Ursache für so viel Glück gewesen sei, brennend einen Mann nötig habe und ohne einen solchen leicht in irgendeine heftige und gefährliche Krankheit verfallen könne. Um sie also für die empfangene Wohltat zu belohnen, gab Salvestro sie einem Stiefsohn eines seiner Bauern von San Martin la Palma, einem Jüngling, dem eben erst der Bart keimte, einer handfesten Gerte, die ihr den Staub aus dem Muff klopfte und den richtigen Moment nicht verpasste.

Sicher stimmen Sie zu, dass ein Heilmittel umso effektiver auf den Organismus wirkt, je natürlicher es ist. Zu den alten, erprobten Methoden kann man die gynäkologische Massage zählen, die in Europa vor mehr als hundert Jahren bekannt wurde und in letzter Zeit in Vergessenheit geraten ist. Übrigens wurde sie 1861 von Thure Brandt entwickelt, der weder Geburtshelfer noch Gynäkologe war, und vielleicht ist das der Grund, warum sich die Massage nur schwer unter den Ärzten durchsetzte und in der klinischen Praxis nur einige Jahre angewandt wurde.

Die gynäkologische Massage wirkt nicht nur heilsam auf Gebärmutter und Geschlechtsorgane, sondern auch auf den gesamten weiblichen Organismus, verbessert also auch den psychischen Zustand. Das ist bekannt. Aber ...

Die Methode hat bei allen ihren Vorzügen auch viele Einschränkungen, das heißt es gibt zahlreiche Indikationen für ihre Anwendung, aber auch recht viele Kontraindikationen. Wir führen hier eine der treffendsten Klassifikationen für die Indikationen zur gynäkologischen Massage aus der Monographie von I.I und D.I. Benediktow[3] an. Die Erkrankungen teilen sich in fünf Gruppen.

Indikationen und Kontraindikationen für die herkömmliche gynäkologische Massage

Indikationen:

- chronische Entzündung der Geschlechtsorgane ohne Neigung zu häufigen Rezidiven
- falsche Lage und Verschiebung der Gebärmutter und der Vagina
- anatomische Störung der Gebärmutter, angeboren oder erworben
- Funktionsstörungen der Gebärmutter
- anatomisch-funktionale Störung des Bandapparats und des Beckenbodens

Die **Kontraindikationen** für die Durchführung der Massage teilen sich in zwei Gruppen:

3 I.I. Benediktow, D.I. Benediktow: *Gynäkologische Massage und Gymnastik*, Swerdlowsk, Verlag Ural-Universität, 1990.

1. absolute:
- akute und halb akute entzündliche Prozesse in den Beckenorganen
- Gonorrhö
- Tuberkulose der weiblichen Geschlechtsorgane
- Thrombophlebitis der Beckenvenen
- Geschwülste in den Beckenorganen – bösartige, gutartige und entzündliche
- Schwangerschaft in und außerhalb der Gebärmutter

2. relative:
- chronisch-entzündliche Erkrankungen der Geschlechtsorgane, die zu häufiger Verschlimmerung neigen, evtl. unentdeckte Infektion
- Vaginismus (Scheidenkrampf)
- Zervixerosion
- Hydrosalpinx, Retentionszyste des Eierstocks
- erhebliche Erweiterungen der Venen in der Vagina
- Menstruation

Die Massage wird **erschwert** durch:

- Verfettung der Bauchdecke
- enge, kurze Vagina
- erhöhte Empfindlichkeit gegenüber dieser Prozedur
- Schmerzempfindungen während und nach der Massage

Außerdem muss die Massage in einem eigens dafür eingerichteten Behandlungszimmer durchgeführt werden, in dem die Frau auf einem gynäkologischen Stuhl sitzt wie bei der Untersuchung. Eine solche Massage kann nur von einem dazu ausgebildeten, erfahrenen Gynäkologen mit besonderer Sensibilität in den Fingerspitzen durchgeführt werden, nicht jedoch von einer Krankenschwester – so kompliziert ist diese Anwendung.

Jetzt lassen Sie uns einen Vergleich anstellen. Ausführlich haben wir die wesentlichen Besonderheiten der gewöhnlichen gynäkologischen Massage beschrieben. **Die gynäkologische Selbstmassage unterscheidet sich prinzipiell von der gewöhnlichen gynäkologischen Massage.**

Beginnen wir damit, dass sie für alle Frauen ohne Ausnahme und Alterseinschränkung geeignet ist, von der Geschlechtsreife und dem Beginn des Sexuallebens so lange, wie eine Frau sich als Frau fühlt und es schätzt.

Achtung: Diese Massage ist dann ungeeignet, wenn eine Frau sich nicht als Frau fühlen will.

Das kommt äußerst selten vor, eher bei Frauen in hohem Alter oder solchen, die das Leben »erdrückt« hat, oder bei primärer Frigidität (angeborene Kälte).

Lesen Sie bitte noch einmal die Liste der Kontraindikationen für die Übungen nach unserer Methode (siehe Kapitel »Gebote«). Sie beziehen sich auch auf die gynäkologische Selbstmassage. Mehr noch, was zu den Kontraindikationen bei der gewöhnlichen gynäkologischen Massage gehört (außer den erwähnten Krebserkrankungen und der Schwangerschaft), zählt bei der Selbstmassage sogar zu den direkten Indikationen.

Vergessen Sie nie: Wenn Sie Ihre Gebärmutter nach dieser Methode massieren, werden Sie eine Menge Ärger los, selbst wenn bei Ihnen alles entfernt wurde – die Gebärmutter, die Anhangsgebilde. Kaum zu glauben, oder? Aber es ist so.

Warum? Weil Sie immer noch Ihre Vagina haben, und die Vagina ist bei den Frauen das »Organ der Liebe«. Für ein normales Sexualleben reicht es, eine Vagina zu haben.

Oft entsteht das ganze Elend im Kopf, wenn eine Frau operiert wurde: Sie redet sich etwas ein und bekommt einen Minderwertigkeitskomplex.

Vergessen Sie das alles, falls es Sie betrifft.

Von den Einzelheiten zu diesen Operationen wissen gewöhnlich nur Sie und Ihr Arzt. Sie haben sogar gesetzlich das Recht, sie zu verheimlichen, selbst vor Ihrem Ehemann. Falls die Information »durchgesickert« sein sollte, ist das schlecht, aber das lässt sich wiedergutmachen. Oft haben Sie selbst mit Ihrem Mundwerk daran einen Anteil. Bemühen Sie sich, das zu korrigieren – zu Ihrem Nutzen, ebenfalls mithilfe Ihres Mundwerks.

Denken Sie daran: Um sich als normale Frau zu fühlen, um ein normales Geschlechtsleben auch nach gynäkologischen Operationen zu führen, braucht eine Frau nicht unbedingt eine Gebärmutter, besonders nicht im Falle einer begleitenden Hormontherapie.

Übrigens erleben einige Frauen in diesem Fall sogar eine erhöhte Sexualität. Das liegt am Verhältnis der Sexualhormone im Blut. Der Geschlechtstrieb der Frauen hängt vom Niveau des männlichen Sexualhormons Testosteron ab.

Nach gynäkologischen Eingriffen verändert sich bei Frauen gewöhnlich das Verhältnis der Sexualhormone: Der Anteil der weiblichen Sexualhormone ist verringert, der Anteil der männlichen Sexualhormone verhältnismäßig vergrößert, und als Folge werden Frauen nicht selten auch »temperamentvoller«.

Achtung: Die kontaktlose gynäkologische Selbstmassage hat viele Vorteile gegenüber der Kontaktmassage.

Mit ihrer Hilfe:

- verschwinden verschiedenartige Zysten, Myome, Schleimhautveränderungen und andere Erkrankungen, die die Schulmedizin nur beobachtet oder operiert

- die Funktion der Geschlechtsorgane wird wiederhergestellt, Unfruchtbarkeit geheilt
- die intimen und familiären Beziehungen verbessern sich, da die Sexualität der Frau sich erhöht, sie erlangt Selbstsicherheit und seelisches Gleichgewicht
- die Form der Brust verbessert sich.

Außerdem gibt es eine **allgemein gesundheitsfördernde Wirkung** – es verschwinden viele Erkrankungen, die scheinbar gar nicht mit dem gynäkologischen Leiden in Verbindung stehen:

- es verbessert sich der Zustand des Stütz– und Bewegungsapparats
- die Funktionstüchtigkeit des Herz– und Gefäßsystems wird wiederhergestellt
- der Zustand der Haut verbessert sich
- es verbessert sich der Zustand des Lymphsystems
- die Immunabwehr regeneriert und verstärkt sich
- Krampfadern verschwinden
- Seh- und Hörvermögen verbessern sich
- die Verdauungstätigkeit normalisiert sich
- das Körpergewicht normalisiert sich
- der emotionale Zustand wird ausgeglichen
- die Schlafqualität verbessert sich.

Kurz gesagt, die gynäkologische Selbstmassage regeneriert, verbessert und stärkt die Funktionsweise des gesamten Organismus. Das heißt, es geschieht genau das, was man als umfassende Verjüngung des Organismus, als Wiederherstellung der biologischen Jugend bezeichnen kann.

Und ein weiterer Vorteil: Man muss nirgendwohin zur Massage gehen, weder in ein Krankenhaus noch in eine Praxis, was allein schon immer sehr unangenehm ist.

Man sollte nicht von der Fähigkeit oder Unfähigkeit eines Arztes abhängig sein.

Aber das Wichtigste: Diese Massage machen Sie selbst. Ihre Geschlechtsorgane werden von innen aktiv massiert, es wirken starke Mechanismen der Selbstregulierung. Das kann Ihnen eine gewöhnliche Massage unter Beteiligung eines anderen, fremden und Ihnen vielleicht sogar befremdlichen Menschen nicht bieten. Außerdem wird bei der gewöhnlichen Massage ausschließlich die Gebärmutter massiert, dahin reichen die Hände des Masseurs.

Die kontaktlose Massage wirkt nicht nur auf die Gebärmutter, sondern auf den gesamten Organismus: auf die Beckenorgane – Harnblase, Dickdarm und besonders auf den Enddarm; auf die Gefäße – hier gibt es besonders viele; auf das Nervengeflecht, das die Funktion all dieser Organe reguliert.

Klingt verlockend, oder? Aber das ist noch nicht alles.

Kurz zur Geschichte

Die Wirkung der Massage auf die Geschlechtsorgane wird erstmalig in alten östlichen Traktaten erwähnt. Bei der Vorbereitung junger Frauen auf die Ehe brachte man ihnen die Kunst der kontaktlosen gynäkologischen Selbstmassage bei.

Erwachsene Frauen wendeten sie an, um den Tonus ihrer Geschlechtsorgane und vor allem der Vaginamuskeln zu erhalten. Eine Frau blieb durch das Training nicht nur gesund, sondern auch sexuell aktiver. Besonders attraktiv war das für ihren Ehemann: Der Muskeltonus der Vagina erhöht sich, was sie verengt, und dadurch empfindet der Mann größeres Vergnügen an der Intimität.

Die derart geschulten Mädchen und Frauen standen höher im Kurs als andere, für sie lag der Brautkaufpreis dutzendfach höher.

In unserer heutigen Zeit gibt es noch Orte, fern von den Einflüssen der übrigen Welt, wo diese Massage bis heute praktiziert wird, und wie in alten Zeiten sind diese Frauen hochgeschätzt.

Das macht doch neugierig oder? Aber auch das ist noch nicht alles.

Unsere Schülerinnen haben die Massage ausprobiert und sich davon überzeugt, dass alles, was darüber in den alten Büchern steht, zutrifft, und sogar in höherem Maße, als man es sich vorstellen kann. Folgende Ergebnisse konnten wir beobachten:

- Keine der Frauen bemerkte nach den Übungen eine Verschlechterung ihres Befindens oder physischen Zustands.
- Nach einer solchen Massage bleibt das Körpergefühl viel länger erhalten (fünf bis sieben oder sogar acht Stunden) als nach einer Physioanwendung oder einer Kontaktmassage (max. vierzig bis sechzig Minuten), die entstehende Wärme ist sehr angenehm, durchwärmt den gesamten Unterbauch und Kreuzbeinbereich; sie führt zu Entspannung und dem Wunsch nach Intimität.
- Praktisch immer reguliert sich der Menstruationszyklus, wenn es gelingt, auf die Ursache einzuwirken, die seine Störung hervorgerufen hat (besonders bei beginnenden Wechseljahren).
- Menstruationsschmerzen verringern sich deutlich oder verschwinden vollständig, wenn sie zuvor sehr ausgeprägt waren.
- Der Sexualtrieb wird wiederhergestellt (unabhängig vom Alter und sogar bei alleinlebenden Frauen, die schon lange keine intime Beziehung mehr hatten); eine Massage unmittelbar vor Intimitäten verbessert und vergrößert den Genuss für beide Partner.
- Frauen, die den Kurs absolvierten, haben ein höheres Selbstwertgefühl, ihre Sichtweise auf viele Dinge verändert sich zum Positiven – hinsichtlich der familiären Beziehungen und des Verhältnisses zu Männern.

- Oft geben die Frauen an, dass ihre Partner Veränderungen zum Positiven bemerken und Intimität als viel angenehmer und wünschenswerter empfinden. Was kann für eine liebende Frau schöner sein, als ein solches Geständnis?

  Frauen regenerieren mithilfe dieser Massage ihre Sinnlichkeit, Weiblichkeit und fühlen sich als *Frau.*

Nun? Haben wir Sie überzeugt? Möchten Sie eine dieser glücklichen Frauen werden? Dann los, es ist einfach, man muss es nur wollen.

Vor Beginn der gynäkologischen Selbstmassage sollten Sie sich Ihre Angaben merken oder noch besser in Ihr Tagebuch schreiben – Brustumfang, Zustand der Geschlechtsorgane, und vor allem, Ihr sexuelles Verlangen. Nach einiger Zeit kontrollieren Sie die Angaben und vergleichen den erreichten mit dem Ausgangszustand. Vergessen Sie nicht die Färbung, Straffheit und den allgemeinen Zustand Ihres Bauchs.

Übrigens gilt die Anwendung dieser Art der Selbstmassage bei der Behandlung einiger gynäkologischer Erkrankungen als Erfindung, die in der Welt ihresgleichen sucht.

Wie die gynäkologische Selbstmassage durchgeführt wird

Bei dieser Massage müssen Sie selbst Ihren Organismus einstimmen oder, besser gesagt, ihn darum bitten, den angenehmen Zustand wie bei geschlechtlicher Erregung zu empfinden, damit sich die Gebärmutter zusammenzieht.

Die Gebärmutter zieht sich immer unwillkürlich zusammen, unabhängig von Ihrem Wunsch und Willen. Wenn Sie wissen, wie sich ein Orgasmus anfühlt, dann rufen Sie es sich in Erinnerung. Übrigens liegt die Gebärmutter hinter der Harnblase, genauer, zwischen der Harnblase vorn und dem Enddarm hinten (Abb. 13).

Beim Geschlechtsakt, wenn es zum Orgasmus kommt, zieht sich die Gebärmutter gewöhnlich acht- bis zweimal zusammen. Bei der Massage zieht sich die Gebärmutter ebenfalls zusammen, aber Hunderte Male beziehungsweise so oft wie nötig. Natürlich ist das Empfinden schwächer als beim Orgasmus, aber es ist ein ähnlicher Zustand. Wir rufen ihn willkürlich hervor, in meditativem Zustand, indem wir die nötige Stimmung schaffen.

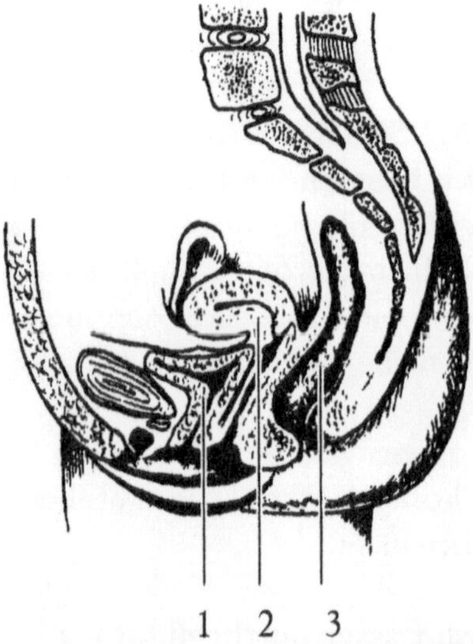

Abb. 13: Lage der Gebärmutter zwischen Harnblase und Enddarm: 1 – Harnblase; 2 – Gebärmutter; 3 – Enddarm

Wir möchten Sie darauf aufmerksam machen, liebe Frauen, dass die Massage auch ohne Stimmung funktioniert und trotzdem eine Wirkung hat, glauben Sie uns.

Warum kann sich das Zusammenziehen der Gebärmutter unabhängig von unserem Wunsch und Willen vollziehen? Die Gebärmuttermuskeln haben eine besondere Beschaffenheit, sie ähneln den Muskeln der Blutgefäße und des Darms. Die Peristaltik des Darms hängt ja auch nicht von uns ab (denken Sie nur daran, wie es im allerungünstigsten Moment auf einmal im Bauch kollert und Sie es nicht unterdrücken können, oder wie auf einmal Ihr Gesicht glüht und Sie nichts dagegen tun können).

Sehen Sie die Massage der Gebärmutter als ein gewöhnliches Training an – als ein notwendiges Training. Denken Sie daran, die Massage ist unbedingt notwendig, damit das Übungsprogramm seine volle Wirkung entfaltet.

Wenn Sie zum Beispiel zwei, drei Tage Verstopfung haben, finden Sie keine Ruhe mehr, Sie fühlen sich die ganze Zeit unwohl. Wenn Sie hingegen jahrelang keinen Sex haben, dann meinen Sie, das sei nicht schlimm.

Wenn Sie einmal oder bestenfalls zweimal entbunden haben und außerdem fünf oder sechs Abtreibungen hatten, meinen Sie vielleicht auch, das sei nicht schlimm, das würden viele so machen. Wenn Sie bei Intimitäten keinen Orgasmus erleben, auch wenn Sie etwas Angenehmes spüren, dann denken Sie ebenfalls, das sei nicht schlimm. Wenn Sie nicht wissen, wo die Gebärmutter liegt, erscheint Ihnen auch das unwichtig.

Wozu kann eine solche Missachtung gegenüber sich selbst führen? Vor allem zu einem chronischen Blutstau. Und schon entstehen und entwickeln sich viele entzündliche gynäkologische Erkrankungen sowie Hämorrhoiden, Fissuren des Darmausgangs und andere Krankheiten.

Normalerweise zeigen Frauen in Folge dessen Anzeichen von sexuellem Desinteresse und … es entsteht ein Teufelskreis. Das ist traurig, lässt sich aber ändern, vergessen Sie das nicht – es lässt sich ändern, und es hängt ganz und gar von Ihnen ab, ob Sie den Teufelskreis durchbrechen oder so weiterleben wollen.

Fangen wir also an. Wir stellen uns auf eine angenehme Arbeit ein und erinnern uns daran, dass es keine besseren und schlechteren Organe gibt, die mehr oder weniger gebraucht werden oder mehr oder weniger wertvoll sind. Alle Organe werden gebraucht und sind gleichberechtigt. Unterscheiden Sie keinesfalls zwischen Lieblingen und Ausgestoßenen.

- Die Übung wird im Zustand der Selbstversenkung durchgeführt. Man kann sie im Sitzen, im Liegen oder im Stehen ausführen – an jedem Ort, zu jeder Zeit.
- Alle fremden Gedanken werden ins Quadrat geworfen, nur einer bleibt: »Ich bin schön, jung, anziehend, unvergleichlich, begehrt ... Nirgendwo gibt es eine wie mich. Ich bin mir meiner selbst, meiner weiblichen Reize bewusst, ich habe ein angenehmes Training vor mir, ich weiß, dass ich danach noch anziehender sein werde, die Männer werden mich noch mehr beachten.«
- Wir schaffen eine erotische Stimmung – wir erinnern uns, fantasieren, stellen uns alles vor, was uns erregt und entsprechend einstimmt. Das hilft dabei, sich noch mehr zu entspannen und zu lockern.

  Dauer der Ausführung: zehn bis fünfzehn Minuten.

Achtung: Wie bei allen anderen Übungen richten sich zehn Prozent der Aufmerksamkeit auf die Technik der Ausführung, und neunzig Prozent auf die emotionale Einstellung.

Aufgabe: Finden Sie während des Wasserlassens am Damm die Muskeln, die den Harnstrahl zurückhalten. Halten Sie den Harnstrahl mit Willenskraft einige Male an und merken Sie sich diese Muskeln.

Achtung: Falls Sie an folgenden Krankheiten leiden, bei denen starke Wärme kontraindiziert ist, stellen Sie sich eher eine leichte, zarte Wärme vor, ein Bild der Auflösung, des Schmelzens, des

Verschwindens von allem Überflüssigen, wonach Sie sofort zu Kühle und Frische wechseln:

- **Erweiterung der Venen**
- **Entzündung der oberflächlichen Venen (Thrombophlebitis)**
- **Stauzustände in den Beckenorganen**
- **Leistenbruch**
- **Myome und gutartige Knoten in der Brust.**

Alle anderen Frauen arbeiten zwei Drittel der Übungszeit mit Wärme und ein Drittel mit leichter Kälte.

Spannen Sie zuerst die Muskeln an, die das Wasserlassen zurückhalten, sowie die Gesäßmuskeln. Dann nehmen Sie die Muskeln der äußeren Vagina dazu.

Leichte Anspannung und Entspannung, leichte Anspannung und Entspannung. Danach verlagern Sie den Ring der sich anspannenden und entspannenden Muskeln in Richtung Bauchnabel, gehen also ins Körperinnere. Der Bereich von Anspannung und Entspannung wird so allmählich erweitert.

Etwas oberhalb der Gebärmutter gibt es im Bereich der Anhangsorgane eine starke erogene Zone. Wenn wir mit den Muskelkontraktionen die Eierstöcke, Eileiter und den oberen Teil der Gebärmutter »berühren«, entsteht eine spezifische, angenehme Empfindung.

Zunächst spannen Sie auf »Eins« – für eine Sekunde – an und entspannen auf »Zwei« – ebenfalls für eine Sekunde. Nach und nach erhöhen Sie das Tempo und spannen innerhalb einer Sekunde leicht an und entspannen dann wieder.

Schließen Sie die Augen und lenken Sie Ihre Konzentration auf den Damm. Erinnern Sie sich an eine Zeit und einen Ort, wo es Ihnen gut ging … Versuchen Sie, gedanklich alles loszuwerden, was Sie bremst …

Die ersten sieben bis zehn Minuten arbeiten Sie mit Wärme (wenn es dafür keine Kontraindikationen gibt). Sie können sich auch mit dem Ausatmen helfen. Dazu atmen Sie durch die Nase ein und »atmen« in diesem Bereich aus.

Anspannung – Entspannung. Zuerst langsam, dann immer schneller und schneller. Nach der Anspannung müssen Sie sich unbedingt vollständig entspannen.

Und nun fügen wir ein Bild zu dieser Übung hinzu. Sie spannen weiter die Muskeln an und fühlen voll und ganz, dass sie eine *Frau* sind, die *Vollkommenheit* selbst, die *Weiblichkeit* selbst, die schönste, anziehendste, bezauberndste und begehrteste Frau im gesamten Universum! Nehmen Sie diese Emotionen in sich auf und lassen Sie sie durch den gesamten Körper strömen.

Wenn Sie diese Emotionen zur physischen Ausführung der Selbstmassage hinzuziehen, beginnt Ihr Organismus zu reagieren und sich Ihren Emotionen anzupassen.

Achtung: Das Wichtigste ist, sich als *Mensch*, als *Persönlichkeit*, als *Frau* zu fühlen …

Alle diese Aussagen werden sich sofort auf molekularer Ebene, in Ihren Zellen und auf der Ebene des psychoemotionalen Zustands spiegeln.

Achtung: Unsere heutigen Gedanken sind unsere Realität von morgen.

Vergessen Sie während der Übung bitte alle bigotten Vorstellungen und verlassen Sie die Grenzen allgemein üblicher Verhaltensregeln. Es darf keine Scham oder Verklemmtheit geben und erst recht keinen Abscheu gegenüber den eigenen Geschlechtsorganen. Sie arbeiten für Ihre Entwicklung, für die Vervollkommnung Ihres gesamten Organismus. Schöpfertum und Sexualität sind zwei Bezeichnungen für ein und dasselbe Phänomen, Charakter und Schicksal sind zwei Bezeichnungen für ein und dasselbe Phänomen.

Viele Erkrankungen wie Myomknoten und Zystenbildungen sind, wie die Wissenschaft belegt, Krankheiten von Menschen, die ihre Geschlechtsorgane vernachlässigt haben. Sie kommen oft vor bei Frauen, die aus verschiedenen Gründen ihre Sexualität nicht leben konnten, und sie kommen sehr selten oder überhaupt nicht vor bei denen, die ein normales Geschlechtsleben führen.

Am Ende dieser Übung rufen Sie die Empfindung von Kühle hervor, damit im Bereich der Beckenorgane Leichtigkeit und ein angenehmes Gefühl von Frische entsteht.

Achtung: Denken Sie an die Leichtigkeit. Es darf keinerlei Schwere oder Unbehaglichkeit entstehen. Der Kopf ist klar.

Diese Massage gelingt immer. Selbst nach einer Totaloperation ist diese Massage, das willkürliche Anspannen der Muskeln des Damms und des Bauchs möglich.

Wir arbeiten bis zu einer leichten, angenehmen Ermüdung, das heißt, wir machen nicht mehr als fünfhundert bis sechshundert Kontraktionen am Tag und üben nicht öfter als einmal in vierundzwanzig Stunden – in der Lernphase.

Wenn Sie dann im Weiteren selbstständig arbeiten, machen Sie die Massage dreimal pro Woche. Falls Sie Probleme mit den Beckenorganen haben, können Sie die Übung auch täglich durchführen bis zur völligen Heilung und dann nach Bedarf. Arbeiten Sie jedoch immer nur bis zu einem Gefühl der leichten Ermüdung (nicht mehr als fünfhundert bis sechshundert Kontraktionen pro Training).

Das ist alles, was Sie über die Technik der gynäkologischen Selbstmassage der Gebärmutter wissen müssen.

Achtung: Diese Übung klappt bei absolut allen Frauen, Sie müssen nur wollen, dass es funktioniert.

Wenn es mit den willkürlichen Anspannungen der Gebärmuttermuskeln nicht auf Anhieb funktioniert, dann eben morgen oder übermorgen oder noch später, aber irgendwann klappt es ganz bestimmt.

In unseren Gruppen gab es einige Frauen, denen die Übung während des Kurses gar nicht gelingen wollte. Später kamen sie fröhlich zu uns und erzählten, mittlerweile funktioniere alles hervorragend. »Davor fehlte einfach nur irgendwas!«

Überlegen Sie, vielleicht fehlt auch Ihnen irgendwas?

Aber wir wissen ja, dass alle diese Probleme in der Regel nur in unserem Kopf existieren. Oft liegt das Hindernis in den falschen Vorstellungen von unserem Intimleben. Vielleicht liegt es an einer puritanischen, bigotten oder falschen Erziehung in der Kindheit, als einem etwas eingetrichtert wurde, was die Sexualität unterdrückt und erniedrigt, auch wenn es in guter Absicht geschah. Oft ist es diese falsche Moral, die eine Frau hemmt und sie daran hindert loszulassen.

Entledigen Sie sich dieses Klotzes am Bein, erheben Sie sich über Urteile, die Ihrer nicht würdig sind. Seien Sie liebevoll zu sich, sorgen Sie sich um sich, um Ihre Gesundheit; niemand kann das besser als Sie, und es nutzt vor allem Ihnen selbst.

Niemand kann Sie mehr lieben, als Sie sich selbst. Erst wenn Sie gelernt haben, sich selbst zu lieben und liebevoll mit sich umzugehen, werden Sie fähig sein, auch andere Menschen zu lieben. Dann können Sie die ganze Welt lieben und sich als eines ihrer Sandkörner, ihrer Partikel fühlen.

Und ein Letztes noch. Denken Sie auch nicht eine Sekunde, Ihnen könnte etwas nicht gelingen. **Alles gelingt auf jeden Fall!**

Warum wir davon überzeugt sind? Einfach deshalb, weil Sie sich selbst gegenüber Liebe und Hochachtung empfinden und weil Sie sich tatsächlich alles Gute wünschen.

Frauen, die sich selbst gegenüber gleichgültig sind, lesen solche Bücher nicht. Sie jedoch sind freundlich zu sich selbst, wundervoll, einzigartig. Ihnen sind Gefühle wie Unsicherheit oder Eifersucht fremd, denn Sie wissen: Das, was Sie haben, hat sonst keine Frau, niemand kann Sie je ersetzen, und das zu wissen ist sehr schön für Sie. Sie fühlen sich am rechten Ort. Sie sind glücklich. Alles liegt in Ihren Händen.

X. Die urologische Selbstmassage

Den Männern empfehlen wir eine sehr wirksame Technik, die ihr Sexualleben verbessern und sie vor urologischen Krankheiten schützen kann.

Die urologische Massage hilft:

- den Zustand des Stütz– und Bewegungsapparats zu verbessern
- die Funktionen des Herz– und Kreislaufsystems wiederherzustellen
- den Zustand des Lymphsystems zu verbessern
- das Hautbild zu verbessern
- die Immunabwehr wiederherzustellen und zu verbessern
- die Blutzirkulation in den Beckenorganen wiederherzustellen und zu verbessern
- die Verdauungstätigkeit anzuregen
- die Schlafqualität zu verbessern
- den emotionalen Zustand auszugleichen
- die Potenz zu erhöhen.

Es verschwinden Krankheiten wie Krampfadern, Entzündungen der oberflächlichen Venen, Leistenbruch, Osteoporose, Arteriosklerose. Kurz gesagt, wie auch die gynäkologische, ermöglicht die urologische Selbstmassage eine Regeneration, sie **verbessert und stärkt die Funktionen des gesamten Organismus.**

Während der selbstständigen Arbeit empfehlen wir Ihnen, die urologische Massage dreimal pro Woche durchzuführen. Falls Sie Beschwerden haben, dann machen Sie sie jeden Tag.

Wie die urologische Selbstmassage durchgeführt wird

1. Anspannung und Entspannung der Anusmuskeln in Rückenlage

Die Beine sind angewinkelt, die Körpermuskeln entspannt. Die Anzahl der Anspannungen und Entspannungen beträgt fünfzig (ein Zyklus).

Die Entspannung muss vollständig sein. Wenn die Entspannung nicht vollständig ist, führt das zu Müdigkeit.

Wenn Sie sich die Übung angeeignet haben, erhöhen Sie nach und nach die Anzahl der Zyklen auf zwei- bis dreimal (jeder Zyklus hat fünfzig Kontraktionen). Zwischen den Zyklen ruhen wir uns für einige Minuten aus.

2. Anspannung und Entspannung der Anusmuskeln im Vierfüßlerstand

Halten Sie den Rücken gerade, krümmen sie ihn nicht. Der Kopf ist gesenkt. Ist der Übende bejahrt oder hat Probleme mit den Augen (Netzhautablösung, grauer oder grüner Star usw.), Bluthochdruck oder einfach nur Kopfschmerzen, dann senkt er den Kopf nicht. Die Übung wird fünfzigmal ausgeführt (ein Zyklus).

Wenn Sie sich die Übung angeeignet haben, erhöhen Sie nach und nach die Anzahl der Zyklen auf zwei- bis dreimal. Ruhen Sie sich zwischen den Zyklen einige Minuten aus.

3. Anspannung und Entspannung der Anusmuskeln im Sitzen oder im Stehen

Setzen Sie sich gerade hin und schieben Sie die Knie auseinander. Kopf, Hals, Rücken sind in einer Linie. Sie machen die Übung fünfzigmal. Wenn Ihnen die vollständige Entspannung leichtfällt, können Sie das Tempo und die Anzahl der Kontraktionen auf bis zu hundertfünfzig erhöhen.

4. Massage der Muskeln, die den Harnstrahl zurückhalten

Aufgabe: Versuchen Sie, mit Willenskraft den Harnstrahl anzuhalten, und merken Sie sich, welche Muskeln daran beteiligt sind.

Machen Sie die Übung liegend oder sitzend oder stehend. Sie spannen die Muskeln unabhängig von den Anusmuskeln an. Anzahl der Kontraktionen: bis zu vierzigmal.

5. Gleichzeitige Anspannung und Entspannung der Anusmuskeln und der Muskeln, die den Harnstrahl aufhalten

Kontraktionen bis zu fünfzigmal.

Gehen Sie allmählich in den Übungen 1 – 5 von langsamen Muskelkontraktionen zu schnelleren über. Wenden Sie zuerst für eine Anspannung-Entspannung einige Sekunden auf und erhöhen Sie mit der Zeit das Tempo auf eine Anspannung-Entspannung pro Sekunde.

6. Massage des Hodensacks und der Hoden

Bei dieser Übung sitzen Sie auf dem Rand eines Stuhls (die Knie stehen ein Stück auseinander). Die Muskeln des Körpers sind entspannt. Die Massage des Hodensacks und der Hoden geht folgendermaßen: Drücken Sie die Hoden in Ihrer Hand, bis es leicht schmerzt. Die Anzahl der Kompressionen sollte Ihren Lebensjahren entsprechen.

7. Bildhaftes Atmen durch den Genitalbereich
Beim Einatmen erfüllen Kühle und Frische diesen Bereich, beim Ausatmen eine leichte, angenehme Wärme.

Achtung: Wir wechseln zwischen Anspannung und Entspannung.

Nun sind alle Übungen dieser Lektion geschafft. Jetzt noch eine Hausaufgabe und einige Geleitworte.

Erstens sei daran erinnert, dass Sie **während der Lektionen nichts analysieren sollten, besonders nicht während der Ausführung der Übungen.** Es kann Sie nur bremsen, wenn Sie nach dem Grund für einen Misserfolg suchen und immer mehr zweifeln. So entsteht ein Teufelskreis.

Zweitens: **Ihre Empfindungen können unterschiedliche Nuancen haben, in Abhängigkeit von Ihren naturgegebenen Besonderheiten und Ihrem Charakter. Erwarten Sie nicht, dass sie sehr stark und ausgeprägt sind.** Sie können kaum spürbar sein, und auch diese Variante ist vollkommen in Ordnung. Das Wichtigste ist Ihre Einstellung, der Glaube an Ihre Möglichkeiten.

Häufig kommt es auch vor, dass jemand meint, gar nichts zu empfinden. Dies bedeutet aber nur, dass Ihr Organismus Sie nicht sofort hören und sich Ihnen fügen kann. Möglicherweise empfinden Sie physisch wirklich nichts, aber im Organismus tritt trotzdem eine Besserung ein. In diesem Fall sollten Sie noch einmal aufmerksam das vorige Kapitel durchlesen.

Drittens bitten wir Sie darum, uns als Menschen zu betrachten, die Ihnen nahestehen, als Verwandte sozusagen. Nur einem nahestehenden Menschen ist das Schicksal des anderen nicht gleichgültig. Nur wer Ihnen geistig nahesteht, kann von Ihnen beharrlich etwas fordern, Sie manchmal auch ausschimpfen und dabei wissen, dass Sie es verstehen und nicht beleidigt sind, weil es zu

Ihrem Nutzen geschieht. Wir sind denselben Weg gegangen, und wir möchten, dass Sie unsere Fehler nicht wiederholen, dass Ihr Weg leichter wird. Denn wir glauben an Sie.

Aufgaben

1. Von diesem Tag an **führen Sie bitte unbedingt ein Tagebuch**, in dem Sie kurz alle Veränderungen festhalten, die sich nun in Ihrem Organismus vollziehen. Schreiben Sie Ihre Erfolge auf, loben Sie sich. Notieren und beschreiben Sie auch, falls sich eine Erkrankung verschlimmert.
2. Messen Sie Ihre Körpergröße und Ihr Gewicht und notieren Sie beides. Am Ende des Übungskurses messen Sie bitte erneut und schreiben das Ergebnis ebenfalls in Ihr Tagebuch.
3. Wenn Sie Narben haben, messen Sie mit einem Lineal ihre Größe und notieren Sie sie im Tagebuch. Im Weiteren notieren Sie jeden Tag Veränderungen ihrer Größe und des Aussehens.
4. Kontrollieren Sie den Zustand Ihres Harns und notieren Sie das Ergebnis im Tagebuch.
5. Machen Sie ab heute bitte jeden Tag die Übungen zur Verbesserung des Sehvermögens am Fenster (siehe den entsprechenden Abschnitt). Das betrifft alle, die das Ziel haben, ihr Sehvermögen wiederherzustellen. Tragen Sie zu Hause nach Möglichkeit keine Brille.
6. Trainieren Sie nochmals die Empfindungen, die Sie am wenigsten gefühlt haben.
7. Stimmen Sie sich auf die nächste Lektion ein.
8. Und nun das Wichtigste:
   - Lassen Sie Ihr gesamtes Leben von der Kindheit bis zum heutigen Tag vor Ihrem inneren Auge vorbeiziehen. Versuchen Sie, den Grund für Ihre Krankheit zu finden.

- Denken Sie über Ihren Charakter, Ihre Gewohnheiten, über Ihre Beziehungen innerhalb der Familie und zu nahen und weniger nahen Menschen nach. Geben Sie sich eine Antwort auf die Frage: Was freut mich im Leben, an meinen Angehörigen, an denen, die ich liebe? Was bekümmert mich? Warum?
- Schreiben Sie Ihre grundlegenden Charaktereigenschaften und Gewohnheiten auf. Notieren Sie, welche davon Sie gern loswerden würden und welche Sie mögen. Schaffen Sie gedanklich ein Idealbild von sich selbst, das Bild Ihrer Träume.
- Suchen Sie ein Foto von sich heraus, auf dem Sie sich gefallen. Dabei ist es nicht wichtig, vor wie langer Zeit es aufgenommen wurde und ob Sie darauf viel jünger sind. Betrachten Sie es aufmerksam, lassen Sie es nicht aus dem Blick. Versuchen Sie, sich vorzustellen, dass Sie genauso aussehen wie auf diesem Foto, und fühlen Sie es innerlich – von dieser Minute an und für immer.
- Denken Sie an die Menschen, die dieselben Gesundheitsbeschwerden haben wie Sie. Antworten Sie sich auf die Frage: Warum wurden die anderen gesund und ich nicht? Woran liegt es?
- Falls Sie beschlossen haben, zusammen mit Bekannten und Freunden nach dieser Methode zu arbeiten, und bei den anderen klappt alles besser, fragen Sie sie unbedingt, wie sie es geschafft haben, nutzen Sie ihre Erfahrung.

  Das ist sehr wichtig!

9. Und noch etwas: Genau heute **machen Sie bitte einen Plan zur Überwindung der Krankheit unter Berücksichtigung der realistischen Fristen.** Treiben Sie sich nicht an, aber dehnen Sie die Zeit auch nicht übermäßig aus. Teilen Sie Ihren Plan in Etappen unter Berücksichtigung aller Ihrer

Verpflichtungen. Binden Sie sich an diesen Plan – innerlich und im Tagebuch. Zwischen den Etappen ist es ratsam, einen Spielraum von ein bis zwei Tagen zu lassen – für alle Fälle.

Und nun die allerletzte Bemerkung für heute, bitte konzentrieren Sie sich noch einen Moment: Lesen Sie noch einmal die Verbote und Gebote, die wir oben aufgeführt haben. Denken Sie über sie nach. Gehen Sie nicht zur nächsten Lektion über, solange Sie das Programm der vierten Lektion noch nicht vollständig beherrschen.

LEKTION 5

Programm

I. Aufwärmen:
- automanueller Komplex (Massage der bioaktiven Punkte am Kopf)
- Übungen für die Wirbelsäule
- Übungen für Arm- und Beingelenke

II. Augengymnastik, Palmieren

III. Bildhaftes Atmen (Meditation mit Konzentration auf das Bild von Jugend und Gesundheit, Beseitigung von Störungen, durch den Bereich der Schilddrüse atmen, den Bereich des Solarplexus, der Handflächen, der Fußsohlen und den Bereich eines kranken Organs – je zwanzig- bis dreißigmal)

IV. Atmen mit den Augen

V. Training der Emotionen

VI. Die Wahrnehmung von **W** + **P** + **K** in einer bestimmten Körperregion: Beine, Wirbelsäule, Arme und Schultergürtel

VII. Verlagerung der Empfindungen **W** + **P** + **K**:
a) entlang der Beine
b) entlang der Wirbelsäule
c) in den Armen und im Schultergürtel

VIII. Konzentration und Zerstreuung der Empfindungen **W** + **P** + **K**, die aus dem gesamten Körper in das kranke Organ gelenkt werden

IX. Verbesserung des Seh- und Hörvermögens (wer das nicht nötig hat, arbeitet mit einem kranken Organ)

X. Arbeit mit Narben und anderen Hautdefekten

XI. Gynäkologische und urologische Selbstmassage

Liebe Lernende!
Wir freuen uns, dass Sie mit den Aufgaben der vierten Lektion zurechtgekommen sind – sie ist die schwierigste. Jetzt können wir weitermachen.

Zunächst sollten Sie sich noch einmal daran erinnern, was die grundlegenden Empfindungen Wärme (**W**), Prickeln (**P**) und Kälte (**K**) bedeuten, und warum wir diese Übungen machen, denn wie Goethe sagte: »*Was man nicht versteht, besitzt man nicht.*«

Was die Arbeit mit den Empfindungen W, P, K bewirkt

Die Arbeit mit den Empfindungen **Wärme** (**W**) und **Kälte** (**K**) hat eine Wirkung auf das Gefäßsystem. Die Blutgefäße werden trainiert und aktiviert, und es erwachen schlafende Kapillaren.

Wenn Sie sich das Bild von Wärme vorstellen und beginnen, sie zu empfinden, erweitern sich die Gefäße, es fließt mehr arterielles Blut dorthin, und das bedeutet, an dieser Stelle wird das Gewebe besser versorgt und die allgemeinen Stoffwechselprozesse verbessern sich.

Wenn Sie Kälte empfinden, ziehen sich die Gefäße an der Stelle, wo Sie dieses Bild gedanklich entstehen lassen, zusammen und es fließt mehr Blut ab. Dadurch ändert sich auch die Fließgeschwindigkeit des Bluts, und die Stoffwechselprozesse verlaufen ein wenig anders.

Der gesamte Körper ist mit Blutgefäßen und Nervenenden durchzogen, die bis zu den entferntesten Stellen reichen und sich in immer kleinere teilen. Sie verlaufen immer parallel, eskortieren einander sozusagen.

Mit dem Bild vom Prickeln sowie von **W** + **P** und **K** + **P** erweitern oder verengen Sie gedanklich die Gefäße und erwecken damit auch die parallel verlaufenden Nervenenden; bildlich gesprochen, überprüft Ihr Gehirn die »Telefonleitung«. Wenn die Nervenenden erwachen und sich aktivieren, geben Sie Ihnen sozusagen Antwort auf Ihre Frage: »Wie läuft's bei uns?« – »Alles in Ordnung, wir schlafen nicht, wir sind wach.« Dort, wo die Verbindung gut ist, kommt die Antwort postwendend; dort, wo die Verbindung gestört ist, verzögert sich die Antwort oder bleibt aus.

Wenn Sie also die Verbindung Ihres Gehirns zu jenen Organen oder Körperregionen überprüfen, an die Sie gedanklich die Empfindungen schicken, dann bringen Sie diese Verbindung gleichzeitig in Gang, »reparieren« und regenerieren sie. Denn unser Organismus ist fähig zur Selbsterneuerung, das wissen Sie ja bereits.

An den Stellen, wohin Sie die Empfindungen schicken, kommt es zu Besserungen – es bilden sich neue Blutgefäße, Nervenenden dringen zu ihnen vor, und die Gewebeversorgung normalisiert sich. Das alles wird vom Gehirn kontrolliert, deswegen ist ein ausdauerndes Training so lange nötig, bis das Organ wieder normal funktioniert. Außerdem trainieren Sie damit Ihr bildhaftes Denken.

Vom heutigen Tag an kommen neue Übungen hinzu: die gedankliche Verlagerung der Empfindungen **W, P** und **K** sowie **W** + **P** und **K** + **P** abwechselnd, im Austausch.

Die Übung lässt sich mit einer Massage vergleichen und ähnelt der gynäkologischen Selbstmassage. Wenn Sie zwischen **W** und **K** wechseln, ändern Sie gedanklich die Gefäßweite, fügen Sie dann noch **P** hinzu, aktivieren Sie auch die Nervenenden.

Bei diesen Übungen sollten Sie sich jene Bereiche des Körpers und jene Organe gut vorstellen, an denen Sie arbeiten, wobei Sie sie gedanklich durchdringen, ohne etwas auszulassen. Mit anderen Worten: Sie sollten die Übung im Zustand der Meditation ausführen, sich gedanklich nur auf diese Arbeit konzentrieren, und das im Bild von Jugend und Gesundheit.

Eine Selbstmassage ist eine Massage, die Sie selbst an sich durchführen. Im Zustand eines maximal entspannten Körpers, aber mit klaren Gedanken und einer aktiven Gehirntätigkeit, können Sie, wenn Sie die Methode ganz und gar beherrschen, konkret an den Organen arbeiten, die Ihre Hilfe brauchen.

Lesen Sie das Programm für diesen Tag durch und verinnerlichen Sie es. In Gruppen beginnen wir gewöhnlich mit der Vorstellung des Programms.

Aber übereilen Sie nichts, nicht jeder kann es sich an einem Tag aneignen. Sie sollten die Arbeit nicht in die Länge ziehen, aber auch nicht einfach so zu Lektion 6 übergehen, lesen Sie das Buch nicht weiter und blättern Sie keine Seiten um, bevor Sie das Programm dieser Lektion nicht vollständig beherrschen und ausgeführt haben. Denn – daran sei nochmals erinnert – selbstständig zu arbeiten ist schwieriger als in der Gruppe.

Wie Sie sicher bemerkt haben, lassen wir heute eine Übung aus, die Sie schon kennen, und die wir zu Lernzwecken ausprobiert haben – das willkürliche Hervorrufen der drei Empfindungen. Hier brauchen wir sie nicht mehr. Das können Sie schon, das haben Sie drauf.

Stattdessen kommen neue, recht komplizierte Übungen, die auf den ersten Blick ungewöhnlich wirken – die Verlagerung der drei Empfindungen und die Arbeit mit Narben. Die sollten Sie unbedingt lernen, mit unserer Hilfe natürlich.

Unsere Hilfe besteht wie immer darin, dass wir ganz genau zu beschreiben versuchen, was Sie zu tun haben und in welcher Reihenfolge. Und an Sie geht wie immer die Bitte: Lassen Sie nichts aus. Es gibt nichts Überflüssiges oder Unnötiges in unseren Ausführungen, machen Sie alles der Reihe nach. Heute ist ein sehr wichtiger Tag.

Denken Sie daran: Beginnen die Narben zu verschwinden, ist das ein Zeichen dafür, dass Sie die Methode beherrschen, ein Zeichen für den Beginn der zweiten Etappe, die zu Jugend und Gesundheit führt. Na los, fangen wir an.

I. Aufwärmen

Machen Sie unbedingt wie immer die Aufwärm**übungen – mit Freude** und Begeisterung, und achten Sie auf Ihren Körper. Gern können Sie dabei Musik hören, die Ihnen gefällt und die Ihnen hilft, sich auf das bevorstehende Training einzustimmen.

Jeder hat seine eigene Musik, die er liebt. Wählen Sie die Musik sorgfältig aus, das ist wichtig, denn von Ihrer Lieblingsmusik hängt in vielerlei Hinsicht das Endergebnis ab.

II, II, IV. Augengymnastik, Bildhaftes Atmen, Atmen mit den Augen

Sie können im Stehen (das ist sogar besser als im Sitzen) die Augen schließen. Werfen Sie alle fremden Gedanken in einen Kasten (ein Quadrat oder einen Mülleimer – was gerade vorhanden ist) und stellen Sie sich auf eine angenehme Arbeit ein, mit der Ordnung geschaffen wird im Tempel Ihrer Gesundheit, im Tempel Ihres Organismus.

Wir atmen gleichmäßig und ruhig – durch den Bereich der Schilddrüse, dann durch den Bereich des Solarplexus, der Handflächen, der Fußsohlen und schließlich durch den Bereich des kranken Organs (zwanzig- bis dreißigmal).

Vergessen Sie für die Zeit der Übung alles und alle (Ihre Katzen, Hunde, Ihre Angelegenheiten …) Wenn Sie ernsthaft erkranken, braucht Sie keiner mehr … Diese Übung erfordert große Sorgfalt.

Fühlen Sie mit jedem Einatmen die Kühle, die sich in Ihrem Körper ausbreitet und für Munterkeit, Leichtigkeit, ja geradezu Schwerelosigkeit sorgt. Bei jedem Ausatmen trägt die ausgeatmete Luft zusammen mit der Wärme alles aus Ihrem Organismus fort, was Sie nicht brauchen: Zweifel, Ärger, Verdruss, Enttäuschungen und alle unangenehmen Empfindungen (ein Schweregefühl, Schmerzen).

Stellen Sie sich klar die heilsame Kühle vor, die mit jedem Einatmen genau an die Stelle gelangt, durch die Sie gerade atmen. Stellen Sie sich vor, wie diese Kühle Ihren gesamten Körper durchspült und alles fortträgt, was unnötig und abgelebt ist. Stellen Sie sich vor, wie mit der Wärme bei jedem Ausatmen alles Ungute aus Ihrem Organismus verschwindet, besonders im Bereich des kranken Organs.

V. Training der Emotionen

Übung »Pendel«

Wieder arbeiten wir nach dem Pendel–Prinzip. Stellen Sie sich eine Zeit und einen Ort vor, als es Ihnen besonders gut ging, als Sie jung, gesund, verliebt und glücklich waren; vielleicht an einem Morgen in einem blühenden Frühlingsgarten ... Die Luft ist klirrend kühl und rein ... und Sie atmen diese Luft ... Oder Sie sind im Wald – da ist der Duft von Tannennadeln, der zu den entferntesten Zellen dringt, alles durchspült, reinigt ... mit jedem Einatmen ... wir atmen ruhig und gleichmäßig, mit Vergnügen (gern mit Musikbegleitung).

Wofür ist diese Übung gut? Damit Sie Ihren Organismus zähmen, »dressieren«, trainieren, damit er lernt, sich glücklich und gesund zu fühlen. Solange Ihr Organismus dieses Gefühl nicht auf Wunsch hervorrufen kann, werden Sie ihm ein wenig helfen, so wie jetzt.

Übereilen Sie nichts, denken Sie daran: Das Wichtigste ist die Atmung durch den Bereich des kranken Organs. Verwenden Sie für die gesamte Übung ungefähr fünfzehn Minuten.

Anschließend verlassen wir diesen Zustand nicht, und die Augen sind weiterhin geschlossen. Jetzt trainieren wir die Emotionen. Sie sind ein Schauspieler und fühlen sich in eine Rolle ein.

Erste Rolle: Ein unglücklicher Mensch. Wir weinen: Pose mit herabgelassenen Schultern, Atem oberflächlich, rasch, der Unterkiefer hängt leicht herab, überlegen Sie sich etwas, das Sie zum Weinen bringt ... wir gehen zum Schluchzen über ... helfen Sie sich: öffnen Sie den Mund, die Lippen zittern ... immer stärker ...

Stopp! **Übergang zur zweiten Rolle: Ein ausgeglichener Mensch.** Wir heben den Kopf, die Schultern sind gerade. Wir sind nun ganz ruhig und **lächeln** ein wenig ... Sie sind der König (die Königin), fühlen Sie das ... Wir heben den Kopf noch höher – stolz, würdevoll. Sie sind die Ruhe selbst ...

Wir wechseln zur entgegengesetzten Emotion, der **dritten Rolle** (als würden wir ein Pendel anstoßen, jetzt schwingt es zur anderen Seite): **Wir bekommen einen Lachanfall**. Die Augen bleiben geschlossen. Wir erinnern uns ... da gibt es bestimmt etwas in Ihrer Erinnerung, worüber Sie lachen können. Sie können sich schieflachen, laut wiehern, fast hysterisch ... Wir öffnen die Augen, schauen uns um ...

Warum haben wir gelacht?

Warum haben wir geweint?

Gab es dafür etwa einen Grund? Nein. Sie konnten das Gefühl künstlich erschaffen, auf Wunsch, und Ihr Organismus hat mitgemacht. Das bedeutet, man kann sich selbst in diesen Zustand versetzen? Ja, das kann man. Und zwar in jeden Zustand.

Wofür ist das notwendig? Achten Sie darauf, welches Gefühl der Ruhe nach dem Weinen und dem Lachen in Ihnen entstanden ist. Es ist notwendig, um innere Ruhe zu erlangen.

Trainieren wir nun die Emotionen weiter.

Kommen wir zum **Bild tödlicher Gefahr**: Da ist ein Gebirge, ein Abhang, Sie stehen am Rand … Oder: das Meer, ein Sturm, riesige Wellen drohen Sie umzuwerfen … Sie haben keine Chance.

Stellen Sie sich vor, **Sie sind todkrank**. Wer braucht schon einen kranken Menschen? Einen hilflosen, unglücklichen Menschen? Ihre Kinder und Angehörigen können einen Kranken nicht gebrauchen. Fühlen Sie die Ausweglosigkeit, die Kränkung, die Ungerechtigkeit … Womit habe ich das verdient? Machen Sie sich bewusst, was Ihnen dazu einfällt. Stellen Sie es sich vor wie einen Albtraum: Mir bleibt nur noch ein halbes Jahr zu leben … Alles geht weiter, aber ohne mich. Alles ist möglich, aber nicht für mich … Wen sehen Sie? Was geschieht mit Ihnen? Wenn Sie bereits operiert wurden, konnte Ihnen nicht mehr anders geholfen werden … Fühlen Sie, wie ungerecht das ist …

Analysieren Sie. Ihr Kopf ist klar. Suchen Sie eine Antwort. Suchen Sie einen Ausweg … Wenn es in der Vergangenheit etwas gibt, das Sie gern rückgängig machen oder ändern würden, erinnern Sie sich klar daran. Suchen Sie einen Ausweg …

Woher kommt Ihre Unsicherheit? Wer hat Sie Ihnen eingeflößt? Was ist damals geschehen? Warum haben Sie damals jemand anderem geglaubt und nicht sich selbst? Vielleicht waren auch Sie nicht im Recht? Warum hat man Sie verraten? Suchen Sie einen Ausweg … Das kann man korrigieren, verändern … Gedanklich gehen Sie diesen Pfad weiter.

Sie haben einen Halt – Sie leben. Das heißt, es gibt einen zarten Hoffnungsschimmer. Gehen Sie weiter … Wahrscheinlich kommt bald die Rettung. Wenn Sie leben, wenn Sie immer noch da sind, dann haben Ihnen die Kräfte der Natur, die höheren Kräfte, wohl eine Chance gegeben.

Gehen Sie weiter und überlegen Sie, was zu tun ist. Stellen Sie sich vor, **Sie haben diesen Abgrund überwunden, diese tödliche**

Gefahr – Sie *leben*. Das heißt, vor Ihnen liegt ein Weg. Sie brauchen Kraft. Und ein Ziel hat jeder, fühlen Sie Ihr Ziel … Ihre Kinder – deren Leben und Werden … Sie haben etwas zu verlieren. Empfinden Sie das.

Wir halten die Augen geschlossen, setzen uns aufrecht hin in die Pose des **ausgeglichenen, selbstsicheren Menschen.**

Das, was Sie gerade erlebt haben, ist Ihre Vergangenheit. Sie lässt sich nicht ändern. Gedanklich sagen Sie sich: Ja, die Vergangenheit lässt sich nicht ändern. Aber wenn ich sie überwunden habe, heißt das, ich kann weiterleben … Ich lebe … hier und jetzt … ich lebe. Jedes Leben hat einen Sinn. Wenn mich die Kräfte der Natur für das Leben auserwählt haben, dann bin ich ein Glückspilz, ein Auserwählter … Ich habe noch so viel zu tun … Ich habe etwas zu verlieren.

Fühlen Sie Selbstsicherheit. Sie haben alles, was da war, überwunden. Sie haben Liebe und Achtung verdient.

Sie sind nun anders als zuvor. Durch die Prüfungen, die Sie zu bestehen hatten, wurden Sie zu dem, der Sie jetzt sind. Ja, Sie haben eine schlimme Erfahrung gemacht, aber eine schlimme Erfahrung ist eine nützliche Lehre. Analysieren Sie, was verbessert werden kann … Fühlen Sie klar und konkret, was Sie verändern wollen. Machen Sie einen klaren und konkreten Plan: Das ändere ich. So werde ich sein.

Fühlen Sie mit jeder Faser die Selbstsicherheit. Sie sind Herr ihres Schicksals. Nur durch das Gute werden Sie gefestigt. Fühlen Sie die Selbstsicherheit. Fühlen Sie all das, was Sie brauchen …

Den allerersten Schritt haben Sie schon gemacht. Gehen Sie weiter … Fühlen Sie mit jeder Faser Freude, Erstaunen, Lebensfreude. Ihr Leben findet genau jetzt statt. Nicht in der Vergangenheit, nicht in der Zukunft, sondern jetzt! *Jetzt* … Die Freude kommt allein daher, dass Sie leben. Schätzen Sie jede Minute, jeden Augenblick. Fühlen Sie, dass Sie gar nicht mehr anders können. Die

Vergangenheit ist für immer überwunden. Sie gab Ihnen Erfahrung und Wissen. Nun ist sie vorbei. Alles, was Sie brauchen, liegt in Ihnen. Güte und Gelassenheit. Selbstsicherheit und Flexibilität. Manchmal reicht es, einfach zu lächeln, um diesen Zustand mit seinem ganzen Wesen zu fühlen, um ihn zu erreichen.

VI. Die Wahrnehmung von **W + P + K** *in einer bestimmten Körperregion: Beine, Wirbelsäule, Arme und Schultergürtel*

Diese Übung richtet sich auf die Festigung des Programms vom Vortag. Bemühen Sie sich um eine Klarheit der Empfindungen. **Beginnen Sie am besten mit der Empfindung, die Sie am schlechtesten fühlen**, sagen wir, mit **K**. Machen Sie die Übung mit dieser Empfindung dreimal in jeder Körperregion; dann dreimal mit **P**, ebenfalls in jeder Körperregion; dann dreimal mit der Empfindung, die Sie leicht hervorrufen können – in jeder Körperregion: in den Beinen, in der Wirbelsäule, in den Armen und im Schultergürtel.

Machen Sie die Übung freudig, liebevoll, leicht, ohne Anstrengung. Vergessen Sie nicht, sich für die kleinsten Erfolge zu loben, sich Mut zu machen. Überanstrengen Sie sich nicht – das ist die Bedingung für den Erfolg. Üben Sie in einer meditativen Grundstimmung und konzentrieren Sie sich auf das Bild von Jugend und Gesundheit.

Jetzt, wo Ihr Körper durchwärmt und dazu bereit ist, Ihren seelischen Regungen, Ihren Wünschen zu folgen, kommen wir zu den neuen Übungen.

VII. Verlagerung der Empfindungen **W**, **P**, **K** *entlang der Beine, der Wirbelsäule, in den Armen und im Schultergürtel*

Die Verlagerung der drei Empfindungen

Wir bringen die Empfindungen (**WPK**) tief ins Knochengewebe, in die Muskeln und in die Haut.

Beine

Wir beginnen mit der Wärme. Gedanklich sammeln wir ein Kügelchen mit **W** in der rechten Fußsohle. Wir stellen uns ein Bild von sanfter, heilsamer Wärme vor, die vollständig die Stelle durchwärmt, an der Sie gerade gedanklich verweilen. Wir halten dieses **W**-Kügelchen für sechs bis zehn Sekunden fest und bemühen uns, es klar zu empfinden. Sie können sich mit einem »Ausatmen« durch die Fußsohle helfen.

Dann beginnen wir, das Kügelchen zu verlagern, stellen uns gut alle Stellen vor, an denen es vorbeikommt. Gedanklich durchwärmen wir von innen unseren Körper, lenken besondere Aufmerksamkeit auf die Schwachstellen. Bei den großen Gelenken verweilen wir mit unserer Aufmerksamkeit. Wir durchwärmen sie, helfen uns mit einem »Ausatmer«.

Vom rechten Fuß lassen wir das Kügelchen das Bein hinaufwandern (im Inneren), ganz langsam, Zentimeter für Zentimeter. Dabei stellen wir uns gut die Knochen und Muskeln vor, durch die es hindurchgeht. Wir führen das Kügelchen über das Kniegelenk, den Oberschenkel, das Hüftgelenk hinauf (stellen es uns vor). Weiter wechseln wir über Steißbein, Harnblase und Hüftgelenk zum linken Bein und bewegen es hinab. Wir durchlaufen alles nacheinander, lassen nichts aus, vergessen nicht, uns die Stellen von innen vorzustellen und dem Wärmekügelchen zu folgen. Wir kommen immer tiefer, Zentimeter für Zentimeter, über das Kniegelenk und den Unterschenkel zum linken Fuß. Sobald wir den Fuß erreicht haben, halten wir für einen Moment inne, durchwärmen ihn vollständig und kehren über denselben Weg über Steißbein und Harnblase zurück zum rechten Fuß. Gedanklich durchwärmen wir auch ihn – und machen uns erneut auf den Weg zum linken Fuß (Abb. 14).

Genauso machen wir diese Übung mit **P**, dann mit **K**. Dann kann man die Übung mit **W + P** und **K + P** wiederholen.

Wir machen ein, zwei Durchgänge mit **W + P** und einen Durchgang (in schnellerem Tempo) mit **K + P**.

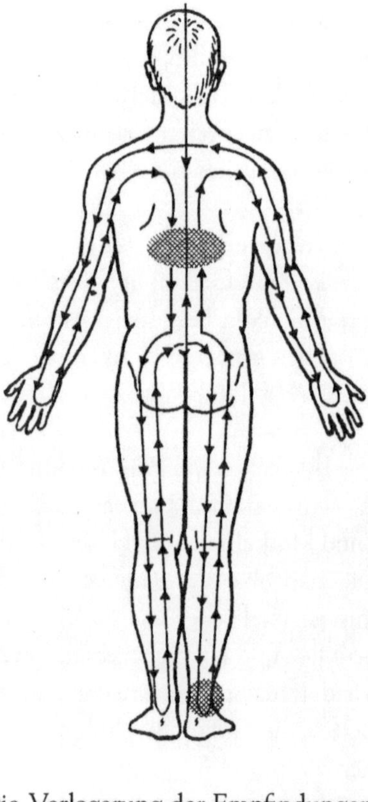

Abb. 14: Verlagerung der drei Empfindungen durch die Gliedmaßen und entlang der Wirbelsäule

Die Verlagerung der Empfindungen **W + P** dauert pro Durchgang drei bis vier Minuten, mit **K + P** sind es zwei bis drei Minuten. Wenn **W + P** und **K + P** wie von selbst funktionieren und es Ihnen schwerfällt, eine »reine« Empfindung von **W** und **K** zu erreichen, dann ist das normal. Es kann sogar ein Anzeichen dafür sein, dass Sie mit dem Programm schnell vorankommen. Mit der Zeit kommt zu den Empfindungen **W** und **K** fast immer auch die Empfindung **P** hinzu. In diesem Fall gratulieren wir Ihnen!

Falls Sie merken, dass einer der energetischen Bälle (**W**, **P** oder **K**) immer einen bestimmten Bereich im Inneren Ihres Körpers überspringen will, obwohl Sie auch an dieser Stelle größte Vorstellungskraft aufbringen, sind folgende Ursachen denkbar:

- Ihr Körper hat noch nicht gelernt, Ihnen aufs Wort zu gehorchen. Machen Sie sich keine Sorgen, das lernt er schon noch, und zwar bald.
- An dieser Stelle stimmt bei Ihnen etwas nicht, eine Dysbalance kündigt sich an oder ist schon vorhanden. Dann sollten Sie Willenskraft zeigen, Ihre Aufmerksamkeit auf diesen Problembereich richten und ihm etwas mehr Fürsorge zukommen lassen. Gedanklich können Sie dort etwa zwei bis drei Sekunden länger verharren und sich bemühen, ihn aufzuwecken und zu tadeln, damit er sich für seine Bummelei schämt. Gehen Sie dabei aber sanft, ohne Druck vor, seien Sie fürsorglich und großzügig. Behandeln Sie solche Stellen wie ungehorsame Kinder: In ihren »Verhaltensauffälligkeiten« zeigen sich oft unsere Versäumnisse, Mangel an Aufmerksamkeit und Liebe. Wenn Sie so vorgehen, werden derartige Schwierigkeiten bald verschwinden. Sie können sich sicher sein – Ihnen gelingt alles!

  Wir arbeiten mit jeder Empfindung zehnmal. Wenn Sie dann sattelfest sind und in zehn bis fünfzehn Sekunden einen Durchgang schaffen (Aufstieg von der einen Fußsohle über das Steißbein und die Harnblase, Abstieg über das Bein zur anderen Fußsohle und wieder zurück), dann sind drei bis fünf Durchgänge ausreichend.

Wirbelsäule

Wieder beginnen wir mit der Empfindung von Wärme. Gedanklich sammeln wir einen Wärmeball im Bereich des Steißbeins und stellen ihn uns so klar wie möglich im Inneren vor.

Wir sammeln die Wärme für ungefähr sechs bis zehn Sekunden zu einem Ball und schaffen so ein klares Bild von sanfter, heilsamer Wärme, die den untersten Teil der Wirbelsäule von innen vollständig durchwärmt.

Dann bewegen wir den Ball langsam die Wirbelsäule hinauf. Wir durchwärmen den Bereich der Wirbelsäule in einer Breite von zwölf bis fünfzehn Zentimetern. Stellen Sie sich deutlich die Stellen vor, durch die der Ball hindurchkommt: Über das Kreuzbein geht er höher und höher, wobei er fürsorglich jeden Wirbel, Zentimeter für Zentimeter befühlt und betrachtet.

Bitte richten Sie ihre besondere Aufmerksamkeit auf die Stellen, die Ihnen Probleme gemacht haben oder noch machen, massieren Sie sie gedanklich leicht, kneten Sie sie.

Wir gehen dann über zum Brustbereich, zum Halswirbelbereich und gelangen schließlich zum Schädel. Für einen Moment verweilen wir hier und gehen denselben Weg zurück – langsam, mit Liebe und Fürsorge befühlen und beschauen wir gedanklich jeden Wirbel, besonders an den Stellen, die uns beunruhigen. Wir kommen wieder am Steißbein an.

Das ist ein Durchgang. Machen Sie zehn solcher Durchgänge. Dann wiederholen Sie die Übung mit **P,** und dann mit **K**. Schließlich arbeiten wir mit **W** + **P** und **K** + **P**, wie bei der Verlagerung der Empfindungen in den Beinen. Machen Sie mit **P** und **K** jeweils zehn Durchgänge, wie für **W** beschrieben. Loben Sie sich, Sie haben ja gemerkt, dass die Übung mit jeder Wiederholung immer besser gelingt.

Arme und Schultergürtel

Auch hier beginnen wir mit Wärme. Gedanklich sammeln wir einen **W**ärmeball in der rechten Hand; wir fühlen in der gesamten Hand seine heilsame, durchdringende Wärme und schaffen dabei eine maximale Klarheit der Wahrnehmung.

Nach sechs bis zehn Sekunden bewegen wir den Ball gedanklich den Arm hinauf und stellen uns dabei die Stellen vor, an denen er vorbeikommt: Unterarm, Ellbogen, Schulter, Schultergelenk …

Dann verlagern wir auf Höhe der rechten Schulter den **W**ärmeball gedanklich vom rechten Schultergelenk zum linken, ohne daran zu denken, durch welche Organe die Empfindung läuft.

Die Empfindung der Wärme sollte sich nicht zerstreuen. Gehen Sie keinesfalls tiefer als bis zu dieser Ebene – vor allem **geraten Sie nicht in den Herzbereich**.

Wir gehen über das linke Schultergelenk und die linke Schulter hinab und führen den Ball über das Ellbogengelenk und den Unterarm bis zur linken Hand. Bei der Verlagerung von **W** stellen wir uns die Bereiche vor, an denen er vorbeikommt, alle nacheinander, Zentimeter für Zentimeter. Schenken Sie den Gelenken ein wenig mehr Aufmerksamkeit (wenn Sie dort Probleme hatten oder haben) – verweilen Sie hier für ein bis zwei Sekunden, indem Sie sie fürsorglich überprüfen, ein wenig wachrütteln, beleben und sie darum bitten, besser zu funktionieren.

Sobald Sie die linke Hand erreicht haben, halten Sie für einen Moment inne und durchwärmen Sie sie bis zu den Fingerspitzen, als würden Sie sie leicht massieren. Machen Sie sich auf den Rückweg über denselben Weg bis zur rechten Hand. Das ist ein weiterer Durchgang. Wiederholen Sie ihn zehnmal.

Analog arbeiten wir mit **P** und **K** (jeweils zehnmal). Dann können Sie die Übung mit **W** + **P** und **K** + **P** machen.

Klappt es gut? Wenn ja, machen wir ohne Pause weiter. Wenn nicht, wiederholen wir es noch einmal.

Achtung: Vergessen Sie bitte nicht, dass alle diese Übungen in leichter, freudiger Stimmung und ohne Anspannung ausgeführt werden sollen.

Bitten Sie Ihren Körper freundlich um Hilfe, wenn Sie das benötigte Bild entstehen lassen. Ihr Gefühl dabei bewegt sich zwischen leichtem Wunsch und Gleichgültigkeit.

Wenn Sie die Empfindung gedanklich beobachten, versuchen Sie, besonders auf die Stellen zu achten, an denen Sie gerade vorbeikommen; massieren und kneten Sie sie leicht.

Wer schlechte Blutwerte hat, sollte besonders auf Knochen, Gelenke und den Bereich etwas oberhalb und unterhalb der Gelenke achten. Richten Sie Ihre verstärkte Aufmerksamkeit auf die Gelenke und die volle Länge der Wirbelsäule und stellen Sie sich dabei bitte von innen die Stellen vor, an denen Sie gerade arbeiten. Vor allem aber sollten Sie das alles **mit Freude und liebevoll** tun. Denken Sie daran: Endlich haben Sie Zeit gefunden, auf sich zu achten und sich zu umsorgen.

Nachdem er so viele Jahre für Sie gearbeitet hat, fühlt Ihr Körper nun wohl das erste Mal eine solche Fürsorge und Aufmerksamkeit. Selbstverständlich wird er Ihnen nun noch ergebener und treuer dienen. Bisher konnte er vermutlich kaum mit Ihrer Dankbarkeit rechnen, die aus Ihrem Innersten, im wahrsten Sinne des Wortes aus tiefster Seele kommt. Aber nun erlebt er sie endlich!

Lauschen Sie in sich hinein. Sie werden merken, welches freudige Erbeben in Ihrem Inneren entsteht; das ist ein einzigartiges Gefühl – in Ihnen erwacht das, was vielleicht Jahre oder Jahrzehnte geschlummert hat. Das kommt von der Achtsamkeit sich selbst und dem eigenen Körper gegenüber. Nur Sie können das tun, und es nutzt nur Ihnen, sonst niemandem. Loben Sie sich.

Sie wissen jetzt, wie es geht, und können sich von nun an immer selbst helfen. Deswegen sind Sie absolut gefeit gegen alles Üble, Ungute. Damit haben Sie jetzt nichts mehr zu tun. Sie sind vollkommen geschützt, Ihr Körper und Ihre Seele sind außerdem auf dem Weg zu Jugend und Gesundheit. Seien Sie davon absolut überzeugt!

Nun ist es Zeit für eine kleine Pause, dann machen wir weiter.

VIII. Konzentration und Zerstreuung der Empfindungen, die aus dem gesamten Körper in das kranke Organ gelenkt werden

Wählen Sie ein krankes Organ, das Ihnen das »liebste« ist – das kann zum Beispiel die Leber sein, sie leidet recht häufig, aus verschiedenen Gründen.

Wie immer schließen wir die Augen und entspannen uns. Gedanklich stellen wir uns den Bereich der Leber vor. Wir beginnen mit **W** und bemühen uns, diesen Bereich zu durchwärmen, halten die Empfindung **W** dort fest und schaffen ein klares Bild, als sei dort im Inneren eine kleine Heizplatte oder ein Öfchen.

Gedanklich sammeln wir die Wärme aus den verschiedenen Bereichen des ganzen Körpers, ziehen sie zur Leber und lassen sie dort; noch einmal ziehen wir sie heran und lassen sie dort, und noch einmal und noch einmal … Die Wärme im Bereich der Leber verstärkt sich – sie ist sehr angenehm, heilsam und durchwärmt das gesamte Organ von innen, aus der Tiefe.

Wir halten die Empfindung für acht bis zehn Sekunden, dann zerstreuen wir sie und werfen die Wärme gedanklich in alle Richtungen, sodass möglichst nichts von ihr übrig bleibt – auch das innerhalb von acht bis zehn Sekunden.

Dann sammeln wir sie erneut und zerstreuen sie ungefähr im selben Zeitraum (Abb. 15). Wenn es ein weiteres krankes Organ gibt, zum Beispiel die Nieren, arbeiten wir gleichzeitig mit zwei Organen. Dasselbe wiederholen wir danach mit der Empfindung **P**, dann mit **K**, es geht auch mit **W + P** und **K + P** – jeweils fünfmal.

Achtung: Diese Übung muss ebenfalls mit Wohlwollen, Freude und ohne Anspannung ausgeführt werden.

Dies ist ein Training der Gefäße und Nervenenden, eine Art leichter Massage, die allerdings sehr ungewöhnlich ist – eine kontaktlose Selbstmassage. Außer Ihnen kann niemand die Massage machen: Jedes beliebige Organ aus der Tiefe heraus zu massieren, das können nur Sie. Und es nutzt auch nur Ihnen.

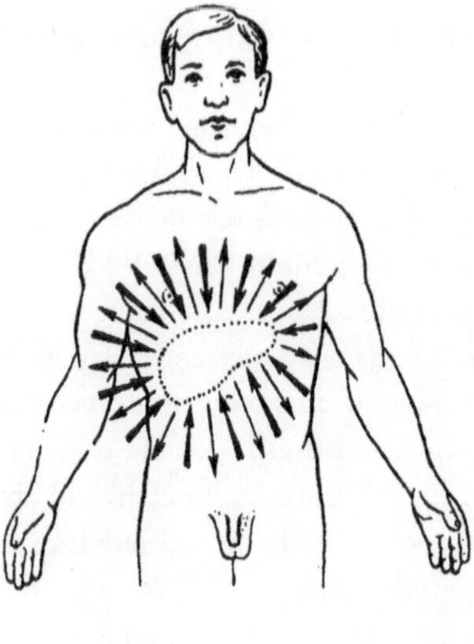

Abb. 15: Konzentration und Zerstreuung der Empfindungen im Bereich der Leber

Während oder nach Übung können in dem Organ, mit dem Sie arbeiten, Schmerzen auftauchen oder sich verstärken. Das ist normal, es ist ein Zeichen dafür, dass Sie über den »toten Punkt« hinaus sind und eine Besserung, Gesundung eingesetzt hat, auch wenn sich Ihre Krankheit möglicherweise erst einmal ein wenig verschlimmert. Freuen Sie sich darüber, bleiben Sie ruhig, machen Sie sich keine Sorgen. Sie sind auf dem richtigen Weg.

Wenn Sie mehrere kranke Organe haben, können Sie nacheinander mit ihnen arbeiten; wenn Ihr krankes Organ paarig ist (Niere, Lunge), arbeiten Sie besser erst mit der einen, dann mit der anderen Hälfte.

Zum Beispiel: Wenn Ihnen die rechte Niere mehr Kummer bereitet, arbeiten Sie zuerst mit ihr, dann mit der linken und kehren schließlich noch einmal zur rechten zurück. Sie können das immer selbst entscheiden. Hören Sie auf Ihre innere Stimme, wie Sie am besten vorgehen sollen, und in welcher Reihenfolge Sie mit den Organen arbeiten.

IX. Verbesserung des Seh- und Hörvermögens (wer das nicht nötig hat, arbeitet mit einem kranken Organ)

X. Arbeit mit Narben und anderen Hautdefekten

Wir kommen jetzt zu einer Übung, die für Sie neu ist. Lernen Sie sie aufmerksam und mit Respekt.

Die Methode wird seit Jahrtausenden in der östlichen Medizin angewandt, um damit die verborgenen Ursachen von Unwohlsein und zahlreichen Krankheiten zu beseitigen, aber vor allem, um auf erstaunliche Weise Macht über den eigenen Körper zu erlangen.

Liebe Leserin, lieber Leser, wenn wir nun lernen, Narben zu entfernen, erwartet Sie eine fantastische Überraschung. Sie nennt sich »Tor zur Jugend«. Sobald nämlich ein Mensch seine Gedanken und seine Fantasie zu lenken gelernt hat, kann er wie ein Bildhauer seinen Körper und seine physische Jugend neu erschaffen. Jede Ihrer Körperzellen wird sich Ihren Gedanken und Ihrer Fantasie unterordnen und liebevoll reagieren.

Vielleicht spüren Sie jetzt Zweifel: Kann ich das überhaupt? Unsere Antwort: Bis zum heutigen Tag hatten wir keinen Schüler, der seine Narben nicht loswerden konnte, wenn er es wirklich wollte. Das ist überhaupt nicht schwer. Wir machen zusammen die Übungen, und der Erfolg wird nicht lange auf sich warten lassen. Denken Sie daran: Sie sind nicht die Ersten auf diesem Weg, vor Ihnen sind ihn Tausende anderer Schüler gegangen. Vergessen Sie also alle Zweifel an Ihren Fähigkeiten.

Sind Sie bereit? Dann los!

Achtung: Die Ausführung dieser Übung dauert sieben bis zehn Minuten.

Übungstechnik

1. Bevor Sie mit der Arbeit beginnen, sollten Sie unbedingt Ihre Hautdefekte betrachten und ausmessen.
2. Wenn Sie mehrere Defekte haben, wählen Sie **den größten**, Ihren »Liebling«, und arbeiten mit ihm. Die anderen werden im Verlauf der Arbeit von selbst verschwinden.

   Wir arbeiten mit einem **Bereich von ungefähr ein bis zwei Zentimetern**, nicht mit dem gesamten Defekt auf einmal (wenn er sehr groß ist). Wenn Sie keine großen Narben haben, können es die Spuren von kleineren Eingriffen, bei Frauen Dehnungsstreifen nach der Schwangerschaft (Striae), Verwachsungen und andere Hautdefekte (außer Leberflecken) sein.

   Bei Krampfadern arbeiten wir mit dem Bereich der Verzweigung, nicht mit dem zentralen Knoten.

3. Schließen Sie die Augen, entspannen Sie sich. Der Rücken ist gerade. Sie können sich hinten an den Stuhl anlehnen. Stellen Sie sich den ausgewählten Defekt möglichst genau vor. Zur Aktivierung der Kapillartätigkeit spannen wir diesen Bereich einige Male gedanklich an und entspannen wieder, um damit die Blutzufuhr zu verbessern.
4. **Wir beginnen die Übung mit der Empfindung von Wärme**. Gedanklich durchwärmen wir den Bereich des Defekts von allen Seiten (von den Flanken über die gesamte Länge, von unten, von oben) und vor allem von innen (auf Hautdicke).

   Nachdem wir die Wärme von allen Seiten gesammelt und auf den Defekt gerichtet haben, verstärken wir sie mit voller Kraft, bis sie sich verdoppelt. Wir stellen uns vor, es brenne an der Stelle ein Feuer, in dem alles Abgelebte und Tote, das längst nicht mehr zu Ihnen gehört, verbrennt, zerschmilzt und verschwindet …
5. Wir fügen zur Hitze die Empfindung des **Prickelns** hinzu und zwar so intensiv wie möglich: als würden Tausende Käferchen dort krabbeln und ihre Beinchen aufsetzen, sodass man sich an dieser Stelle kratzen möchte, damit der Juckreiz oder die Hautreizung verschwindet.
6. Wir verdeutlichen das Bild des Feuers noch mehr und stellen uns vor, wie der Defekt schmilzt, verschwindet und dabei mit dem Blut alles Notwendige zur Regeneration der Haut herantransportiert wird; wie an der Stelle der alten, verschwundenen Zellen jetzt, in diesen Momenten, neue, frische Zellen entstehen.
7. Wir verdoppeln die Kraft der Empfindungen **W** und **P.** Wir halten sie dort fest und stellen uns vor, wie die Haut glatt, zart, weich, rosig und elastisch wird. Wir bemühen uns, die **Empfindungen W und P auf ein Maximum zu verstärken**, bis es richtig heiß wird. Unsere Vorstellungen

sind möglichst klar, wir lassen sie dort einige Zeit und legen in diese Arbeit unsere ganze Kraft und alle unsere Gedanken.

Achtung: Stellen Sie sich bei der Arbeit an den Defekten die Empfindungen bitte ungehemmt und mit voller Kraft vor.

Die mit **W** geschaffenen Bilder sollten klar und stark sein. Wenn dabei an den entsprechenden Stellen ein Brennen entsteht, als würde man einen heißen Ofen berühren, dann ist das sehr gut. Es kann dort jucken, zucken oder stechen wie bei einer heilenden Wunde. Das ist ein hervorragendes Ergebnis, ein Zeichen dafür, dass es wirklich zu einer Veränderung kommt, dass der Defekt anfängt zu verschwinden.

Hier die **Arbeitsformel für Hautdefekte: W + W + 2W + 2W + 2WP + 2WP + WPM** (Wärme + Wärme + doppelte Wärme + doppelte Wärme + doppelte Wärme sowie Prickeln + doppelte Wärme sowie Prickeln + maximale Wärme und Prickeln). Die Empfindungen sind so stark und kraftvoll, wie Sie sie sich nur vorstellen und fühlen können.

8. Wir stellen uns ein erlöschendes Lagerfeuer vor, eine schwindende Hitze, eine allmählich schwächer werdende Wärme. Wir schaffen das Bild einer glatten, schönen Haut.

Das ist die erste Hälfte der Arbeit am Defekt. Die zweite Hälfte wird genauso ausgeführt, aber anstatt mit Wärme arbeiten wir nun mit Kälte.

Die Arbeitsformel mit Kälte lautet analog: K + K + 2K + 2K + 2KP + 2KP + KPM.

9. Wir stellen uns im Bereich der Narbe Kälte vor, die alles Lebendige vereist. Wir nutzen die Bilder von Eiswasser, Raureif, Eisbrocken, Winter, kaltem Wind, Frostboden – bis zur Fühllosigkeit. Wir sehen an der Stelle, an der wir arbeiten, gedanklich eine reine Haut.
10. Wir lassen die Kälte gehen und erwärmen den ganzen Körper leicht. Mit dem Bild der Sonne schaffen wir eine angenehme, sanfte Wärme. Wir beenden die Übung mit dem Bild einer idealen Haut, wir stellen uns an der Stelle, an der wir gearbeitet haben, neue, rosige, elastische Haut vor.
11. Schließlich bekräftigen wir: »Ja, so ist es!« Wir schaffen das Bild von Glück, von Jugend und Gesundheit.

Die Arbeit an einem Hautdefekt besteht somit aus sechs Stufen: Verstärkung der Empfindung **W** oder **K,** die einige Male verdoppelt werden und schließlich ein Maximum erreichen. Dabei ist es sehr wichtig, sich die Bilder klar vorzustellen.

Je stärker alle Empfindungen sind, umso besser. Das ist wohl die einzige Übung, bei der wir Ihnen erlauben, ungehemmt mit voller Kraft loszulegen.

Lassen Sie uns nun ein wenig über die Rolle von Narben sprechen und darüber, warum sie verschwinden können. Sicher stimmen Sie mir zu, dass unser Organismus einfach zugrunde gehen würde, wenn er nicht fähig wäre, an der Stelle von Verletzungen und Wunden Narben zu bilden. Narben entstehen an Stellen, die aus irgendeinem Grund schutzlos waren, das heißt Narben sind eine Schutzreaktion des Organismus gegen schädliche Einwirkungen, sie sind vor allem ein mechanischer Schutz. Deswegen bestehen sie aus Bindegewebe, sind fest und grob – für eine bessere Widerstandsfähigkeit. Unser Organismus bildet Narben als Reaktion auf kleine Verletzungen. Bildlich gesprochen, ist es seine »Fähigkeit, das Loch zu stopfen«, und zwar möglichst so, dass die beschädigte »Prächtigkeit« und Funktionsfähigkeit des Organismus wiederhergestellt werden.

Aber mit der Zeit, wenn der Organismus den kleinen Unglücksfall überwunden hat, wird die Narbe an der Stelle nicht mehr gebraucht. Nun ist sie ein materialisiertes Andenken an das, was einmal geschah. Ein Andenken an die Vergangenheit, das keine Schutzfunktion mehr hat.

Man könnte meinen: Da der Organismus für diesen sicheren Schutz sorgen kann, wenn es nötig ist und so lange es nötig ist, so heißt das wohl, er kann diesen Schutz auch wieder entfernen, wenn er überflüssig ist. Wahrscheinlich »vergisst« er einfach, das zu tun. Wenn man ihn daran erinnert, darauf stößt, dann entfernt er ihn und »korrigiert« die Folgen seiner »Vergesslichkeit«. Genau das passiert, wenn Sie mit Narben arbeiten – sie lösen sich auf und verschwinden. Dabei werden jene Mechanismen in Gang gesetzt, über die wir bereits gesprochen haben. Haben Sie gemerkt? Wir sind jetzt an einem sehr wichtigen Punkt.

Was bedeutet die Auflösung von Narben? Wie kann man sie erklären? Es ist die ***Verjüngung* des Organismus in direktem Sinne**, das heißt, der Organismus wird wieder an die Zeiten erinnert, als er jünger war als jetzt.

Das Verschwinden von Narben sowie Falten im Gesicht, am Hals usw. ist nur die Spitze des Eisbergs. Die Prozesse der biologischen Verjüngung vollziehen sich im Organismus auf verschiedenen, äußerst feinen und sehr tiefen Ebenen.

Das Angenehmste und Wichtigste dabei ist: Wenn dieser Prozess bereits in Gang ist, kann er nicht mehr angehalten werden, man muss ihn nur mit Willenskraft und dem Wunsch nach Jugend unterstützen und darf den eigenen Organismus bei dieser Arbeit nicht stören.

Der Nutzen dieser Übung:

- Die Arbeit ist auf äußere Defekte gerichtet, **aber die wesentlichen Veränderungen vollziehen sich im *Inneren*.**
- Es verschwinden äußerliche und innere Striemen, Narben und Verwachsungen.
- Grauer Star (Katarakt) wird geheilt.
- Geschwülste verschwinden.
- Der Prozess der Verjüngung wird in Gang gesetzt.

Achtung:

- **Wir arbeiten nicht im Bereich von Herz und Kopf.**
- **Wir arbeiten nur mit äußerlichen Defekten.**
- **Von der Arbeit ausgeschlossen sind: Leberflecke, Muttermale, Papillome, Lipome und blaue Flecke, da ihr Ursprung ohne eine weitere Untersuchung schwierig zu bestimmen ist.**
- **Wir arbeiten nicht mit Vitiligo.**
- **Man kann mit Narben, Striae, Falten (nicht im Gesicht!), Ossikeln, Fersensporen, Venen (nicht am zentralen Knoten) arbeiten.**
- **Bei der Arbeit mit Venen darf keine Hitze in diesem Bereich geschaffen werden. Wir richten unsere Aufmerksamkeit dorthin und stellen uns Kälte vor. Dann beginnen die Gefäße sich zu regenerieren.**
- **Man kann nur mit alten Narben arbeiten (die älter als zehn Monate sind).**

Anmerkung:

- Das ist die einzige Übung in unserem System, wo Sie sich bei den Empfindungen **W**, **P** und **K** nicht bremsen müssen: **W** ist Gluthitze, **K** ist Eiseskälte.
- Wenn ein Defekt nach zwei bis drei Übungsdurchgängen nicht verschwinden oder kleiner werden will, dann wählen wir für die Arbeit einen anderen Defekt.

Erlauben Sie uns noch einige Worte über den Schmerz. Wahrscheinlich ist es bei einigen von Ihnen zu einer Verschlimmerung der »geliebten« Wehwehchen gekommen. Wir haben ja bereits darauf hingewiesen, dass das passieren kann, aber so sein soll. Trotzdem sind viele beunruhigt.

Bedeutet Schmerz immer etwas Schlechtes? Welche Bedeutung hat Schmerz überhaupt? Bildlich kann man es so ausdrücken: Schmerz ist unser Aufpasser. Schmerz warnt: Schau mal dorthin, wo ich bin, wo ich eine wichtige Mitteilung für dich habe. Und dann bekommt man diese Mitteilung, diese Information.

Wenn aber der Schmerz anhält, ständig da ist und einen quält und anwidert – dabei muss er nicht einmal besonders stark sein –, dann ist das viel schlimmer als ein kleiner, vorübergehender Schmerz.

Höchstwahrscheinlich will der Organismus hier ein Problem anzeigen, und er klagt: »Ich weine und weine, und dir ist es egal«, »Hilfe, rettet mich!«

Wir haben schon darüber gesprochen, was viele von uns dann tun, das brauchen wir nicht zu wiederholen. Wie ein Kind Rassel und Nuckel bekommt, geben wir dem Körper Schmerzmittel – sei bloß still, beruhige dich und lass mich in Frieden. Die Ursache für das Problem beseitigen wir dabei nicht, und die Krankheit wird chronisch.

Genau deswegen muss man sich bei Schmerzen zuallererst selbst fragen: Was bedeuten sie? Was will mir mein Organismus sagen? Hören Sie genau hin, um den Sinn zu verstehen und die richtige Entscheidung zu treffen.

Verstärken sich die Schmerzen als Folge der Übungen nach dieser Methode, dann danken Sie Ihrem Organismus, dass er den richtigen Weg eingeschlagen hat, und freuen Sie sich: Die Wandlung zum Besseren hat begonnen.

Das Bild von Gesundheit und Verjüngung

Sprechen wir nun über die Übungen zur Verjüngung. Wozu soll man künstlich ein Bild von Jugend und Gesundheit schaffen?

Wir kommen damit zu einem grundlegenden Thema der Methode und ihrer Geheimnisse. Es ist ihr Fundament, ihr A und O.

Wenn wir mit den Übungen der 6. und 7. Lektion beginnen, wird uns stets das Gefühl von nahender Jugendlichkeit, den ersten Sprösslingen der wiederkehrenden Juvenilität begleiten. Wenn wir uns jedoch niedergeschlagen fühlen und uns Unwohlsein plagt, woher soll dann eine gehobene Stimmung kommen?

Lassen Sie uns selbst für sie sorgen. Aber wenn der Körper diesen Glückszustand nicht hergeben will, dann ist es doch sicher schwierig, die Rolle des glücklichen und gesunden Menschen zu schaffen und zu spielen – meinen Sie nicht?

Nein, Sie irren sich, es ist ganz einfach. Sie könnten nun einwenden: »Ich bin so schwer krank, so unglücklich, mir steht nicht der Sinn danach. Anstatt mir eine Wundermedizin zu geben und mich gesund zu machen, erzählen Sie mir irgendeinen Blödsinn.« Genau das ist der größte Fehler, den viele Kranke machen. Lebensfreude, Lebensfreude und nochmals Lebensfreude – sie holt uns aus unserer Krankheit und unserem Unglück heraus.

Forschungen amerikanischer Wissenschaftler haben bestätigt, dass ungefähr dreißig Prozent der Schwerkrebskranken genesen. Als sie die Psyche dieser Menschen untersuchten, kamen sie zu interessanten Schlüssen. Die Kranken, die starben, versuchten ebenfalls, den Klauen ihrer Krankheit mit aller Kraft, ja man kann sagen mit Verbissenheit zu entkommen, aber sie erlitten eine Niederlage.

Woran lag es? Sie haben doch versucht zu überleben und alles Mögliche dafür unternommen, sie waren nicht untätig. Ein fatales Schicksal? Wie sich herausstellte, hatten die Kranken, die einen

Sieg errangen, etwas gemeinsam: Lebensfreude. Sie warteten ebenfalls nicht auf den Tod, sondern kämpften ums Überleben, aber ohne erbitterte Beharrlichkeit. Sie wollten vom Leben einfach nur Freude, wenn auch nur ein bisschen, nur das, was übrig war – und die haben sie bekommen. Sie freuten sich an jeder Minute, die sie lebten, freuten sich, dass sie überhaupt noch lebten, dass das Schicksal ihnen noch ein bisschen Freude gönnte.

Diejenigen, die leben wollten, aber für ihre Genesung kämpften, sind gestorben; es überlebten jene, die zufrieden waren mit der Freude des Augenblicks, und die jede durchlebte Sekunde dankbar als Geschenk annahmen. Der Tod musste weichen, erschrocken vom Glanz in ihren Augen, von ihrem fröhlichen Lachen.

Wir erleben in unserer Praxis dasselbe. Zu uns kamen schon häufig Menschen mit starkem Willen, die aber trotzdem eine Niederlage nach der anderen erlitten. Hass und Bosheit können sicher viel ausrichten, sie verhelfen einem aber auf keinen Fall zu Gesundheit. Nicht umsonst sagten die großen Weisen des Ostens:

»Bevor du einen Menschen heilst, finde heraus, ob nicht Gott ihn für seine Taten bestraft. Wenn du siehst, er ist im Unrecht, dann versuche, seine Dinge zu richten, du göttliches *Geschöpf.«*

Wir müssen uns also in einen Glückszustand versetzen. Erinnern wir uns daran, wann es uns sehr gut ging – welchen Gesichtsausdruck hatten wir da, welche Körperhaltung? Denken Sie nach. Wie gehen wir in solchen Momenten? Wir schreiten nicht, sondern schweben auf Zehenspitzen. Unsere Augen glänzen, verströmen Glück, stecken andere an. Erinnern Sie sich …

Und jetzt machen Sie sich Folgendes klar: Hier hat sich der innere Zustand der Freude auf die Materie ausgewirkt, also auf die Muskeln und den Stoffwechsel. Der Mensch hat sich gleichsam verjüngt.

Lassen Sie uns damit ein wenig experimentieren. Nehmen Sie vor dem Spiegel den Gesichtsausdruck eines glücklichen Menschen an, lächeln Sie, heben Sie leicht die Augenbrauen und vergessen Sie nicht, sich aufzurichten. Atmen Sie auch wie ein glücklicher Mensch. Bleiben Sie fünf Minuten in dieser Pose. Sie werden sich wundern, woher die gute Laune auf einmal kommt, und vor allem – ohne jeden Anlass.

Dann nehmen Sie eine Körperhaltung und einen Gesichtsausdruck ein, die Zorn ausdrücken. Sie werden merken, wie aus Ihrem Gedächtnis Vorfälle auftauchen, die Sie schon längst vergessen haben. Sie verstehen selbst nicht, woher diese Wut auf einmal kommt, dieser Hass, der Ihr Bewusstsein vernebelt.

Mit anderen Worten, unser Äußeres spiegelt unseren inneren Zustand. Genauso kann man mit Einwirkung auf die Gesichtsmuskeln eine Gegenreaktion hervorrufen. Auf diese Weise können wir jeden beliebigen emotionalen Zustand schaffen, den wir brauchen, eben dank unserer Fähigkeit, ihn künstlich »herzustellen«.

Achtung: Ein Üben ohne künstlich geschaffenes Bild der Gesundung ist zwecklos.

Alle Übungen schaffen die Kraft zu Regeneration und Entwicklung. Die Vorstellung, das Bild, ist dabei das Flussbett dieser Kraft. Ihr Antrieb ist ein starker Wunsch, ein Streben. Genau dann beginnt sich der ganze Organismus in die Richtung zu bewegen, die wir einschlagen wollen und von der wir träumen.

Lassen Sie uns die Rolle des gesunden, glücklichen Menschen spielen, und Sie werden sehen, wie sie nach einer Weile zu unserem Wesen wird. Versuchen Sie, sich als der zu fühlen, der Sie in Wirklichkeit sein wollen. Und dann? Der Körper ordnet sich unter, er verändert sich im Handumdrehen! Lassen Sie uns beginnen! Es ist so leicht, man muss es nur wollen.

Bitte bereiten Sie sich jeden Morgen auf den Tag vor, indem Sie die Schultern durchdrücken, lächeln und sich in einen freudigen

Zustand versetzen, auch wenn es dafür gar keinen Anlass gibt. Eine Minute Dasein auf dieser sündigen Erde – ist das etwa keine Freude?

Achtung: Jede Übung sollte im Zustand der Freude über die nahende Jugendlichkeit ausgeführt werden, die Sie selbst mit Ihrer ganzen Kraft und Ihrem Können wie ein Bildhauer erschaffen.

XI. Am Ende dieser Lektion machen wir die gynäkologische beziehungsweise die urologische Selbstmassage.

Und nun folgen die Aufgaben bis morgen.

Aufgaben

1. Machen Sie, wenn nötig, die Übungen des Programms der 5. Lektion, die noch fehlen, zum Beispiel die Verbesserung des Seh- und Hörvermögens.

   Übrigens möchten wir daran erinnern, dass der heutige Richtwert bei zehn bis fünfzehn Prozent liegt, das heißt, die Besserung des Seh– und Hörvermögens sollte sich um zehn bis fünfzehn Prozent gebessert haben. Wie ist es bei Ihnen?

   Strengen Sie sich an: Beim Unterricht können wir nachlässige Schüler tadeln, und das ist toll: Hier im Buch haben wir diese Möglichkeit nicht, deswegen können wir Ihnen nur immer wieder empfehlen: Strengen Sie sich an!

   Seien Sie nicht faul, das hier nutzt nur Ihnen. Machen Sie die Übungen zur Verbesserung des Seh- und Hörvermögens, wie wir es beschrieben haben und setzen Sie zu Hause keine Brille auf. Verhätscheln Sie Ihre Augen nicht.

2. Schreiben Sie in Ihr Tagebuch alles, worum wir Sie gebeten haben: Vergessen Sie nicht, den Zustand Ihres Harns zu kontrollieren – und notieren Sie ihn. Messen Sie die Narbe und schreiben Sie deren Länge in Zentimetern und Millimetern auf. Wenn eine Veränderung zu beobachten ist, notieren Sie sie ebenfalls.
3. Trainieren Sie eigenständig die Empfindungen, die bei Ihnen am schlechtesten funktionieren. Aber denken Sie daran: Das Hauptkriterium einer erfolgreichen Aneignung der Empfindungen sind die Verbesserungen, die sich nun in Ihrem Organismus vollziehen (oder gerade beginnen, sich zu vollziehen).
4. Spielen Sie den vergangenen Tag gedanklich noch einmal durch und analysieren Sie ihn. Überlegen Sie, was Sie gern anders gemacht hätten. Erstellen Sie einen Plan für den nächsten Tag.
5. Bereiten Sie sich innerlich auf die nächste Lektion vor: Konzentrieren Sie sich, und stellen Sie sich auf einen noch größeren Erfolg ein.

Achtung: Noch einmal sei daran erinnert, dass Sie nicht zur *nächsten Lektion übergehen* dürfen, solange Sie nicht das Programm der vorherigen beherrschen.

Wir müssen Ihnen noch ein »Geheimnis« verraten. Wenn wir in Gruppen üben, können wir das Programm nicht immer einhalten. Abweichungen von einem Tag, für Sie auch von zwei Tagen, sind zulässig. Deswegen übereilen Sie bitte nichts. Wenn Sie sich die vorherige Lektion noch besser aneignen wollen, dann nehmen Sie sich dafür einen der Reservetage (die Sie eingeplant haben). Aber bitte: Blättern Sie auf keinen Fall zum nächsten Kapitel. Lassen Sie Ihr Lesezeichen hier.

LEKTION 6

Programm

I. Aufwärmen:
   - automanueller Komplex (Massage der bioaktiven Punkte am Kopf)
   - Übungen für die Wirbelsäule
   - Übungen für Arm- und Beingelenke

II. Augengymnastik, Palmieren

III. Bildhaftes Atmen (vor allem durch den Bereich des kranken Organs)

IV. Atmen mit den Augen

V. Training der Emotionen

VI. Verlagerung der Wahrnehmung von **W** + **P** + **K**:
   a) Beine
   b) Wirbelsäule
   c) Arme und Schultergürtel

VII. Verlagerung der Empfindungen entlang der Gliedmaßen und der Wirbelsäule

VIII. Übung »Lieblingsorgan«
   a) Konzentration und Zerstreuung der Empfindungen
   b) Verlagerung der Empfindungen durch das kranke Organ und in drei Ebenen (»Zickzack« und »Spirale«)

IX. Arbeit mit Narben

X. Verbesserung des Seh- und Hörvermögens (wer das nicht nötig hat, arbeitet mit einem kranken Organ)
XI. Gynäkologische beziehungsweise urologische Selbstmassage

Liebe Lernende!

Dass wir uns hier treffen, bedeutet offensichtlich, dass Sie das Programm der vorangegangenen Lektionen beherrschen. Nun setzen wir unseren gemeinsamen Weg fort.

Bevor wir mit dem Training beginnen, lassen Sie uns einige Ergebnisse zusammenfassen. Welche Veränderungen vollziehen sich in Ihrem Organismus? Was ist Ihnen aufgefallen?

Wenn es Verbesserungen oder Veränderungen Ihres Befindens gibt, Sie dabei aber nichts oder fast nichts empfinden – weder **W** noch **P** noch **K** –, dann ist das vielleicht nur Ihre subjektive Meinung. Die Sensibilität ist bei jedem Menschen unterschiedlich ausgeprägt, wie auch die Wahrnehmung der Zeichen, die der Organismus aussendet.

Es gibt Menschen, die bis zum letzten Moment, bevor sie eine Krankheit umwirft, auf den Beinen sind und über gar nichts klagen. Andere wiederum reagieren auf die kleinste Unpässlichkeit. Wichtig ist nicht die Ausgeprägtheit der Empfindungen, sondern die Veränderungen, die nun im Organismus beginnen.

Also, hat sich Ihr Schlaf verbessert, Ihr Appetit? Gibt es da Veränderungen? Dann heißt das, Ihr Organismus braucht zusätzliche Kraftquellen für seine Arbeit, die er jetzt leistet. Aber Sie brauchen nicht zu befürchten, dass Sie jetzt dicker werden. Das Gewicht nähert sich seiner physiologischen Norm.

Oft ist das Gewicht aufgrund verborgener innerer Ödeme zu hoch. Deswegen kann es sich auch bei erhöhtem Appetit verringern. Knausern Sie nicht, gönnen Sie sich eine vollwertige und möglichst vielfältige Ernährung.

Über die Ernährung

Mit Ernährungsfragen befassen wir uns nicht speziell, aber wir wissen aus Erfahrung, dass sich unsere Schüler für dieses Thema interessieren. Deswegen möchten wir an ein paar grundlegende Dinge erinnern.

Zunächst einige Worte darüber, was wir nicht gutheißen – zum Beispiel spezielle Diäten zum Abnehmen für Menschen, die das nicht nötig haben. Solche Diäten gibt es sehr viele. Übrigens merken fast alle Dickerchen, dass sie, sobald sie eine Diät beenden, recht schnell wieder zu ihrem vorigen Gewicht zurückkehren.

Das Gewicht eines Menschen wird, neben anderen Ursachen, auch von seiner Konstitution bestimmt: Wenn er von Natur aus Hypersthenikers ist (klein von Wuchs, stämmig), dann wird sein Gewicht über dem mittleren statistischen Wert liegen, aber das ist dann seine individuelle Norm. Wenn er Astheniker ist (hochgewachsen, schmal), liegt sein Gewicht, im Gegenteil, unter dem mittleren statistischen Wert, aber das ist ebenfalls seine individuelle Norm. Berücksichtigen Sie das und zerfleischen Sie sich nicht.

Vergessen Sie vor allem Ihre Komplexe: »Ich bin zu dick« oder »Ich bin zu dürr«. Tauschen Sie sie aus gegen: »Ich bin schlank«, »Ich bin rundlich«. Vielleicht liegt genau darin Ihre Attraktivität, vielleicht ist es genau das, was anderen an Ihnen gefällt. Das ist bereits der halbe Weg zum Erfolg.

Wenn ein Mensch krank ist (zum Beispiel Diabetes hat), muss er natürlich eine spezielle Diät einhalten, sich zum Beispiel bei Süßem einschränken. Oft reicht das dann schon.

Wir halten in Bezug auf einen gesunden Menschen auch nichts von einer Ernährung nach festem Zeitplan. Wo haben Sie in der Natur je gesehen, dass Tiere sich nach der Uhr ernähren? Nirgends. Sie fressen dann, wenn sie Hunger haben. Wir Menschen hingegen essen nicht, sondern führen uns Nahrung zu, weil es »so sein muss« oder weil »es Zeit ist«. Dadurch wird die Nahrung schlechter verstoffwechselt – der Magen ist noch nicht bereit und hat noch nicht die nötigen Säfte für eine normale Verdauung bereitgestellt. Wenn der Magen noch kein Signal gegeben hat: »Ich will essen«, schläft der Hunger noch, deswegen fehlt auch der Appetit. Wir wissen gar nicht mehr, wie sich Hunger anfühlt.

Um sich daran zu erinnern, denken Sie an Ihre Kindheit: Wie köstlich schmeckte da ein Kanten frisch gebackenen, duftenden Brots, den Sie wohl nicht zu Hause, sondern bei den Nachbarn oder anderswo aßen, wo niemand Sie vollstopfte. Jeder Mensch hat seine eigenen, einzigartigen Erinnerungen.

Erinnern Sie sich an das Gefühl des »Bärenhungers«. Empfinden Sie ihn auch jetzt, haben Sie keine Angst davor, er ist einfach herrlich und zeigt an, dass Sie das Essen genießen und gut verdauen werden, er ist ein Zeichen für Gesundheit. Ein »gesegneter Appetit« und der »Bärenhunger« sind nicht voneinander zu trennen, es gibt den einen nicht ohne den anderen, und beide sind Zeichen für eine gute Gesundheit.

Deswegen sagen wir: Die meisten Menschen können alles essen, sie müssen nur wissen, wie. Hier zeigen wir Ihnen, was wir für richtig halten. Wir befürworten die Trennkost. Hinsichtlich der wichtigsten Lebensmittel sieht das folgendermaßen aus.

Eiweiße	Pflanzl. Nahrung	Kohlenhydrate
Fleisch, Fisch, Eier (Rührei), Bouillon (das erste Kochwasser abgießen), Bohnen, Pilze, Nüsse, Samen	Gemüse, Obst, Säfte	Backwaren (je weniger, desto besser), Getreidebrei, Kartoffeln, Zucker, Konfitüre, Honig, Süßigkeiten

Eiweiße + Pflanzl. Nahrung: erlaubt

Pflanzl. Nahrung + Kohlenhydrate: erlaubt

Eiweiße + Kohlenhydrate: verboten

Abb. 16: Darstellung der Trennkost

Aber bitte verstehen Sie uns richtig: Wir bringen hier nur unsere Meinung zum Ausdruck. Ernährungsfragen sind eigentlich nicht unsere Sache.

Hier noch einige Worte zum Schlaf. Vom dritten oder vierten Tag an verbessert sich praktisch bei allen der Schlaf. Wenn Sie meinen, Ihr Schlaf sei ohnehin gut, weil Sie die vorgeschriebenen sieben bis acht Stunden schlafen, aber morgens schlecht aus dem Bett kommen und nicht zur Arbeit gehen wollen – dann ist das kein Zeichen für einen guten Schlaf. Es ist ein Zeichen dafür, dass die Schlafqualität beeinträchtigt ist. Wenn aus irgendeinem Grund die Schlafqualität beeinträchtigt ist, kann es einige Zeit später zu Schlaflosigkeit kommen, und Schlaflosigkeit ist ein erstes Zeichen für eine Neurose. Deswegen möchten wir Sie besonders darauf hinweisen, dass sich die Schlafqualität verbessern sollte.

Viele unserer Schüler sagen in den ersten Tagen: Ich werde morgens nicht wach, höre den Wecker nicht, komme zu spät zur Arbeit … Das ist normal – der Organismus holt jetzt das Versäumte nach, er regeneriert seinen Gesundheitszustand und gibt den Startschuss in Richtung endgültiger Genesung und Jugend.

Wenn sich also die Schlafqualität verbessert, dann werden Sie selbst fühlen, was es heißt, zu »schlafen wie ein Baby«. Der Moment des Einschlafens lässt sich vergleichen mit dem Gefühl von vollständiger Auflösung, von Verschwinden, es ist wie ein rascher Absturz und … weiter erinnert man sich an nichts. Nur über einen solchen Schlaf kann man sagen, dass er nicht gestört und normal ist. Dabei hat die Schlafdauer keine entscheidende Bedeutung, wichtig ist die Qualität.

Wenn Sie beim Einschlafen merken, dass Sie anfangen zu schmelzen wie Schnee in der Sonne und scheinbar durch Ihr Kopfkissen sickern und verschwinden, dann heißt das, Sie haben wieder einen normalen Schlaf. Charakteristisch ist dabei die völlige Entspannung der Muskeln des ganzen Körpers.

Vergegenwärtigen Sie sich, wie ein Kind schläft: Es kann sofort einschlafen, in jeder Körperhaltung, dabei wird es schwer (zumindest scheint das so), Sie können an ihm ziehen und zerren – es reagiert nicht. Es schläft. So sollten auch Sie schlafen.

Aber wir sind vom Thema abgekommen. Wenn sich zum heutigen Tag Ihr Schlaf und Ihr Appetit verbessert haben, ist das hervorragend, dann gratulieren wir Ihnen! Wenn Sie das noch nicht klar fühlen, dann kommt es bald. Morgen ist es so weit, bestimmt!

Haben Sie Ihren Harn überprüft, wie wir Sie gebeten haben? Wenn im Harn Flocken oder Gries aufgetaucht sind – hervorragend, dann hat der Reinigungsprozess begonnen. Auch die Farbe des Harns kann sich ändern – das zeigt eine erhöhte Aktivität der Leber, was ein sehr gutes Zeichen ist.

Achten Sie auf Harngries: Bei hellgelber Farbe ist er einige Monate alt; bei dunkler Farbe ist er wohl eher zwei bis drei Jahre alt. Stellen Sie sich vor, das alles haben Sie mit sich herumgeschleppt, und es hat die Nierentätigkeit gestört.

Achten Sie darauf, dass aus Niere und Gallenblase kleine Steinchen austreten können, von bis zu 0,5 Zentimeter Durchmesser. Wenn Sie wissen, dass Sie Steine haben, seien Sie wachsam! Winzige Steine und Gries gehen normalerweise schmerzlos ab. Mit den größeren ist es jedoch problematischer. Seien Sie darauf gefasst. Wir hoffen, dass Sie wissen, was in diesem Fall zu tun ist.

Welche Empfindungen haben Sie im Bereich der Leber und der Nieren? Wenn es zu einer kleinen Verschlimmerung gekommen ist, haben Sie keine Angst. Freuen Sie sich darüber, die Gesundung hat eingesetzt.

Wie geht es Ihren Gelenken? Möglicherweise sind sie geschwollen und schmerzhaft, falls das schon vorher bei Ihnen so war. In diesem Fall ist es ein gutes Zeichen. Das heißt, auch dort beginnt die Gesundung.

Was machen die Narben? Beginnen sie zu verschwinden? Wenn ja – dann haben Sie einen neuen Rekord aufgestellt. Sie können das so gut und schnell wie kein anderer, deswegen wird Ihnen nun mehr abverlangt. Schließlich haben wir nur probeweise mit den Narben gearbeitet, die Hauptarbeit beginnt heute.

Haben Sie am Seh- und Hörvermögen gearbeitet? Vergessen Sie nicht, dass Ihr Richtwert heute bei zehn bis zwanzig Prozent Verbesserung liegt. Strengen Sie sich an!

Nun gut, offenbar haben wir nichts vergessen, alle wesentlichen möglichen Veränderungen und Besserungen wurden erwähnt. Wenn Sie noch etwas anzumerken haben, dann schreiben Sie es in Ihr Tagebuch.

Das Wesen diese Methode besteht darin, die Kräfte des Organismus zu wecken. Beachten Sie aber bitte, dass Sie **eigenständig keine Medikamente absetzen dürfen, die Ihnen verschrieben wurden.** Bevor Sie die Dosis Ihrer Medikamente ändern, beraten Sie sich mit Ihrem Arzt! Seien Sie vorsichtig. Lesen Sie nochmals aufmerksam die Abschnitte zu Geboten und Verboten.

Eilen Sie, aber mit Weile. Vermeiden Sie explosionsartige Entwicklungen, die Sie dann zurückwerfen könnten. Deswegen möchten wir noch einmal daran erinnern: Die Zeit bis zur Genesung sollte nicht ausgedehnt werden, aber man sollte auch nichts übereilen. Wählen Sie die »goldene Mitte« und halten Sie sich daran.

Ihr Ziel sollte ein wenig über dem stehen, was Sie real erreichen wollen. Das ist deswegen notwendig, weil Ihr Organismus niemals wie geplant die vollen hundert Prozent erfüllt, sondern nur ungefähr achtzig bis fünfundachtzig Prozent. Um nicht enttäuscht zu werden von sich selbst oder der Methode, sollten Sie also die Messlatte daher ein wenig höher hängen.

Jetzt kommen wir zu den Hauptübungen. Damit Sie sich vorstellen können, was heute zu tun ist und wie wir in unseren Seminaren vorgehen, schauen Sie sich noch einmal das Programm an.

Einige Übungen vom Vortag haben wir verändert. Zum Beispiel soll das bildhafte Atmen nur durch den Bereich des kranken Organs erfolgen. Durch die Schilddrüse, die Handflächen, die Fußsohlen atmen wir zu einem anderen Zeitpunkt, zum Beispiel am Abend vorm Schlafengehen oder am Morgen im Bett.

Was in den Grundübungen beschrieben ist, können Sie je nach Bedarf eigenständig zu einem anderen Zeitpunkt machen. Unsere Aufgabe ist es, das heutige Programm zu erfüllen, und darin gibt es neue Übungen – »Zickzack« und »Spirale«. Achten Sie darauf, dass alle Teile der Übung »Lieblingsorgan« der Reihe nach ohne Unterbrechung ausgeführt werden müssen. Warum das so ist, erklären wir bei der Beschreibung der Übung genauer.

Heute ist ein sehr wichtiger Tag. Wir müssen die »Geschwindigkeit des Anlaufs« erhöhen, zu dem wir gestern angesetzt haben. Außerdem müssen wir die Fertigkeiten von gestern festigen, damit wir am Ende der Lektionen die grundlegenden Übungen schnell und gut machen können, fast automatisch.

Die zweite Etappe wird heute fortgesetzt: Die Besserung geht weiter und nimmt Fahrt auf. Sie dürfen nicht nachlassen, im Gegenteil, Sie sollten Ihren Wunsch nach endgültiger und anhaltender Genesung noch verstärken.

1. Aufwärmen

Wir beginnen wie immer mit dem Aufwärmen. Machen Sie jede Übung mit Herzblut und Nachdruck, als Vorbereitung für eine gute Aneignung der Hauptübungen.

Wir erinnern daran, dass die Aufwärmübungen eine sehr strenge Auswahl durchlaufen haben und besser als andere zu unserem Programm passen. Bitte machen Sie daher wirklich alle Übungen und lassen Sie keine aus.

II, III, IV. Augengymnastik, bildhaftes Atmen, Atmen mit den Augen

Setzen Sie den Schwerpunkt auf ein Bild von Jugendlichkeit, welches Ihnen besonders vertraut ist. Stellen Sie sich vor, wie Sie aussehen und wie Sie sich fühlen wollen. Vergessen Sie nicht, das ist das wichtigste Selbstbild, am besten, Sie bleiben immer in diesem Bild und denken auch bei allen anderen Übungen an Ihr Bild von Jugendlichkeit.

Wir haben bereits Beispiel-Varianten für dieses Bild beschrieben. Wenn Sie eins gefunden haben, das gut zu Ihnen passt – hervorragend. Aber denken Sie unbedingt daran, dass Sie es nicht verlassen dürfen, dass es Ihr wirkliches Bild, Ihr wirklicher Zustand ist.

V. Training der Emotionen

Nach dem bildhaften Atmen arbeiten wir gleich mit den Emotionen weiter. Diese Übungen haben wir bereits beschrieben.

Anfangs können Sie weinen und lachen – das hilft. Heute sollten Sie zudem mit etwas schwierigeren Emotionen arbeiten – dem Bild von Gesundheit und Krankheit, Verzweiflung und Selbstsicherheit.

Übung »Pendel«

Also: Setzen Sie sich gerade hin, richten Sie die Schultern, heben Sie stolz den Kopf und lächeln Sie. Sie sind die Königin (oder der König) ... Sie sind die Vollkommenheit selbst, Sie strahlen das Gefühl von Würde, Edelmut, Nachsicht gegenüber allen aus, die Sie umgeben und die von Ihnen abhängig sind. Sie sind stolz, innerlich frei und vollkommen ungezwungen ... Schauen Sie ein wenig herablassend auf die Hektik ringsum und merken Sie, wie fern Ihnen das alles ist, wie unverletzbar Sie sind.

Die erste Rolle: Ein unglücklicher Mensch. Versuchen Sie, sich an etwas sehr Bitteres und Unangenehmes aus Ihrer Vergangenheit zu erinnern: Jeder Mensch hat etwas, worüber er Tränen vergießen kann …

Sie sind Schauspieler, helfen Sie sich, in die Rolle zu finden … Öffnen Sie ein wenig den Mund, entspannen Sie den Unterkiefer und lassen Sie ihn leicht hängen, atmen Sie schnell und oberflächlich, beginnen Sie leicht zu schluchzen und erinnern Sie sich – an Ihre Kindheit, Ihre Jugend … an Kränkungen, Ärger, Ihre Verluste und Enttäuschungen …

Möge mit den Tränen alles gehen, was viele Jahre, vielleicht auch Jahrzehnte auf Ihnen lastete, Ihnen wie ein Stein auf der Seele lag und was Sie bei jeder Erinnerung zum Weinen brachte. Bemühen Sie sich, diesen Zustand in sich hervorzurufen, und stellen Sie sich dabei vor, wie mit diesen Tränen alle Ihre früheren, längst vergangenen bittersten Erlebnisse gehen – ein für alle Mal.

Halten Sie die Tränen nicht zurück und schämen Sie sich nicht für sie. Denken Sie daran, dass die Tränen heilsam für Sie sind, dass sie Sie von der Vergangenheit befreien, von allem, was wie ein Stein auf Ihrer Seele lastet.

Fangen Sie noch stärker an zu schluchzen, seien Sie völlig ungehemmt. Weinen Sie aufrichtig wie in der Kindheit, gut so … Und dann sagen Sie sich: Es reicht! Stopp!

Die zweite Rolle: Ein ausgeglichener Mensch. Werden Sie ruhig, gelassen … Heben Sie den Kopf, richten Sie die Schultern gerade und vergessen Sie nicht: Sie sind Schauspieler …

Fühlen Sie mit Ihrem ganzen Wesen tiefste Ruhe – alles, was Sie gerade erlebt haben, liegt nun in der Vergangenheit, ist vorbei und wird sich nie wiederholen … Sie haben sich von alldem für immer verabschiedet, Sie sind hier, in diesem Moment, in der Gegenwart,

Sie fühlen sich wohl und ruhig ... Ein leichtes Lächeln liegt auf Ihrem Gesicht, Sie sind innerlich entspannt ... Versuchen Sie, sich diesen Zustand zu merken.

Die dritte Rolle: »Harlekin«. Jetzt geht es darum, herzhaft zu lachen. Entspannen Sie sich und bekommen Sie einen richtigen Lachanfall. Über wen kann man am besten lachen? Natürlich über sich selbst ...

Erinnern Sie sich an das Allerlustigste, was Ihnen je passiert ist – in der Kindheit, in der Jugend –, jeder von uns hat da etwas, worüber er lachen kann, und niemand kennt Sie und Ihre Schwächen besser als Sie selbst. Halten Sie sich nicht zurück, lassen Sie den Emotionen auch hier freien Lauf, lachen Sie Tränen, lachen Sie laut, aus vollem Herzen ...

Und nun wieder die erste und die zweite Rolle. Werden Sie erneut ruhig. Das gelingt Ihnen nun leichter, da Sie den Zustand schon kennen; er ist Ihnen willkommen, es ist Ihr Grundzustand ...

Danach kehren wir noch einmal zu den unangenehmen Erinnerungen zurück, zum Zustand der Trauer. Wir entspannen uns, der gesamte Körper ist locker, die Schultern hängen herab, der Kopf ist gesenkt, die Hände liegen willenlos auf den Knien ... Fühlen Sie mit Ihrem ganzen Wesen ausweglose Trauer, Schwermut, Gram ... Ihre Atmung geht rasch, oberflächlich, Sie schluchzen auf.

Lassen Sie das alles zu, empfinden Sie klar diesen Zustand, tauchen Sie in ihn ein und merken Sie ihn sich, verweilen Sie eine kleine Weile darin, um danach erneut in den Zustand der Ruhe überzugehen, zum seelischen Gleichgewicht, zur Gelassenheit. Schließlich ist das Ihre Grundstimmung, und nun empfinden Sie sie als angenehm und natürlich, sie spiegelt Ihren inneren Zustand.

Angst um Gesundheit und Leben. Und jetzt versuchen Sie, ernsthaft Angst zu empfinden – um Ihre Gesundheit, um Ihre Zukunft. Stellen Sie sich vor, Sie sind unheilbar krank, es gibt keinen Ausweg für Sie, Ihnen bleibt keine Wahl, Sie sind absolut hilflos und wehrlos …

Versuchen Sie, die Angst zu empfinden, dass Sie nie mehr ein normales Leben führen können, dass es eine unsichtbare Wand gibt, die Sie von allem trennt, was Sie kennen, von allen, die Ihnen lieb und teuer sind. Bemühen Sie sich, diesen Schrecken der erzwungenen Einsamkeit des Leidens zu fühlen … Stellen Sie sich vor, Sie haben nicht mehr lange zu leben – zwei, drei Monate, ein halbes oder ein ganzes Jahr …

Analysieren Sie in diesem Zustand Ihre Gedanken, Handlungen, Ihre familiären Beziehungen, Ihre Wünsche und Ansichten, und vor allem die Gründe für Ihre Krankheit. Vielleicht möchten Sie etwas ändern? Vielleicht schämen Sie sich für scheinbar vergessene Situationen in der Vergangenheit, als Sie meinten, absolut im Recht zu sein. Was hat sich da verändert?

Vom Erschrecken zur Selbstsicherheit. Betrachten Sie sich aus der Distanz. Stellen Sie sich vor, das alles war nur ein Albtraum, der sich nie wiederholen wird, weil Sie sich Ihrer sicher sind und wissen, was zu tun ist, um für immer jung und gesund zu sein …

Fühlen Sie in sich diese absolute Sicherheit und Unverletzbarkeit, die Sie sich jetzt besonders wünschen. Lauschen Sie in sich hinein, in Ihr innerstes Ich. Entsteht dort vielleicht gerade in diesem Augenblick der riesige Wunsch danach zu leben, einfach nur zu leben und sich zu freuen, gesund und glücklich zu sein, und diese Freude auszustrahlen, sie verschwenderisch allen ringsum zu schenken?

Von der Verzweiflung zur Selbstsicherheit. Genau heute, da Sie bereits fünf Lektionen geschafft haben, erfahren sind und sich bei

Ihnen auch schon einiges zum Besseren gewendet hat, versuchen Sie, einen Schrecken zu empfinden: Als würde es das alles nicht geben, als würden wir hier nicht zusammen trainieren, als würden Sie von alldem nichts beherrschen und verstehen.

Sie sind verwirrt, verzweifelt, Ihnen fehlt jeder Halt – als würden Sie immer noch nichts über sich selbst und Ihre Möglichkeiten wissen. Fühlen Sie das, voll und ganz, bis Ihr Körper vom Gefühl der Ausweglosigkeit zittert.

Dabei sind Sie doch bereits ein anderer Mensch, davon haben Sie sich überzeugt. Fühlen Sie also jetzt das Gegenteil – Selbstsicherheit. Dafür haben Sie allen Grund: Sie haben es sich bereits bewiesen. Halten Sie sich nicht zurück, im Gegenteil, seien Sie sogar etwas anmaßend, das ist manchmal nötig.

Überlegen Sie, wie man vorgeht, wenn man ein Auto aus einer Mulde ziehen will. Man holt einige starke Männer zusammen, die das Auto vor- und zurückschaukeln, immer stärker, mehr und noch stärker. Irgendwann steckt das Auto nicht mehr fest, sondern steht wieder auf einer ebenen Oberfläche – und fährt los ...

So ist es auch mit Ihnen. Nur ziehen Sie sich selbst aus dem Sumpf, wie Baron Münchhausen an seinem Haarschopf. Das ist eine hervorragende und sehr wirksame Methode, wenn man nicht untergehen will, sondern ganz normal leben. Das ist das Bild der Gesundung, so lässt man die Krankheit endgültig hinter sich. Alles liegt in Ihrer Hand.

Leben und lächeln. Achten Sie auf Ihre Mimik. Haben Sie ein leichtes Lächeln im Gesicht? Hervorragend! Merken Sie sich das Gefühl, den inneren Zustand dabei, und bleiben Sie ihm möglichst treu. Versetzen Sie sich in ihn zurück, besonders dann, wenn etwas innerlich an Ihnen nagt.

Versuchen Sie, immer mit diesem Gefühl aufzuwachen, und wenn es nicht von selbst da ist, sich daran zu erinnern und es künstlich hervorzurufen, dann wird es recht schnell Ihr ständiger Begleiter. Lernen Sie, die Erfahrungen Ihrer früheren Missgeschicke und Rückschläge zu schätzen, dann verleihen diese Ihnen Widerstandfähigkeit und geistige Stärke.

Lernen Sie, diese Übungen mit geschlossenen Augen auszuführen und gedanklich die Bilder verschiedener emotionaler Zustände zu schaffen.

Wofür ist das alles notwendig? Damit Sie lernen, das Bild eines ruhigen Menschen vor Ihrem inneren Auge zu haben und die Flexibilität, die Wendigkeit Ihres Nervensystems wiederherstellen. Nach einiger Zeit werden Sie sehen, dass Ihr Zustand sich tatsächlich verändert hat, dass sich andere Menschen auf einmal zu Ihnen hingezogen fühlen und anders verhalten, als gäbe es da etwas Geheimnisvolles, Anziehendes an Ihnen, was durchaus nicht jeder Mensch hat.

VI. Verlagerung der Wahrnehmungen **W**, **P**, **K** *durch die Beine, die Wirbelsäule, den Schultergürtel*

Diese Übung haben wir bereits in Lektion 5 beschrieben. Heute machen wir sie so: Sie beginnen mit der Empfindung, die Ihnen am schlechtesten gelingt, schicken sie durch die Beine, die Wirbelsäule, die Arme und den Schultergürtel; dann wiederholen Sie dies analog mit dem Prickeln und dann mit jener Empfindung, die Ihnen am besten gelingt. Mit jeder Empfindung machen Sie drei bis fünf Durchläufe.

Damit festigen wir die Übung und wiederholen das, was wir schon vom Vortag kennen. Gleichzeitig bereiten wir uns so auf die nächste neue Übung vor.

VII. Verlagerung der Empfindungen entlang der Gliedmaßen und der Wirbelsäule

Wir beginnen mit der Empfindung der Wärme. Sammeln Sie dafür in Ihrer Vorstellung ein Kügelchen angenehmer, durchdringender Wärme in der rechten Fußsohle (es geht auch der andere Fuß oder die andere Hand). Stellen Sie sich das so klar wie möglich vor. Sie sammeln das Kügelchen **W** für 6 – 10 Sekunden an dieser Stelle.

Dann beginnen wir, es in unserer Vorstellung zu verlagern und stellen uns dabei die Organe im Inneren vor, durch die es hindurchgeht. Wir richten besondere Aufmerksamkeit auf die Stellen, die uns mehr Sorgen machen als andere, Stellen, die uns Probleme bereitet haben oder bereiten. Dabei bemühen wir uns, gedanklich alles dort zu massieren, die Gliedmaßen ganz zu durchlaufen.

Vom rechten Fuß gehen wir das Bein hinauf, kommen zum Hüftgelenk, wandern weiter über das Steißbein und die Harnblase die Wirbelsäule hinauf und erfassen in unserer Vorstellung dabei jeden Wirbel, Zentimeter für Zentimeter bis zur Halswirbelsäule (man kann bis zum höchsten Halswirbel gehen).

Dann kommen wir über das Schultergelenk zum rechten Arm und gehen hinab, ohne wiederum etwas auszulassen, bis zur rechten Hand; wir halten in unserer Vorstellung dort für einen Moment inne und gehen dann denselben Weg zurück – den Arm wieder hinauf.

Nun folgt der Übergang auf Höhe des Schultergürtels vom rechten zum linken Schultergelenk, weiter zum linken Arm bis zur Hand. Wir kehren daraufhin über denselben Weg zurück – den linken Arm hinauf, über das linke Schultergelenk – zur Wirbelsäule.

Weiter geht es die Wirbelsäule hinab zum linken Hüftgelenk und zum linken Bein bis zum linken Fuß. Wir wandern wieder hinauf, wechseln an den Hüftgelenken die Seite und gehen zum rechten Fuß hinab, also dorthin, wo wir begonnen haben. Das ist ein Durchgang.

Am besten machen Sie drei Durchgänge mit **W**, dann gehen Sie über zu **P** (ebenfalls drei Durchgänge), dann zu **K**. Dabei wechseln Sie am besten auch die Reihenfolge der Empfindungen: Zum Beispiel beginnen Sie heute mit **W**, morgen mit **K**, übermorgen wieder mit **W** usw. Ebenso kann man an einem Tag bei einem Fuß beginnen und am nächsten Tag bei einer Hand, das hat keine Bedeutung. Hauptsache, Sie lassen bei Armen, Wirbelsäule und Beinen nichts aus, massieren in Ihrer Vorstellung alles gründlich und achten besonders auf die Stellen, an denen die Empfindung »hindurchgaloppiert« oder schwach ist, oder wo unangenehme Empfindungen deutlich zu spüren sind.

Jetzt können Sie eine kleine Pause einlegen (zehn bis zwanzig Minuten), um gut erholt den nächsten Teil der Übung zu beginnen.

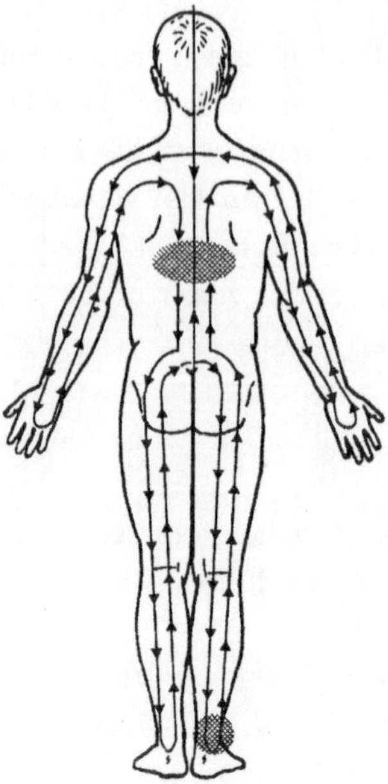

Abb. 17: Verlagerung der drei Empfindungen entlang der Gliedmaßen und der Wirbelsäule

VIII. Übung »Lieblingsorgan«

Hier haben wir drei Übungen vereinigt, um mit einem kranken Organ zu arbeiten. Das Wesen dieser Übungen besteht darin, das kranke Organ in jeder Hinsicht von innen wie von außen in Ihrer Vorstellung zu massieren, um damit die Blutzufuhr und die Nervenversorgung zu verbessern und schließlich vollständig wiederherzustellen.

Achtung: Hier geht es um Ihr krankes »Lieblingsorgan«, aber wir möchten Sie nochmals daran erinnern: Es darf keinesfalls das Herz oder das Gehirn sein. Mit diesen Organen arbeiten wir vorerst nicht, und eine Besserung der Funktionsfähigkeit von Herz und Gehirn wird sowieso eintreten, aber auf indirekte Weise, wenn die eigentliche Krankheitsursache beseitigt ist.

In unserer Vorstellung sammeln wir nun in unserem kranken »Lieblingsorgan« ein Wärmekügelchen. Wir versuchen, uns ganz deutlich eine angenehme, alles durchdringende, heilsame Wärme vorzustellen (mit einem Bild unserer Wahl).

Wir sammeln **W** für sechs bis zehn Sekunden an dieser Stelle. Dann zerstreuen wir sie in verschiedene Richtungen und stellen uns vor, wir wollten die Empfindung »abwerfen«, damit sie verschwindet oder sich auflöst …

Diesen Vorgang wiederholen wir fünfmal mit der Empfindung von Wärme, dann fünfmal mit der Empfindung eines Prickelns, dann fünfmal mit der Empfindung von Kälte. Man kann es so machen: drei- bis viermal Empfindung **W**, dann zwei- bis dreimal **W** + **P**, dann drei- bis viermal **P**, dann **P** + **K**, dann **K,** ebenfalls drei- bis viermal (Abb. 15 aus Lektion 5).

Es handelt sich hierbei um eine kontaktlose Massage Ihres kranken Organs. Stellen Sie sich währenddessen vor, wie sich mit **W** der Zustrom von dunkelrotem, heißem Blut verstärkt, das alles Nötige für eine Erneuerung und für eine verbesserte Versorgung herantransportiert. Sehen Sie vor sich, wie die Zellen, wie jeder Millimeter an den Stellen, wo Sie gedanklich arbeiten, vor Freude erbeben: Endlich haben Sie Zeit für sie gefunden und schenken ihnen Aufmerksamkeit, endlich denken Sie an sie …

Machen Sie das freudig und liebevoll, sorgfältig und bedacht, mit Herzblut, als ob es Ihre Lieblingsbeschäftigung wäre. Dann wird das Ergebnis umso besser.

Übung »Zickzack«

Bei dieser Übung wird ein Organ auf drei Ebenen bearbeitet. Wir setzen hier die Arbeit am ausgewählten kranken Organ fort.

Wie in der vorherigen Übung sammeln wir ein Kügelchen **W**, das so groß ist wie eine kleine Faust, und verlagern es in drei Richtungen (Abb. 18, 19).

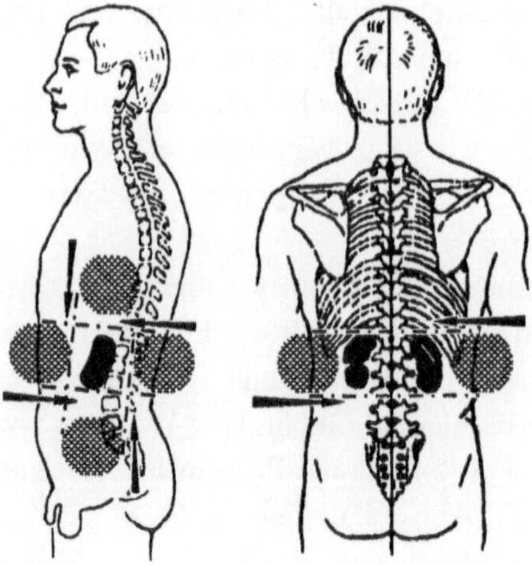

Abb. 18: Übung »Zickzack«: Verlagerung der drei Empfindungen über die horizontale und die vertikale Ebene

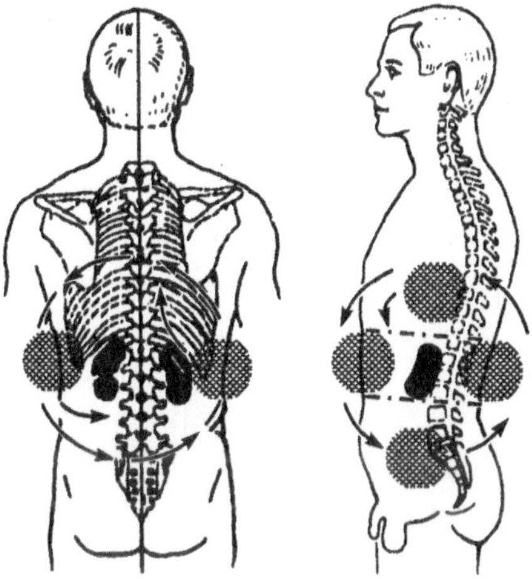

Abb. 19: Weitere Variante der Verlagerung der drei Empfindungen (»Zickzack«) bei der Arbeit mit dem kranken Organ

1. Von oben nach unten – wir »putzen«, strecken, glätten das Organ gleichsam von innen. In unserer Vorstellung wandern wir vier- bis fünfmal von einem Ende zum anderen hindurch, ohne etwas auszulassen.
2. Wir ändern die Richtung, zum Beispiel von rechts nach links. Auch hier wandern wir vier- bis fünfmal hin und her, von einem Ende zum anderen.
3. Wieder ändern wir die Richtung – vor und zurück. Vier- bis fünfmal wandern wir von einem Ende zum anderen.

Analog machen wir den »Zickzack« mit der Empfindung **P** und dann mit **K**, vier- bis fünfmal in jede Richtung.

Bemühen Sie sich, gedanklich ein wenig mehr Fläche zu erfassen, als das kranke Organ einnimmt. Besser, man erwischt ein wenig mehr Umfang, als dass man etwas auslässt.

Während wir den »Zickzack« machen, stellen wir uns alle Bereiche vor, die wir durchlaufen. Mit unserem inneren Auge verfolgen wir das Kügelchen der jeweiligen Empfindung und reiben leicht und vorsichtig die entsprechenden Stellen wie einen teuren, zerbrechlichen, seltenen Gegenstand. Niemand kann das so gut wie Sie, und es nutzt vor allem Ihnen selbst.

Gleich nach dem »Zickzack« kommen wir zur nächsten Übung.

Übung »Spirale«

1. Wir verlagern das Wärmekügelchen in die Mitte des Organs (**W** + **P**).
2. Wir bewegen das Wärmekügelchen (**W** + **P**) aus der Mitte in einer größer werdenden Spirale (Abb. 20). Dabei gehen wir bis zum Rand des Bereichs und kommen dann in die Mitte zurück (zwanzig bis dreißig Sekunden).
3. Wir ändern die Ebene (2. Spirale) und führen das Kügelchen über eine Spirale aus der Mitte bis an die Ränder und zurück (**W** + **P**) (zwanzig bis dreißig Sekunden).
4. Wir ändern die Ebene (3. Spirale), gehen vor wie gehabt und kehren in die Mitte zurück. Dabei sind wir vorsichtig und sanft (**W** + **P**) (zwanzig bis dreißig Sekunden).

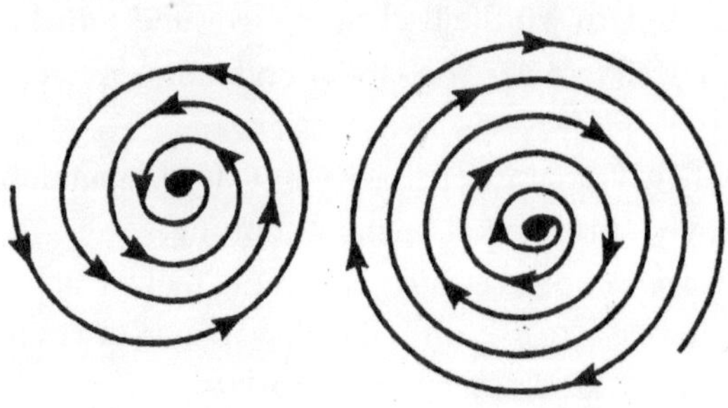

Abb. 20: Verlagerung der Empfindungen bei der Übung »Spirale«

Wir machen vier bis fünf Durchgänge (ein Durchgang ist die Bewegung von der Mitte zur Peripherie und zurück).

Falls Ihr krankes Organ die Wirbelsäule ist, zeichnen Sie die Spirale von oben nach unten oder umgekehrt – wie in Abb. 21 und 22 dargestellt. Die Windungen können erst größer und steiler sein, dann feiner, bis zehn bis fünfzehn Zentimeter breit.

Das Wichtigste bei der Ausführung von der »Spirale« und »Zickzack« ist, dass Sie achtsam und liebevoll mit sich umgehen und mit Begeisterung üben.

Versuchen Sie dabei, in Ihrer Vorstellung alle Fältchen, Wölbungen und Vertiefungen an der Oberfläche des Organs zu glätten. Stellen Sie sich vor, wie eine angenehme Tönung und ein matter Glanz darauf entsteht. Massieren Sie das Organ von innen gedanklich gut durch – alles nacheinander, jeden Zentimeter, und glätten und streichen Sie danach alles aus.

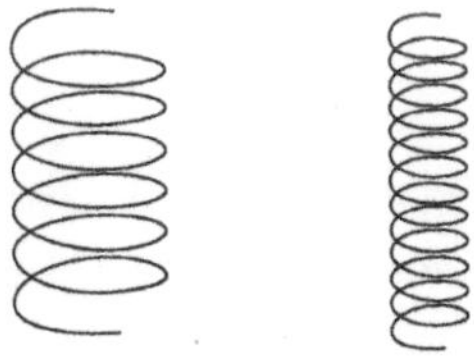

Abb. 21: Verlagerung der drei Empfindungen bei der Übung »Zickzack« und »Spirale« an der Wirbelsäule

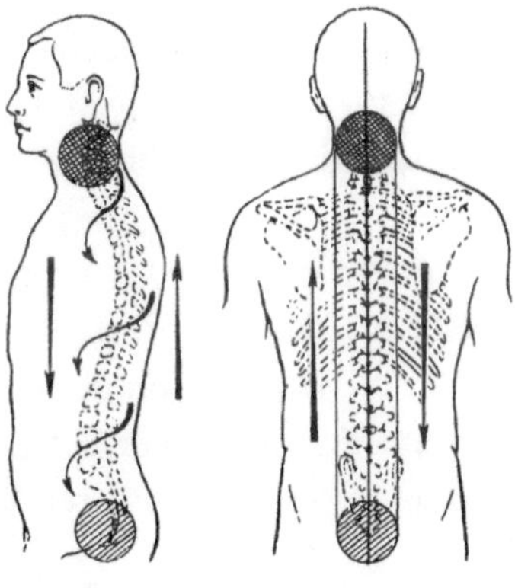

Abb. 22: Verlagerung der drei Empfindungen bei der Übung »Zickzack« und »Spirale« an der Wirbelsäule

Wenn eine Organsenkung vorliegt, dann arbeiten wir gedanklich in dem Bereich, wo sich das Organ eigentlich befinden sollte.

Achtung:

- **Wir arbeiten nicht mit Herz und Gehirn!**
- **Wenn es eine Geschwulst im betreffenden Organ gibt, dann machen wir diese Übung an diesem Organ nicht.**
- **Man kann das Organ nicht gedanklich aus dem Körper »herausholen«, mit ihm gesondert arbeiten und es dann wieder »einsetzen«.**
- **Die Übung »Lieblingsorgan« darf nicht am selben Tag wie die Übung »Dreiblätter« ausgeführt werden.**

Denken Sie daran: Geübt wird in **äußerst entspannter Haltung mit geschlossenen Augen und ohne einen fremden Gedanken.**

IX. Arbeit mit Narben

Nach Beendigung der Übung »Spirale« gehen wir ohne Unterbrechung zur Arbeit an den Narben über. Wer keine Narben hat, kann noch etwas mit dem kranken Organ arbeiten – mit demselben oder einem anderen.

Die Empfindung, mit der wir die Arbeit am erkrankten Organ beendet haben, wird gedanklich in den Bereich der Narbe verlagert, und dort arbeiten wir weiter so, wie in Lektion 5 beschrieben.

Gestern haben wir erst probeweise daran gearbeitet. Aber aus Erfahrung wissen wir, dass es immer einige Menschen gibt, bei denen die Narben schon bei einer probeweisen Arbeit anfangen zu verschwinden. Überprüfen Sie also heute unbedingt Ihre Narben und notieren Sie deren Maße und Aussehen in Ihrem Tagebuch.

Lesen Sie noch einmal aufmerksam die Formel für die Arbeit mit Narben und wie man sie durchführt. Bemühen Sie sich um eine klare Vorstellung jeder Empfindung, dabei machen Sie mit jeder Empfindung sechs bis sieben Durchgänge, ohne Hemmungen, mit voller Kraft. Legen Sie in diese Arbeit alle Energie des Vertrauens an Ihre eigenen Kräfte und den Wunsch, diese unschönen Narben endlich loszuwerden!

Bitte erinnern Sie sich noch einmal daran, dass heute der Tag ist, an dem eine lawinenartige Verbesserung im gesamten Organismus stattfindet. Es ist sehr wichtig, dass Sie Ihre Willenskraft und ihr Bemühen, endgültig zu genesen, nicht verringern.

Die Übung »Lieblingsorgan« sollte wie gesagt ohne Unterbrechung von Anfang bis Ende durchgeführt werden. Deswegen lesen Sie bitte zunächst den Text und eignen ihn sich an, und dann schließen Sie die Augen und führen die Übung aus. Das sollte nicht länger als zwanzig Minuten dauern.

Nach einer kurzen, verdienten Ruhepause gehen wir zur nächsten Übung über – zur Verbesserung von Seh- und Hörvermögen.

X. *Verbesserung des Seh– und Hörvermögens*

Wer sein Seh- oder Hörvermögen nicht verbessern muss, kann sich ein anderes krankes Organ oder seine Narben vornehmen und damit arbeiten. Wählen Sie das, was Sie am nötigsten brauchen.

Wer sein Seh- oder Hörvermögen verbessern möchte und sich von Anfang an dieses Ziel gesetzt hat, sollte nun seinen Willen zusammennehmen und daran arbeiten. Wir erinnern daran, dass heute Ihr Ziel bei einer Verbesserung um zehn bis zwanzig Prozent liegt, also strengen Sie sich an. Wir hoffen, dass Sie alle Übungen ausführen wie beschrieben, in vollem Umfang und jeden Tag. Andernfalls brauchen Sie nicht mit einer Besserung zu rechnen.

XI. Gynäkologische oder urologische Selbstmassage

Machen sie die Selbstmassage so wie oben beschrieben, bis zu einem Gefühl leichter Ermüdung. Bitte überanstrengen Sie sich nicht.

Falls Sie immer noch meinen, Sie würden bei der Massage nichts spüren, möchten wir daran erinnern, dass das für Sie persönlich normal sein kann, als Ihre Besonderheit. Menschen empfinden unterschiedlich, in diesem Bereich besonders.

Liebe Frauen, vergessen Sie nicht, die Massage mit **K** zu beenden. Wenn bei Ihnen Blutungen aufgetreten sein sollten oder sich Schmerzen verstärkt haben, können Sie sich freuen, das ist ein hervorragendes Zeichen und kein Grund, die Massage zu beenden. Während des Erlernens unserer Methode üben Sie bitte drei Tage hintereinander, machen Sie dann einen Tag Pause und üben Sie anschließend wieder drei Tage hintereinander.

Und nun die Aufgaben für die nächste Lektion.

Aufgaben

1. Wenn Sie die Übungen dieser Lektion machen, nehmen Sie für das Training genau die Empfindungen, die bei Ihnen am schlechtesten funktionieren. Aber übertrainieren Sie nicht. Denken Sie daran, dass wir Ihnen für die Aneignung der Lektionen zwei bis drei Tage mehr geben.
2. Vergessen Sie nicht, die Übungen zur Verbesserung des Sehvermögens zu machen. Wer es braucht, arbeitet an der Verbesserung des Hörvermögens.
3. Notieren Sie alle Veränderungen in Ihrem Tagebuch.
4. Stimmen Sie sich auf die Arbeit der nächsten Lektion ein. Erstellen Sie einen individuellen Plan, ausgehend von Ihrem

Gesundheitszustand und Ihren Fortschritten, um sich das Programm vollständig anzueignen.

5. Verschmelzen Sie mit dem Bild von Gesundheit und Jugend. Arbeiten Sie an den Emotionen, die Ihnen am schlechtesten gelingen.
6. Blättern Sie nicht weiter, bevor Sie diese Lektion nicht beherrschen. Lassen Sie Ihr Lesezeichen hier.

LEKTION 7

Programm

I. Aufwärmen:
   - automanueller Komplex (Massage der bioaktiven Punkte am Kopf)
   - Übungen für die Wirbelsäule
   - Übungen für Arm- und Beingelenke

II. Augengymnastik, Palmieren

III. Bildhaftes Atmen. Meditation »Bild von Jugendlichkeit«

IV. Atmen mit den Augen

V. Training der Emotionen

VI. Verlagerung der Wahrnehmung von **W + P** und **K + P** aus den Beinen in die Arme zurück

VII. »Lieblingsorgan«

VIII. Übung »Dreiblätter«: der erste Lotos, der zweite Lotos, der dritte Lotos

IX. Übung »Lärmende Stadt«

X. Verbesserung des Seh- und Hörvermögens – zweimal

XI. Die gynäkologische beziehungsweise urologische Selbstmassage wird heute nicht gemacht – Erholungstag.

Liebe Lernende!
Ab heute gibt's Zensuren.

Tadel und Belobigungen

Wenn wir in Gruppen arbeiten, ist es ganz einfach, Bilanz zu ziehen und nachlässige Schüler zu tadeln, was dem Großteil der Lernenden übrigens ganz ausgezeichnet hilft – es spornt sie an und ermutigt sie.

Aus der Ferne ist das viel schwieriger. Deswegen lassen Sie es uns so machen: Wir zählen auf, welche Verbesserungen bei Ihnen eingetreten sein müssen, und Sie notieren in Ihrem Tagebuch die tatsächlichen Ergebnisse. Also:

1. Schlaf
2. Appetit
3. Stimmung, Befinden
4. Darmtätigkeit (hier kann es einen Pendeleffekt geben: Neigen Sie zu Verstopfung, kann es jetzt eine Neigung zu Durchfällen geben; das heißt, das Pendel schlägt leicht in die andere Richtung aus; das wird sich sehr bald normalisieren).
5. Sehvermögen, Hörvermögen. Zum heutigen Tag sollte es sich, gemessen an der Ausgangssituation, bereits um zwanzig bis dreißig Prozent gebessert haben.
6. Verbesserte Funktion des kranken Organs
7. Beginnendes Verschwinden der Narben (messen Sie die Größe und vergleichen Sie sie mit den Ausgangswerten)
8. Verbesserung des Befindens und Selbstgefühls bei Frauen, Verbesserung im Sexualleben

Wir wollen kurz erwähnen, warum ausgerechnet heute der Moment für »Tadel und Belobigungen« ist.

Wenn Sie den richtigen Weg eingeschlagen haben, wenn Ihr Organismus Sie also bereits besser versteht, dann findet gerade ein sehr intensiver Arbeitsprozess statt. In den Lektionen 5 bis 8 erreicht diese Arbeit normalerweise ihren Höhepunkt, folglich ist es auch der Höhepunkt der Verbesserungen. Deswegen sollten Sie wirklich ehrlich mit sich sein (man kann schließlich alle betrügen, nur nicht sich selbst). Analysieren Sie alles, was Sie bis zu dieser Lektion erreicht haben und notieren Sie es in Ihrem Tagebuch.

Jetzt muss Ihr Organismus alles in Ordnung bringen, was danach verlangt. Was das ist und wie er es macht, das weiß er von allein. Ihre Aufgabe ist es, ihm zu helfen, also weiterhin zielgerichtet den gewählten Weg zu gehen – hin zu Gesundheit und Jugend.

Dabei sollten Sie nicht konkret an bestimmte kranke Organe denken. Vergessen Sie endgültig die Diagnosen, die Ihnen einmal gestellt wurden. Das alles ist jetzt Vergangenheit, Sie haben von den Diagnosen Abschied genommen – und die Diagnosen von Ihnen. Vor allem dürfen Sie sich jetzt nicht ausruhen und die Arbeit nicht vernachlässigen.

Warum kann Ihre Passivität so gefährlich sein? Weil Ihr Organismus die Arbeit aufgenommen hat, die nun in vollem Gang ist, ganz von allein. Widerstand und Trägheit können jedoch noch gewaltig sein.

Sie müssen diesem schweren, eingerosteten Rad – Ihrem Organismus – dabei helfen, Fahrt aufzunehmen, Sie müssen es anschieben (es dreht sich bereits – noch knirschend, langsam, aber es läuft!)

Wenn es die nötige Fahrt aufgenommen hat und damit auch Schwungkraft, müssen Sie es nur ganz leicht, in bestimmten Momenten und in die von Ihnen gewünschten Richtung anschubsen und ein wenig von Ihrer Energie, Ihrem Wünschen hinzufügen – denn es gibt von Natur aus keinen »ewigen« Motor.

Wir sprechen davon so überzeugt und nachdrücklich, weil wir sehr viel Bestätigung finden. Lesen Sie einen Abschnitt aus dem Fragebogen einer »Studentin im zweiten Studienjahr«, also einer Frau, die nach dem ersten Kurs alles wiederholen wollte:

»Als beim ersten Mal schon die Narbe verschwand, sich die Krampfadern verkleinerten und auch mein Sehvermögen sich besserte, ließ ich nach und wartete nur noch ab. Ich machte alle Übungen mechanisch, und der Prozess der Besserungen kam zum Stillstand. Und jetzt läuft er wieder …«

Genau deshalb, liebe Lernende, wollen wir aus der Ferne jetzt Tadel verteilen! Denn wir wissen, wie schwer es ist, sich selbst zu kritisieren und auszuschimpfen. Da gibt es nur einen Ausweg. Sie tadeln sich selbst auf kluge Weise. Das ist gleichzeitig eine Arbeit an den Emotionen. Sagen Sie ungefähr Folgendes zu sich: »Du bleibst zurück, Faulpelz, das sehe ich. Ich weiß, dass es dir schwerfällt, ich weiß, dass du dich bemühst, ich weiß, dass du ein prima Kerl bist, aber dir muss ein wenig unter die Arme gegriffen werden. Ich helfe dir, schubse dich ein wenig an, verpasse dir einen kleinen Tritt. Sei nicht beleidigt, ich habe keine Wahl, du selbst kannst dich ja nicht anstoßen. Aber ich kann es zu deinem Nutzen, wir werden einander ja sowieso nie los, also nützt es uns beiden. Lass uns ein wenig ranklotzen, sonst wäre es wirklich schade, geradezu wie im Märchen: Du spürst den Feuervogel auf, aber kriegst ihn nicht am Schwanz zu packen! Also, halt dich ran, wir haben nicht endlos viel Zeit.«

Sie können auch andere Worte dafür wählen, aber der Sinn des Gesagten sollte derselbe sein, damit Sie das »Rad« Ihrer Energie und Ihres Willens kräftig anstoßen und nicht anhalten, um sich an den ersten kleinen Besserungen zu erfreuen. Noch einmal sei daran erinnert: Sie sind ein Nebeneffekt, eine Begleiterscheinung auf dem Weg zu Jugend und Gesundheit!

Einen Schubs sollten Sie sich auf jeden Fall geben, selbst wenn Sie sehr zufrieden mit sich sind und »nichts zu wünschen bleibt«.

Aber man sollte sich immer etwas wünschen, das ist der einzig richtige Weg zum wahren Tempel der Harmonie mit der Natur und sich selbst, einer Harmonie, die Ihnen dann bis zu Ihrem Lebensende erhalten bleibt.

Sich anschubsen muss man auch deshalb, weil die bevorstehenden Übungen noch schwieriger und wirksamer sind. Sie erhöhen die Effektivität der Aufräumarbeit im Organismus, die Sie bereits geleistet haben; dabei ist vor allem unser Bewusstsein am Werk, darüber haben wir bereits gesprochen.

Das Gehirn (Ihr Wille, Bewusstsein, Ihr innerer Blick, den Sie wunschgemäß auf einen bestimmten Bereich des Körpers oder auf ein krankes Organ richten können) gibt den Befehl für eine Verbesserung der Blutzirkulation, der Nervenversorgung, das heißt für eine normale Versorgung des Gewebes und für die Wiederherstellung des Rückkopplungsmechanismus mit Hilfe des Organismus selbst.

So geschieht die Wiederherstellung der eigenen Kräfte. Man könnte meinen, Medikamente haben dasselbe Ziel. Einverstanden, aber das ist Hilfe von außen, und es verführt teilweise. Die Fähigkeit zur Selbstregulierung wird dabei herabgestuft, und das Gehirn hält eine solche Hilfe für normal. Es macht nichts mehr und wird faul – wozu sich anstrengen, etwas erarbeiten, was ohnehin schon da ist und was man einfach nutzen kann? Wir dürfen nicht vergessen, dass der Überfluss an bestimmten Stoffen genauso schädlich sein kann wie ihr Fehlen.

Deswegen sollten Sie ganz bewusst und willensstark die Arbeit fortsetzen. Dadurch wird Ihr Organismus endgültig und unwiderruflich aufgeweckt, und er beginnt, die Wirkstoffe, die für eine endgültige Genesung notwendig sind, in den benötigten Mengen selbst herzustellen. Er wählt den einzig möglichen Weg: den Weg der Jugendlichkeit.

Übrigens: Wenn wir über Jugendlichkeit sprechen, meinen wir damit nicht die Zahl Ihrer Fältchen und wie lange sie schon existieren. Obgleich auch dies eine Menge aussagt. Unter Jugendlichkeit verstehen wir die biologische Fähigkeit des Organismus, nicht nur dem Alter in Ihrem Personalausweis zu entsprechen, sondern sogar dahinter »zurückzubleiben«.

Erinnern wir uns an Paul C. Bragg, den amerikanischen Wissenschaftler (bekannt durch sein Buch »Wunder des Fastens«), der auf tragische Weise im Alter von fünfundneunzig Jahren ums Leben kam. Da war er praktisch ein gesunder Mann, der an eigenem Beispiel bewies, dass der Mensch bei richtiger Lebensführung hundertzwanzig Jahre und älter werden kann.

Das ist keine Utopie: Derartige Beispiele gibt es viele, sicher sind einige von Ihnen bereits auf sie gestoßen.

Die Verjüngung ist also nichts anderes, als die klar ausgeprägte Fähigkeit des Organismus zur »Selbstregeneration«, wenn man es zutiefst wünscht und an die eigenen Kräfte glaubt.

Dass diese Dinge eine materielle Grundlage haben und mit bestimmten biochemischen Prozessen zusammenhängen, haben wir schon erwähnt. Aber das Wichtigste ist die Seele, der Wunsch, das Bestreben – nennen Sie es, wie Sie wollen. Ohne diesen geistigen Hauptantrieb kann die Materie nicht in Gang kommen.

Jetzt fragen Sie: Wann beginnen wir mit der Arbeit an der Verjüngung, das haben Sie uns doch versprochen, wir bemühen uns angeblich nur darum und wollen es mehr als alles andere. In Gruppenseminaren werden wir das recht häufig gefragt. Aber das ist es ja, woran wir arbeiten, und zwar buchstäblich vom ersten Tag an, seit wir uns kennen.

Einige von Ihnen haben es schon verstanden und voll und ganz erfasst: **Sie arbeiten schon längst an der Verjüngung, an der Jugendlichkeit, seit Beginn der Übungen und des Trainings.** Andere haben das noch nicht bemerkt. Denen, die es begriffen haben, sagen wir: Vielen Dank für Ihre Anstrengung, für Ihre Hartnäckigkeit, für Ihre Zielstrebigkeit! Das machen Sie toll – nochmals, vielen Dank und viel Erfolg weiterhin auf diesem Weg! Ihre Fältchen werden verschwinden, von selbst, vielleicht sind sie bei einigen von Ihnen ja auch schon verschwunden? Los, schauen Sie mal schnell in den Spiegel.

Und nun zur Sache, beginnen wir mit dem Training. Also, welche Besonderheiten hat die heutige Lektion?

Erstens sollten Sie sich bemühen, die Zeit des Trainings dank der erlangten Fertigkeit zu verkürzen. Das gilt ausnahmslos für alle, unabhängig von Ihren Veranlagungen oder Ihrem Nerventyp, und zwar für alle Übungen.

Wir haben bereits davon gesprochen und möchten noch einmal daran erinnern, dass der gesamte Übungskomplex, wenn Sie ihn vollständig beherrschen, nicht länger als dreißig bis vierzig Minuten in Anspruch nehmen sollte. Deshalb sollten Sie sich vom heutigen Tag an nicht nur bemühen, alles gut zu machen, sondern auch ausreichend schnell, aber ohne dass die Qualität darunter leidet.

I. Aufwärmen

II, III. Nach dem Aufwärmen folgt die Augengymnastik, dann das bildhafte Atmen

Wir verschmelzen mit dem Bild von Jugendlichkeit

Versuchen Sie, sich **klar das Bild von Jugendlichkeit vorzustellen – Ihrer Jugendlichkeit**. Am heutigen Tag muss es sich recht deutlich ausgebildet haben.

Wir verstehen, wenn Sie in den ersten Übungstagen Ihre Kraft vor allem auf die Aneignung der Methode gerichtet haben, aber nun ist es Zeit, auch an das Angenehmste und Wichtigste zu denken. Es ist für Sie Zeit, mit **Ihrem Bild der Jugendlichkeit zu verschmelzen**, es also einfach und selbstverständlich als Teil Ihres Wesens zu empfinden.

Wir versuchen, Ihnen dabei wenigstens ein bisschen zu helfen. Abgesehen davon, was wir bereits über die Meditation mit Konzentration auf das Bild der Jugend gesagt haben, können Sie, falls nötig, **sich selbst als jemand anderen sehen, in einem für Sie neuen Leben**. Oder genauer: Sie sehen sich an einer neuen, jähen Biegung im Fluss Ihres Lebens, hinter der die Vergangenheit nicht mehr sichtbar ist.

Befreien Sie sich von Ihrer Vergangenheit, von allem, was sie quälte und immer noch quält! Sich davon befreien heißt: verzeihen. Verzeihen Sie allen, die Ihnen Böses angetan, Sie unverdienterweise gekränkt, Sie verraten und hintergangen haben. Sie können das in Gedanken oder laut mehrere Male wiederholen, wenn Sie eine solche Notwendigkeit verspüren. Auch wenn alle diese Menschen im Unrecht waren – verzeihen Sie ihnen; vielleicht sind sie immer noch ungerecht zu Ihnen –, verzeihen Sie ihnen trotzdem, erlassen Sie ihnen ihre Sünden und … lächeln Sie einfach, lächeln Sie, denn das hat nichts mehr mit Ihnen zu tun.

Sie sind unerreichbar für diese Menschen und ihre Kränkungen; diese sind hinter der Flussbiegung zurückgeblieben. Sie schwimmen weiter ohne sie, Sie sind frei.

IV. Atmen mit den Augen

V. Training der Emotionen

Und wieder das »Pendel«

Jetzt unternehmen wir eine kleine Zeitreise. Zunächst gehen wir in die Vergangenheit, dann in die Zukunft.

Wir schließen die Augen und nehmen die Haltung eines unglücklichen Menschen an. Stellen Sie sich vor, Sie sitzen im Kino. Im Saal ist es halbdunkel, auf der Leinwand ist noch kein Bild, aber Sie wissen: Sie sind hier, weil Sie einen Film sehen wollen, und dieser Film handelt von Ihnen, von Ihrem Leben. Deswegen sind Sie sehr gespannt.

Stellen Sie sich auf unangenehme Erinnerungen ein. Wie oft hat man Sie verletzt, betrogen, verraten, wieviel haben Sie ausgehalten, gelitten …

Stellen Sie sich vor, Sie sind ein Wanderer auf dem Weg des Lebens. Gedanklich schauen Sie zurück und sehen, wie alles, was Ihnen wichtig ist, vergangen und verschwunden ist. Vor Ihnen liegt das Unbekannte, Unbestimmte … Sie fühlen sich einsam, unglücklich, geradezu verdammt …

Die Leinwand leuchtet auf, Sie schauen hin: Was ist dort? Silhouetten zeichnen sich ab – unklar und unscharf … Sie schauen genauer hin. Wer dort ist? Vielleicht erkennen Sie jemanden …

Erinnern Sie sich an Ihre früheste Kindheit – die ersten Enttäuschungen, unverdienten Kränkungen … und betreten Sie, sobald Sie jemanden erkennen, in Ihrer Vorstellung die Leinwand. Sie sind nun kein Zuschauer mehr, sondern beteiligt an allem, was vor sich geht. Hören und schauen Sie genau hin: Wer ist das? Wer spricht? Wenn dieser Mensch zu Ihnen gekommen ist, dann soll das so sein, für ihn und für Sie. Hören Sie ihn an. Sprechen Sie mit ihm. Sagen Sie ihm alles, was Sie wichtig finden, halten Sie sich nicht zurück und gehen Sie dann weiter … Hören Sie jeden an, sprechen Sie mit jedem, auch wenn es ein Unbekannter ist, und erst recht, wenn dieser Mensch nicht mehr hier, sondern im Jenseits ist … Sagen Sie zu jedem ungefähr Folgendes: »Ja, du hast mir viel Böses angetan; es gab eine Zeit, da war das sehr schmerzlich für mich. Aber ich habe es überlebt, das ist nun Vergangenheit, ich verzeihe dir. Ich verzeihe dir und sage dir Lebewohl … du bist nun Vergangenheit, und mein Leben ist die Gegenwart, ich treffe dich hier freiwillig, um dir zu verzeihen … Lebewohl, ich verzeihe dir …«

Sprechen Sie in etwa so zu jedem, der zu Ihnen gekommen ist, besonders dann, wenn es ein Verwandter ist. Menschen, die uns nahestehen, fügen uns häufig besonders schreckliches Leid zu und verursachen besonders schmerzliche Wunden … Wenn es in Ihrer Erinnerung Ärzte gibt, die Sie behandelt haben, Ihnen aber nicht helfen konnten, verzeihen Sie auch diesen. Wenn sie Ihnen wehgetan haben, dann sicher nicht mit Absicht, sie wollten das nicht, sicher konnten sie Ihnen einfach nur nicht helfen. Verzeihen Sie ihnen.

Gehen Sie weiter auf Ihrem Lebensweg, halten Sie sich nicht zu lange auf, lassen Sie aber auch niemanden aus, der jetzt zu Ihnen gekommen ist. Sprechen Sie mit jedem, verzeihen Sie jedem.

Wenn Sie den Wunsch verspüren zu weinen, dann weinen Sie, halten Sie die Tränen nicht zurück … Möge mit diesen Tränen für immer aller Kummer gehen, mögen Ihnen alle Steine vom Herzen fallen, alles, was Sie bedrückte und Ihnen das Leben schwer gemacht hat … Mögen alle Ihre Kränkungen mit diesen Tränen gehen … mit Ihrem Verzeihen … Denn verzeihen heißt loslassen.

Und nun sagen Sie sich gedanklich: »Stopp. Es reicht. Ich war in der Vergangenheit. Ich war dort aus freiem Willen, aber mein Leben ist in der Gegenwart. Es ist im Hier und Jetzt. Und jetzt bin ich nicht mehr derselbe wie früher, ich habe mich verändert. Ich bin besser geworden, reiner. Alle schlechten Erlebnisse haben nichts mehr mit mir zu tun. Für Schlechtes ist einfach kein Platz in meinem Leben …«

Aber? Wahrscheinlich waren auch Sie im Unrecht, Sie sind ja auch kein Heiliger. Wahrscheinlich haben auch Sie den Wunsch oder das Bedürfnis, bei denjenigen um Verzeihung zu bitten, die Sie verletzt haben. Tun Sie das. Finden Sie eigene Worte dafür. Richten Sie sie an diejenigen, die Sie verletzt haben, und bitten Sie bei jenen Mächten um Unterstützung, an die Sie sich sonst auch in schwierigen Momenten wenden …

»Ja, ich hatte viele Schwierigkeiten zu bewältigen, habe viele Fehler gemacht. Aber es ist überstanden, das alles ist nun Vergangenheit, und ich lebe in der Gegenwart. Ich lebe, also bin ich stark, das alles liegt hinter mir. Ich habe Erfahrungen gesammelt in diesem Kampf. Diese Erfahrungen helfen mir in der Gegenwart. Ich werde nie mehr so sein wie früher … Ich möchte noch besser, noch vollkommener sein. Ich mache dafür bereits alles, was in meinen Kräften liegt … Ich lebe. Ich fühle, denke … atme … sehe … höre … Allein das ist großes Glück. Ich bin ein glücklicher Auserwählter auf diesem Fest des Lebens … Wie schwer mein Leben auch gewesen sein mag, es ist besser, als überhaupt nicht zu leben … Ich bin selbstsicher. Alles, was ich zum Glück brauche, habe ich. Ich habe einen Sinn in meinem Leben, ein Ziel …«

Jeder hat sein Ziel, seinen Lebenssinn – Kinder, Familie, Arbeit. Formulieren Sie klar Ihr Ziel, Ihren Lebenssinn. Fühlen Sie, dass es Ihnen gut geht an Ihrem Platz.

Jetzt gehen wir gedanklich in die Zukunft. Wir stellen uns klar vor, was mit uns in einem Monat, in einem halben Jahr und in zwei Jahren (aber nicht mehr) sein wird. Sehen Sie sich selbst als jungen, gesunden, schönen Menschen in allen Details vor sich, so, wie Sie sich selbst gefallen. Fühlen Sie Liebe zu sich selbst … Sie sind der Liebe und Achtung wert. Sie wollen noch besser sein, dafür tun Sie alles … Fühlen Sie sich mit jeder Faser, wie Sie immer sein wollen – innerlich und äußerlich … Fügen Sie noch Ihre Besonderheiten hinzu, Ihr Bild von Jugendlichkeit.

Wir schreiben Ihnen hier absichtlich nichts Konkretes vor, finden Sie selbst die richtigen Worte, nur dann werden sie einen Widerhall in Ihnen finden.

Wenn Sie das alles aufrichtig und von ganzem Herzen tun, werden Sie sofort Erleichterung empfinden, ja geradezu Glückseligkeit. Wenn Sie Ihren Beleidigern verzeihen und auch Ihnen verziehen wird, herrscht Frieden in Ihrer Seele. Dann erleben Sie wirklichen Seelenfrieden. Dann wird Ihr Bild der Jugendlichkeit Teil Ihres Wesens. Sie verschmelzen ganz einfach mit ihm, werden unzertrennlich. Dabei sollten Sie die Zeit für eine Entscheidung nicht hinauszögern. Unbestimmtheit führt immer zu Unsicherheit und Unruhe.

Wir möchten betonen: **Ihre Arbeit an den Emotionen muss etwas erschaffen, die Konflikte der Vergangenheit und der Gegenwart lösen und für die Zukunft verhüten.**

Warum wir das so wichtig finden? Louise Hay hat die Richtigkeit ihres Postulats selbst erlebt: »Sich selbst und anderen vergeben zu können ist die Grundlage für die Überwindung von Krankheit und Leid.« Sie heilte sich selbst von ihrer Krankheit, vor der die Medizin die Waffen gestreckt hatte.

Zweifellos ist ein umfassendes Verzeihen richtig und für die Gesundheit förderlich. Wir wissen ja bereits: Gedanken bestimmen die Richtung fassbarer Veränderungen in unserem Organismus. Deswegen verzeihen Sie allen, seien Sie großzügig. Und denken Sie vor allem an eines: Das Wichtigste sind die Liebe und Achtung gegenüber sich selbst, andernfalls werden Sie kaum dieses Gefühl für Ihren Nächsten aufbringen oder ihm gar verzeihen können. Denken Sie daran, wie wichtig es ist, sich nicht zu kritisieren, zu erniedrigen oder zu beschimpfen. Der einzige Weg ist, sich noch mehr respektieren zu lernen.

Analysieren Sie, von wem Sie etwas Schlechtes über sich hören (Freunde, Verwandte, Arbeitskollegen usw.), und versuchen Sie, sich möglichst von ihnen zu distanzieren, also den Kontakt mit ihnen zu meiden. Wenn das nicht möglich ist, versuchen Sie, auch ihnen zu verzeihen.

Denken und sprechen Sie über sich selbst ausschließlich positiv. Was Sie erreichen wollen, wiederholen Sie für sich so oft wie möglich: »Ich will mich verändern«, »Ich will mich von meiner Vergangenheit befreien«, »Ich bin jung und glücklich« usw. Gut wäre es, wenn Sie das laut bis zu zehnmal hintereinander sagen und dabei in den Spiegel schauen.

Lernen Sie, sich zu entspannen und ausschließlich im Bild von Jugendlichkeit zu bleiben, unter allen Umständen: im Straßenverkehr, auf der Arbeit und möglichst auch zu Hause. Lernen Sie, sich auf die Emotion einzustimmen, die Ihrem Bild von Jugend entspricht, sodass Sie sich wirklich als glücklicher Mensch fühlen. Seien Sie ein glücklicher Mensch!

Wenn Ihre Gefühle in harmonischer Übereinstimmung sind, entwickelt sich von selbst der »sechste Sinn« – die Intuition: »Was sollte ich am besten tun für die Harmonisierung von Seele (Emotionen und Verstand) und Körper (Gesundheit)?«

Genau hierin besteht letztlich die Zielstellung unseres Systems:

- zu helfen, die Ursache für die Erkrankung zu finden
- die grundlegenden Wege aus der Krankheit aufzuzeigen
- Maßnahmen zur Unterstützung dieser Harmonie zur freien Auswahl anzubieten.

Darin liegt die Erlangung wahrer Jugendlichkeit.

Trainieren Sie heute diese Emotionen sowie jene, die bei Ihnen am schlechtesten funktionieren. Lernen Sie, sich entsprechend einzustimmen.

Eine große Hilfe bietet Ihnen das nur auf Russisch erschienene Buch *Lebensspendende Kraft*[4] von Georgi Sytin. Der Autor kuriert mithilfe der von ihm entwickelten Methode der verbal-bildlichen emotional-willensgesteuerten Beeinflussung des Menschen viele Krankheiten. Hier ein Beispiel zu Ihrer Unterstützung.

Einstellung auf Widerstandsfähigkeit im Leben nach Georgi Sytin

»Ich stelle mich auf ein frohes, dynamisches, junges Leben im Jetzt, in dreißig und in hundert Jahren ein. Ich stelle mich auf eine tägliche dynamische, interessante Arbeit im Jetzt, in dreißig Jahren und in hundert Jahren ein. Ich stelle mich auf eine beständige, ununterbrochene Entwicklung aller meiner Fähigkeiten im Jetzt, in dreißig Jahren und in hundert Jahren ein. Das langjährige, frohe, dynamische, junge Leben liegt vor mir. Alle Veränderungen in meinem Körper, die sich nach meinem 17. bis 20. Lebensjahr vollzogen haben, verlassen für immer meinen Körper ins Universum.

Ich werde als energetisch entwicklungsfähiger, unerschütterlich gesunder und wunderschöner junger Mensch geboren. Die Frische der Jugend zeigt sich in meinem Gesicht, das ganze Gesicht ist gleichmäßig rosig, meine Lippen tiefrot. Ich fühle genau, wie ich gesunde und erstarke. In meine Psyche, in alle meine Nervenbahnen gelangt gesunde, stählerne Festigkeit. Jeder gelebte Tag verlängert die Dauer meines Lebens, das vor mir liegt.

In diesem Sinne verläuft mein Leben gesetzmäßig: Je älter ich werde, desto mehr verjünge ich mich.

Ich befinde mich in ständiger Kampfbereitschaft zur Überwindung aller schädlichen Einflüsse, die meine Einstellung auf ein frohes, langjähriges, junges Leben zerstören könnten. Ich unterdrücke den Einfluss von Gesprächen anderer über die Kürze des

4 Moskau 1991

menschlichen Lebens, über Krankheiten und Tod, ich weiß, das alles betrifft mich nicht als einen Menschen, der gesetzmäßig lebt: Je älter ich werde, desto mehr verjünge ich mich. Ich unterdrücke alle Einflüsse, die meinem sittlichen Verhalten und meiner gesunden Lebensführung zuwiderlaufen. Ich schaffe in mir einen anhaltenden, starken Schutz gegen alle diese schädlichen Einflüsse.

Konsequent halte ich an meiner Erwartung eines langjährigen, frohen, dynamischen, jungen Lebens fest, gehe mutig vor, was mir eine beständige, starke Stütze ist.

Ich bin ein mutiger Mensch, selbstsicher, ich wage alles, ich kann alles, und ich fürchte nichts. Auch wenn alle Schwierigkeiten auf einmal über mich hereinbrechen, weiß ich sicher, dass sie meinen starken Willen nicht brechen können. Deswegen schaue ich der Welt furchtlos ins Gesicht, und in allen Stürmen des Alltags stehe ich fest wie ein Fels, an dem sich alles bricht.

Mir stehen alle Wege, alle Pfade in ein langjähriges, dynamisches, frohes, junges Leben offen, und das erfüllt mein Wesen mit Lebensfreude. Ich bin ganz erfüllt von sonniger Lebensfreude, in mir erblüht der Frühling, ein unverlöschliches Freudenflämmchen brennt stets in meinen Augen, auf meinem Gesicht liegt stets ein fröhliches, frühlingshaftes, helles Lächeln. In meinem gesamten Körper sprudelt eine riesige Kraft, alle inneren Organe arbeiten energisch und fröhlich. Mein Gang ist beschwingt; wenn ich gehe, fliege ich fast wie ein Vogel.

Mit jedem Tag werde ich froher und lebensmutiger. Immer mehr festigt sich meine fröhliche und lebensmutige Stimmung. Ein unbezwingbarer stählerner Wille leuchtet in meinen Augen, und diesen unbeugsamen Willen bemerken alle Menschen an mir, mit denen ich in Berührung komme.

Die triumphierende Kraft der Jugend, die Begeisterung des Sieges leuchtet in meinen Augen, der Triumph einer unerschütterlich festen Gesundheit leuchtet in meinen Augen. Leuchtende, junge Augen.

Ich wurde geboren als langlebiger, sich dynamisch entwickelnder junger Mensch. Ich stelle mich auf die Entwicklung aller meiner Fähigkeiten im Jetzt, in dreißig Jahren und in hundert Jahren ein. Mein Denken wird immer dynamischer. Es entsteht ein durch und durch dynamisches, blitzschnelles Denken, es entsteht ein klares, starkes, junges Gedächtnis. Alle meine Fähigkeiten entwickeln sich dynamisch. Die sorglose, ungetrübte Jugend leuchtet in meinen Augen, ein unverlöschliches Freudenflämmchen brennt stets in meinen Augen.«

Bitte beachten Sie, dass es in der 7. Lektion keine Übungen zur Verlagerung der drei Empfindungen in den Beinen, der Wirbelsäule, den Armen und dem Schultergürtel mehr gibt. Wir werden sie nun nicht mehr ausführen.

Heute wiederholen wir noch einmal die Verlagerung der Empfindungen aus den Beinen in die Arme und zurück (Punkt VI. der vorgegangenen, sechsten Lektion). Diese Übung ist eine Vorbereitung, eine allgemeine leichte Massage des Organismus vor der eigentlichen Arbeit. Die heutigen Hauptübungen sind neu für Sie.

Lassen Sie uns nun diese Übungen aus der vorangegangenen Lektion ausführen. Schauen Sie sich dort die Beschreibung an, wir werden sie hier nicht wiederholen. Dann gehen wir zu den neuen Übungen über.

VI. Verlagerung der drei Wahrnehmungen aus den Beinen in die Arme und zurück

Wir beginnen mit der Empfindung, die uns am schlechtesten gelingt. Wir machen jeweils drei Durchgänge mit jeder Empfindung.

VII. »Lieblingsorgan«

Versuchen Sie, diese Übung so gut wie möglich zu machen und sich die Empfindungen klar vorzustellen. Jede Empfindung wiederholen Sie in jeder Richtung jeweils dreimal.

Bei den Übungen sollten Sie versuchen, die Übergänge aus der einen in die andere fließend zu gestalten, wie eine Fortsetzung der vorherigen.

VIII. Übung »Dreiblätter«

Diese Übung ist sehr wichtig. Mit ihrer Hilfe kann man praktisch alle inneren Organe gedanklich durchmassieren, was dabei hilft, das körperliche Gleichgewicht wiederherzustellen.
Woher kommt diese Übung?

In den Darstellungen antiker Medizinbücher wird der menschliche Körper in Bereiche eingeteilt, die große Ähnlichkeit mit Lotos-Blütenblättern haben – einer märchenhaft schönen Blume, der außergewöhnliche Eigenschaften zugeschrieben werden und die das Symbol für Erhabenheit und Schönheit ist. Diese Blütenblätter sind unterschiedlich groß – von winzig bis zu gigantisch.

Wie sich herausstellte, gibt es zwischen ihnen eine bestimmte Verbindung, eine Art Gesetzmäßigkeit: Falls in einem Blütenblatt etwas nicht stimmt, kann man dasselbe auch für ein ganz bestimmtes anderes Blütenblatt erwarten. Und umgekehrt: Wirkt man auf eines der Blütenblätter ein, gibt es ebenfalls eine Wirkung in einem bestimmten anderen oder mehreren.

Auf diese Weise ist nach Vorstellungen der alten Heiler alles im Organismus des Menschen miteinander verbunden und zeigt sich in bestimmter Weise im Wechselspiel der »Blütenblätter« eines Lotos, von denen je drei Blütenblätter ein Dreiblatt bilden. Wir arbeiten nun an den gigantischen Dreiblättern, es sind nur drei. Zur Verdeutlichung haben wir die Blütenblätter nummeriert (Abb. 23).

Das erste Dreiblatt *(Blütenblätter Nr. 1, 2, 3, bei der Rückenansicht von links nach rechts)*

Bei der Vorderansicht teilt sich der Brustkorb in drei gleich große Teile. Als Begrenzung dient eine gedachte Linie, die sich bei Männern auf Höhe der Brustwarzen befindet, bei Frauen auf Höhe des Solarplexus. Die Blütenblätter weisen nach oben.

Oben umfassen die seitlichen Blütenblätter vollständig die Schultern (man kann, wenn nötig, auch die Arme mit einbeziehen). Die Obergrenze des mittleren Blütenblatts vorn geht bis zur Nasenwurzel. Die seitlichen Ränder stoßen aufeinander und teilen den Brustkorb in drei gleich große Teile.

Nun projizieren Sie diese drei Blütenblätter gedanklich auf den Rücken, und erhalten dadurch drei weitere Blütenblätter – die hinteren. Die Obergrenze des mittleren hinteren Blütenblatts reicht bis zur Schädelbasis.

Wir werden nun alles, was sich im Inneren befindet, jeweils zwischen einem Paar des vorderen und hinteren Blütenblatts, erwärmen, kühlen usw.

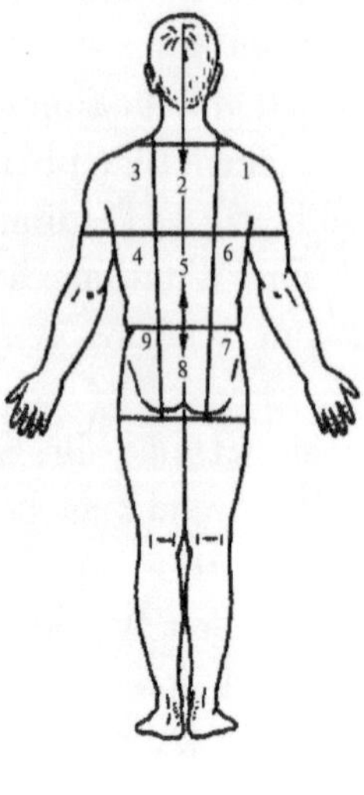

Abb. 23: Blütenblätter des Lotos (von hinten)

Das zweite Dreiblatt *(Blütenblätter Nr. 4, 5, 6 – bei der Rückenansicht von links nach rechts)*

Die Blütenblätter zeigen nach unten – vom unteren Rand des Brustkorbs oder den Brustwarzen bei Männern – und reichen bis zu einer gedachten Linie, die über den Nabel verläuft und diesen Bereich des Körpers in drei gleich große Teile teilt.

Wir projizieren sie auf den Rücken und erhalten drei hintere Blütenblätter. Alles, was sich zwischen ihnen befindet, werden wir ebenfalls erwärmen, kühlen usw.

Das dritte Blütenblatt *(Blütenblätter Nr. 7, 8, 9 – bei der Rückenansicht von links nach rechts)*

Die Blütenblätter zeigen nach oben und erreichen die Linie, die über den Nabel verläuft. Die Untergrenze verläuft unterhalb des Bauches (hinten am Steißbein).

Die Blütenblätter können einander leicht überlappen. Während der Arbeit sollte nicht auf einzelne Organe geachtet werden: Sie können zu zwei oder mehreren Blütenblättern gleichzeitig gehören.

Teilen Sie den gesamten Brustkorb und Bauchraum gedanklich in neun ungefähr gleich große Blütenblätter. Sie werden von innen, aus der Tiefe durchdrungen und massiert und mit dem geistigen Auge betrachtet, besonders die Stellen, die Sie am meisten beunruhigen.

Die Abfolge bei den Blütenblättern ist folgende: Wir beginnen rechts oben (1) – rechte Schulter, rechtes Schultergelenk, Spitze des rechten Lungenflügels, dann gehen wir zur Mitte (2) – Bronchien, Schilddrüse, Gesicht; dann weiter nach links (3) – linke Schulter, linkes Schultergelenk, Spitze des linken Lungenflügels; dann gehen wir tiefer, zuerst zu (4), dann zum mittleren Teil des Bauches, dann nach links usw., immer der Nummerierung 1 – 9 folgend (siehe Abb. 24). Zurück geht es über denselben Weg.

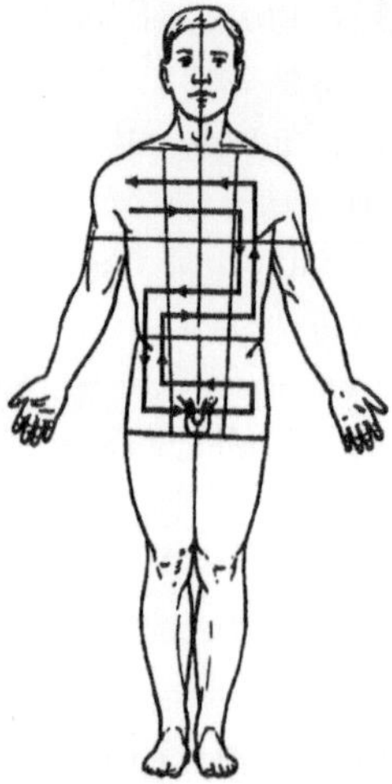

Abb. 24: Verlagerung der Empfindungen **W**, **P**, **K** entlang der Lotosblätter

Lassen Sie uns die Übung traditionell mit der Empfindung von Wärme beginnen. Wie gewöhnlich entspannen wir uns, schließen die Augen und schicken alle Gedanken weg.

1. Wir sammeln die Empfindung von Wärme in einem Kügelchen von Faustgröße im Bereich des ersten Lotosblatts (Bereich rechtes Schlüsselbein, rechtes Schulterblatt, rechte Achselhöhle). Wir durchwärmen den ganzen Bereich von innen nach außen, ohne an konkrete Organe zu denken. Die Wärme ist sanft, liebkosend. Wenn Ihnen der Arm oder die Gelenke wehtun, können Sie sie ebenfalls durchwärmen, besonders die Stellen, die Probleme machen. Wir halten die Wärme für acht bis zehn Sekunden.
2. Wir verlagern die Wärme nach links – in den Bereich des zweiten Lotosblatts (Brustkorb, Schilddrüse, Nasenrachenraum). Wieder halten wir die Wärme für ungefähr 8 – 10 Sekunden. Besonders richten wir die Wärme zu den Problemstellen. Bei Bronchitis durchwärmen Sie einen größeren Bereich hinterm

Brustbein, bei gestörter Schilddrüsenfunktion den Hals, bei Entzündungen im Nasenrachenraum durchwärmen Sie von innen diesen Bereich wie bei der Arbeit am Hörvermögen usw.

3. Wir gehen noch weiter nach links – in den Bereich des dritten Lotosblatts (Achselhöhle und linkes Schulterblatt). Sanft durchwärmen wir diesen Bereich von innen nach außen, wie wir es mit dem ersten Lotosblatt getan haben.
4. Wir gehen tiefer, zum zweiten Dreiblatt, durchwärmen der Reihe nach (von links nach rechts) das vierte, fünfte und sechste Lotosblatt. Hierzu gehören die linke Flanke, der Bereich der Milz, der Bauchspeicheldrüse, der Bereich des Magens, der Leber, der Gallengänge, die rechte Flanke.
5. Dann durchwärmen wir ebenso auf der rechten Seite den Unterbauch darunter (siebtes Lotosblatt) und eventuell auch das rechte Hüftgelenk. (Sie können auch ins Bein hinabgehen, falls nötig).
6. Wir kommen zum achten Lotosblatt und durchwärmen es. Das ist ein wichtiger Bereich – der Bereich der Harnblase und des Enddarms. Arbeiten Sie dort besonders aufmerksam, vor allem, wenn Sie Probleme mit diesen Organen haben.
7. Wir gehen zum neunten Lotosblatt und durchwärmen die linke Seite des Unterbauchs und das linke Hüftgelenk (falls nötig, gehen wir ins linke Bein hinab).
8. Wir kommen über denselben Weg zurück in den Bereich des ersten Lotosblatts, wobei wir alle Blütenblätter nacheinander durchwärmen.

Bemühen Sie sich, die Empfindung nicht auf halbem Weg zu »verlieren«. Stellen Sie sich so klar wie möglich die heilsame Wärme vor, die nacheinander innen alles durchwärmt. Arbeiten Sie liebevoll, als würden Sie jedes Lotosblatt von innen sorgfältig glätten und ausstreichen.

Die Durchgänge (vom ersten bis zum neunten Lotosblatt und rückwärts vom neunten zum ersten) kann man mit jeder Empfindung dreimal machen. Die Übergänge von einer Empfindung zur anderen sollten fließend sein, fügen Sie beim letzten Durchgang die Empfindung **P** hinzu, zum Beispiel:

Erster und zweiter Durchgang – **W**;
Dritter Durchgang (oder dritter und vierter Durchgang) – **W** + **P**;
Vierter und fünfter Durchgang (oder fünfter und sechster Durchgang) – **P**;
Sechster Durchgang (oder sechster und siebter Durchgang) – **P** + **K**;
Siebter und achter und eventuell neunter Durchgang (oder achter und neunter Durchgang) – **K**.
Diese Übung kann auch mit zwei Empfindungen gleichzeitig gemacht werden:
W + **P** und **K** + **P**, wenn Sie sie gleichzeitig hervorrufen können.

Bemühen Sie sich um eine Gleichmäßigkeit der Empfindungen in jedem Bereich, in jedem Lotosblatt, damit Sie sicher sein können, keine Stelle ausgelassen zu haben.

Achtung:

- **Die Übung »Dreiblätter« darf nicht an einem Tag mit der Übung »Lieblingsorgan« ausgeführt werden.**
- **Wenn Sie die Wärme lange halten, erhöht sich der Blutdruck. Gehen Sie mit der Wärme besser schneller voran, dafür in mehreren Durchgängen.**
- **Den Bereich des Herzens lassen Sie unbedingt aus, umgehen Sie es mit Dankbarkeit.**

IX. »Lärmende Stadt«

Wir kommen nun zur nächsten Übung, die sich »Lärmende Stadt« nennt und auf die Verbesserung der Darmtätigkeit gerichtet ist. Sie nennt sich auch »Großer Kreis«, ebenfalls ein sehr zutreffender Name, weil sich die Empfindungen im Kreis, in einer Spirale verlagern.

Am besten beginnen Sie mit dem Bereich des Krummdarms rechts (Abb. 25), wo der Dickdarm beginnt. Man kann auch im Bereich des Bauchnabels beginnen, also in der Mitte des Bauchs, wenn man sich zuerst den Dünndarm vornehmen will.

Auf jeden Fall werden die Empfindungen ausschließlich im Uhrzeigersinn bewegt, so wie der Darm verläuft. Der einzige Bereich, in dem gegen den Uhrzeigersinn gearbeitet werden kann, liegt in der Nähe des Bauchnabels; das ist besonders wirksam bei Darmträgheit.

Also, machen wir nun diese Übung. Wie immer entspannen wir uns und schließen die Augen. Wir beginnen die Übung mit der Empfindung von Wärme.

1. Wir sammeln die Empfindung von Wärme (**W**) in ein Kügelchen (von der Größe einer Faust) im Bereich des rechten Krummdarms. Die Stelle ist leicht zu finden. Ertasten Sie den hervorstehenden Hüftknochen. Dann drücken Sie mit den Fingern ein bisschen näher zur Mitte des Bauchs – und Sie gelangen zur Darmbeingrube, das ist die richtige Stelle. Die Wärme ist sehr angenehm, heilsam und kommt von innen.
2. Wir halten die Empfindung für einige Sekunden, dann verlagern wir sie im Verlauf des Dickdarms – nach oben, nach links, hinab, dann nach rechts. Wir machen drei bis fünf Kreise. Danach verengen wir nach und nach den Wärmeradius und nähern uns in einer Spirale dem Bereich des Bauchnabels.

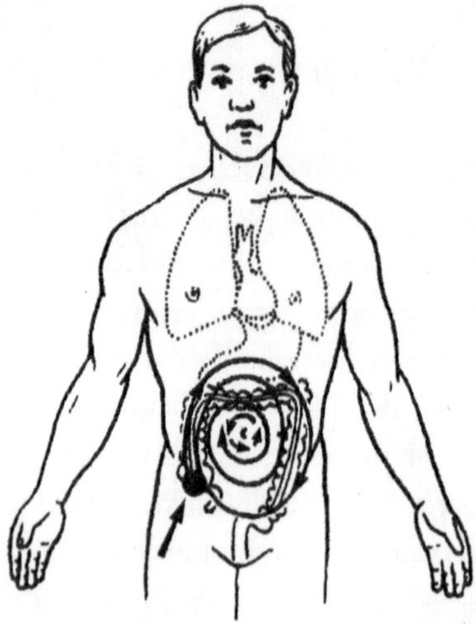

Abb. 25: Übung »Lärmende Stadt«, Verlagerung der drei Empfindungen im Verlauf des Dickdarms

3. Wir drehen einige Male Spiralen um den Bauchnabel, dann vergrößern wir ausgehend von der Mitte des Bauchs (genauso, im Uhrzeigersinn) den Wärmeradius bis zur Ausgangsgröße.
4. Wir beenden die Bewegung im Bereich des Krummdarms rechts.
5. Ohne die Verlagerung von **W** zu stoppen, fügen wir allmählich die Empfindung **P** hinzu und verlagern beide in derselben Weise drei- bis fünfmal.
6. Genauso arbeiten wir mit der Empfindung **K**.

Während Sie die Übung machen, versuchen Sie, mit ihrem geistigen Auge jene Stellen zu »betrachten«, an denen Sie vorbeikommen. Glätten Sie gedanklich jede Falte, jeden Vorsprung der Darmschlingen, lassen Sie nichts aus, Zentimeter für Zentimeter.

Gehen Sie liebevoll und fürsorglich vor, als wollten Sie überprüfen, wie die Dinge dort stehen und ob alles in Ordnung ist. Wenn

Sie fühlen, dass sich als Reaktion auf Ihre Fürsorge dort etwas regt und grummelt, dann ist das hervorragend. Ihnen wird geantwortet: »Ich bin wachsam, ich beantworte deine Frage – alles in Ordnung.« Machen Sie diese kontaktlose Massage sehr sorgfältig.

Stellen Sie sich vor, dass in diesem kleinen Raum, der Bauchhöhle, durchschnittlich acht bis zehn Meter Darm (Dünndarm und Dickdarm) untergebracht und »verpackt« sind. Auf der Schleimhaut befinden sich pro Quadratmeter bis zu viertausend Darmzotten mit Mikrovilli. Glättet man den Darm mit einer Länge von acht Metern zu einer glatten Oberfläche, sind das insgesamt vierhundert bis fünfhundert Quadratmeter! Das ist ein riesiger Produktionsbetrieb zur Gewinnung von Nährstoffen. Stellen Sie sich das so genau wie möglich vor, um Ihrem Organismus zu helfen, der so kompliziert, aber doch so weise von der Natur eingerichtet wurde.

Wenn Sie mit dem Darm arbeiten, gehen Sie in den ersten Tagen am besten so vor: Am ersten Tag beginnen Sie die Arbeit mit der Empfindung Wärme, am anderen mit Kälte. Und Sie enden mit derselben Empfindung: am ersten Tag mit **W**, den anderen mit **K**.

Dann beobachten Sie, welche Variante die angenehmste Wirkung erzielt, und wählen im Weiteren **W** oder **K**.

Bei *Hypertonus des Darms* wird die Arbeit mit Wärme erfahrungsgemäß die beste Wirkung haben, bei einem erniedrigten Tonus, im Gegenteil, die Arbeit mit Kälte.

Bei *Neigung zu Verstopfungen* bearbeiten Sie am besten das linke Blütenblatt des dritten Dreiblatts (Bereich Krummdarm links).

Wir nennen absichtlich keine einzelnen Diagnosen, die am häufigsten anzutreffen sind, da wir uns ja einig sind, dass wir sie vergessen wollen. Orientieren wir uns lieber an der Reaktion Ihres Organismus: Was ihm am besten »passt«, das machen wir.

Denken Sie daran, dass es zu kurzfristigen Stuhlstörungen kommen kann: Falls vorher eine Neigung zu Verstopfungen vorlag, kann es nun zu Durchfall kommen und umgekehrt. Das ist wiederum das Pendel-Prinzip: Erst schlägt es zu einer Seite aus, dann zur anderen. Das ist notwendig zur Erlangung eines Gleichgewichts, damit die Funktion sich normalisiert.

Und noch etwas sehr Wichtiges: Die Übungen »Dreiblätter« und »Lärmende Stadt« sollten hintereinander ohne Pause gemacht werden, als wären sie eine: Sobald Sie »Dreiblätter« beendet haben, machen Sie weiter mit den Darmübungen. Dafür rechnen Sie ungefähr fünfzehn Minuten ein. Allerdings gilt das für heute, für die Lernphase. Wenn Sie die Methode ausreichend beherrschen, schaffen Sie es etwa in der Hälfte der Zeit.

Nach einer Pause, die je nach Wunsch länger oder kürzer sein kann, machen wir weiter.

X. Verbesserung des Seh- und Hörvermögens (nach Bedarf)

Heute haben wir die Verbesserung von Seh- und Hörvermögen noch nicht geschafft. Wenn wir in Gruppen arbeiten, machen wir sie zweimal: zu Beginn der Lektion und am Ende, das zweite Mal zur Prüfung. Vergessen Sie nicht, dass Ihr heutiges Ziel bei einer mindestens zwanzig- bis dreißigprozentigen Verbesserung liegt, vielleicht ist es sogar mehr, das hängt von Ihnen ab.

Vergessen Sie nicht, dass Sie jeden Tag unbedingt selbstständig üben müssen (in Gruppen geben wir immer die Hausaufgabe, täglich die erste und zweite Übung zu machen, sie sind ausführlich im Kapitel »Verbesserung des Sehvermögens« beschrieben).

Auch Sie sollten jeden Tag trainieren und lernen, ohne Brille auszukommen. Und denken Sie daran, dass das Training immer ohne Brille ausgeführt wird. Also, die Verbesserung von Seh- und Hörvermögen führen Sie selbstständig aus.

Wer nicht an Seh- und Hörvermögen arbeiten muss, kann sich noch einmal dem kranken Organ zuwenden; machen Sie die Übung »Lieblingsorgan« oder »Dreiblätter« und »Lärmende Stadt«.

XI. Gynäkologische oder urologische Selbstmassage

Heute ist Ruhetag. Wenn wir in Gruppen arbeiten, machen wir die gynäkologische beziehungsweise urologische Selbstmassage nicht öfter als drei Tage hintereinander, dann kommt ein Tag Pause. Hier ist es genauso. Wenn Ihnen bis zum heutigen Tag die Massage nicht gelungen ist, probieren Sie es noch einmal.

Und zuletzt die Aufgaben zu dieser Lektion.

Aufgaben

1. Trainieren Sie die Übungen mit den Empfindungen, die Ihnen bisher weniger gut gelingen. Bemühen Sie sich, das Programm dieser Lektion nicht in drei, sondern in zwei Tagen zu lernen.
2. Von diesem Tag an verschmelzen Sie für immer mit dem Bild von Jugendlichkeit. Das ist jetzt Ihr natürlicher Zustand.
3. Wer ein schlechtes Sehvermögen hat, macht die Übung am Fenster bis zu hundertmal. Die Verlagerung der Empfindungen (schlechtes Hörvermögen), kann man ebenfalls mehrmals am Tag machen.
4. Alle Veränderungen und Verbesserungen notieren Sie in Ihrem Tagebuch.
5. Stimmen Sie sich auf die Arbeit der nächsten Lektion ein.
6. Bitte blättern Sie diese Seite nicht um, bevor Sie nicht das Programm dieser Lektion beherrschen. Aber wir verraten ein Geheimnis: In der nächsten Lektion erwartet Sie eine angenehme Überraschung.

LEKTION 8

Programm

I. Aufwärmen:
- automanueller Komplex (Massage der bioaktiven Punkte am Kopf)
- Übungen für die Wirbelsäule
- Übungen für Arm- und Beingelenke

II. Augengymnastik, Palmieren

III. Bildhaftes Atmen. Heute legen wir den Schwerpunkt auf das Verschwinden von Narben und Falten, auf die bevorstehende Jugendlichkeit, die endgültige Wiederherstellung der Gesundheit

IV. Atmen mit den Augen

V. Training der Emotionen. Formierung eines Selbstbilds der Vollkommenheit

VI. Verlagerung der Wahrnehmung von **W + P** und **K + P** entlang der Gliedmaßen und der Wirbelsäule

VII. Lieblingsorgan:
   a) Sammlung und Zerstreuung der drei Empfindungen in einem kranken Organ
   b) »Zickzack«
   c) »Spirale«

VIII. Arbeiten mit Narben

IX. Verbesserung des Seh- und Hörvermögens (nach Bedarf)
X. »Lärmende Stadt«
XI. »Dreiblätter«:
  a) Der erste Lotos
  b) Der zweite Lotos
  c) Der dritte Lotos
XII. Prüfung des Seh- und Hörvermögens
XII. Übung zur Verjüngung des Gesichts

Liebe Lernende!

Sie sind hier, und das heißt, Sie haben das Programm der 7. Lektion bewältigt. Also setzen wir unseren gemeinsamen Weg jetzt fort.

Für das heutige Programm lässt sich sagen, dass Sie die schwierigen Hauptübungen bereits beherrschen. Sie dürfen nur nicht nachlassen, genau jetzt müssen Sie mit neuem Schwung an die Arbeit gehen, dann finden Sie Gefallen an der Sache. Denn wenn man ein Haus hat und es liebt, dann gibt es nichts Schöneres, als darin für Ordnung und Gemütlichkeit zu sorgen, damit man sich jeden Tag, jeden Augenblick daran freut wie an einem Geschenk des Himmels.

Wenn Sie sich schon bereit fühlen für das »Fest für die Seele«, dann ist das wunderbar!

Wir finden, dass Sie sich die Überraschung verdient haben, die wir Ihnen in der letzten Lektion versprachen. Vom heutigen Tag an beginnen wir, über die Liebe zu sprechen.

In unseren Seminaren stellen wir die Frage: »Wem sind Geschlechterbeziehungen egal, wer hat kein Interesse an Verbesserungen seines Intimlebens? Bitte die Hand heben.« Glücklicherweise meldet sich nie jemand. Deswegen sind wir davon überzeugt: Da Sie dieses Buch weiterlesen, würden auch Sie auf keinen Fall die Hand heben. Menschen, denen die Liebe gleichgültig ist, die emotionslos und dickhäutig sind, die lesen gar keine Bücher.

Der großartige Poet Omar Chayyām sagte:

Will man ein weises Leben führen, muss man vieles wissen.
Zwei Regeln hier, zuallererst, solltest du nicht vergessen:
Bleib hungrig lieber, als nur irgendwas zu essen,
Und sei allein mit dir, als mit dem ersten Besten.

Das ist eine östliche Weisheit. Denken Sie auch an die Worte von Friedrich Schiller:

Einstweilen, bis den Bau der Welt
Philosophie zusammenhält,
Erhält sie das Getriebe
Durch Hunger und durch Liebe.

Hier geht es um dasselbe, als europäische Weisheit. Es sind die Themen unseres Lebens, Themen von ewiger Gültigkeit.

Mehrfach konnten wir uns davon überzeugen, dass Menschen, die ein aktives Leben führen, auch in ihren intimen Beziehungen aktiv sind. Das Gegenteil trifft ebenfalls zu: Führen sie ein passives Leben, bleibt in der Regel auch ihr Liebesleben unerfüllt. Das ist ein Gesetz, das sich buchstäblich auf alle Erwachsenen beziehungsweise auf ausgereifte Persönlichkeiten anwenden lässt. Wir konnten uns bei der Lektüre ihrer Fragebögen davon überzeugen. Wir hoffen, dass Sie nun die richtigen Schlüsse daraus ziehen.

Lassen Sie uns erst ein wenig trainieren, dann sprechen wir weiter darüber. Das Programm der 8. Lektion ist sehr reichhaltig. Sie sind nun schon fast selbstständig. Bemühen Sie sich, noch mehr Ihren Kräften und Ihrer Auffassungsgabe zu vertrauen, auch wenn wir Ihnen natürlich helfen. Wir werden auch versuchen, die Zeit zu begrenzen, damit Sie lernen, gut mit ihr auszukommen und die Arbeit nicht in die Länge zu ziehen.

I. Aufwärmen

Machen Sie wie immer die Aufwärmübungen, um Ihren Organismus gut auf die Arbeit vorzubereiten. Dafür sind zehn bis fünfzehn Minuten ausreichend.

II, III, IV. Augengymnastik, Bildhaftes Atmen, Atmen mit den Augen

Die Atemgymnastik dauert fünf Minuten. Heute legen Sie den Schwerpunkt auf die Verjüngung der Haut und das Verschwinden von Falten (bei wem es nötig ist).

V. Training der Emotionen

Bei der Arbeit mit den Emotionen triumphiert heute die positive Einstellung. In allem sehen wir nur das Gute – in der Kindheit, der Jugend und der Vergangenheit. Auf dieser Basis formen wir ein Selbstbild der Vollkommenheit.

Stellen Sie sich selbst an einem Ort und zu einer Zeit vor, als es Ihnen besonders gut ging – das haben wir schon »durchgenommen«. Vor diesem Hintergrund stellen Sie sich Ihr Gesicht jung vor, so, wie Sie es gern hätten: eine ebenmäßige, glatte, matte Haut von angenehmen Teint, auf den Wangen eine leichte Röte, das ganze Gesicht strahlt angenehme Wärme, ein Lächeln und Güte aus, die Augen leuchten, sie schauen froh und liebevoll in die Welt.

Rufen Sie in sich die Empfindung eines freien, leichten Tanzes oder eines Flugs hervor, wie in der Kindheit. Innerlich spüren Sie Güte und Frohsinn, und Ihr Körper verändert sich, wird leicht, biegsam, er reagiert auf jede Regung Ihrer Seele. Wenn Sie ein anderes Bild von Jugend haben, Ihr eigenes, einzigartiges Bild, dann nehmen Sie dieses. Hauptsache, Sie finden Ihr Bild der Jugendlichkeit und halten es für immer fest. Schauen Sie sich öfter im Spiegel an: Um wie viel haben Sie sich schon verjüngt? Wie sehr verändert?

Bemühen Sie sich, einen Zustand der Seligkeit und freudigen Erwartung (wie die kindliche Vorfreude auf ein Fest) zu finden und zu verinnerlichen, auch ohne einen konkreten Anlass zur Freude. Bewahren Sie auch den Wunsch nach Heilung.

VI. Verlagerung der Wahrnehmungen **W + P** *und* **K + P** *entlang der Gliedmaßen und der Wirbelsäule*

Fließend, ohne Unterbrechung, gehen Sie zur Verlagerung der Empfindungen entlang der Gliedmaßen über. Machen Sie das selbstständig, wie oben beschrieben; dabei bleiben Sie stets in Ihrem Bild von Jugendlichkeit.

VII. »Lieblingsorgan«

Manchen Sie die folgenden Übungen ebenfalls selbstständig: versuchen Sie, für alles nicht mehr als zwanzig Minuten aufzuwenden.

»Lieblingsorgan«: Über die Schilddrüse

Erlauben Sie mir im Zusammenhang mit der Arbeit am kranken Organ einige Worte über die Schilddrüse. Sehr oft werden wir gefragt, wie man am besten mit ihr arbeitet und wo die Gründe für ihre Dysfunktion liegen.

Bekanntlich kommen Dysfunktionen der Schilddrüse häufiger bei Frauen als bei Männern vor. Ungefähr neunzig Prozent der Frauen leiden auf die eine oder andere Weise, mit Diagnose oder ohne, an einer Funktionsstörung der Schilddrüse.

Üblicherweise wird das mit schädlichen Umwelteinflüssen oder einem Jodmangel in Verbindung gebracht. In diese Richtung bewegen sich bekanntlich auch Prophylaxe und Behandlung.

Im Orient wurde die Vergrößerung der Schilddrüse als Krankheit guter Menschen gesehen, wie es seinerzeit Avicenna ausdrückte. Man bringt ihr Entstehen mit starkem Stress in Verbindung.

Wenn Ihre Schilddrüse vergrößert ist, könnten Sie sich die folgenden Fragen stellen: Womit hat das alles begonnen? Wann hat es begonnen? Was ist zuvor passiert?

Wenn wir unsere Schüler fragen, erinnern sich fast alle an irgendein Unglück, das ihrer Krankheit vorausging. Mehr noch, sie bringen die Verschlimmerung der Schilddrüsenerkrankung auch ganz klar mit traumatisierenden Situationen in Verbindung, also ebenfalls mit Stress.

Auch Sie können sich sicher an Erlebnisse erinnern, die unangenehme Empfindungen hergerufen haben oder Ängste um Menschen, die Ihnen nahestehen. Im Orient wird die Schilddrüse aus diesem Grund praktisch nie operiert. Stattdessen versucht man, die Ursache zu beheben, und nach nur zehn bis fünfzehn Tagen funktioniert die Schilddrüse wieder normal.

Trotzdem können Sie Ihrer Schilddrüse noch ein wenig helfen: Machen Sie dieselben Übungen mit ihr wie mit den anderen Organen. Gehen Sie auch hier indirekt vor, nähern Sie sich dem Problem quasi von anderer Seite. Das Ergebnis wird hervorragend sein.

Wir hatten Fälle, da konnte eine bereits geplante Operation vermieden werden, dabei lautete die Diagnose: Kropf im dritten oder vierten Stadium. Das ist ein weiteres Beispiel dafür, welche Kräftereserven unser Organismus hat.

Aber wir sind vom Thema abgekommen. Gehen wir also folgendermaßen vor: Wir sammeln und zerstreuen jede der Empfindungen fünfmal. Zum Beispiel **5W, 5P, 5K**; dann gehen wir fließend weiter zum »Zickzack«, wobei wir mit der Empfindung beginnen, mit der wir in der vorangegangenen Übung aufgehört haben. Auf jeder Ebene machen wir drei Durchgänge; dann wiederholen wir dasselbe mit den anderen beiden Empfindungen.

Man kann es auch ein wenig anders machen und alle Übungen mit nur einer Empfindung durchführen, sagen wir, mit **W** (Sammeln und Zerstreuen, »Zickzack«, »Spirale«, Arbeit an einer Narbe), dabei fügen wir **P** hinzu oder nicht. Anschließend werden alle diese Übungen mit **P** wiederholt, dann mit **K** oder mit **K + P.**

VIII. Ohne Unterbrechung beginnen wir die Arbeit an den Narben mit einem Maximum an Empfindungen

IX. In derselben Weise folgt die Verbesserung des Seh- und Hörvermögens

Wie auch in der vorigen Lektion machen wir die Übung heute zweimal, wobei das zweite Mal die Prüfung ist. Wir erinnern daran, dass Ihr heutiges Ziel bei dreißig bis fünfzig Prozent Verbesserung liegt.

Bemühen Sie sich, alles gewissenhaft und mit Begeisterung auszuführen. Denken Sie daran, dass die Übung für die Verbesserung des Seh- und Hörvermögens die erste Hälfte der Zeit mit geschlossenen Augen und die zweite Hälfte mit geöffneten Augen durchgeführt werden soll.

Sie können nun eine kleine Pause einlegen und sich ausruhen. Danach setzen wir die Lektion fort. Beginnen Sie mit der Übung »Lärmende Stadt« oder »Dreiblätter«, wie Sie mögen.

X. »Lärmende Stadt«

XI. »Dreiblätter«

Wenn zum Beispiel Ihr Darm verstärkt Aufmerksamkeit fordert, beginnen Sie mit »Lärmende Stadt« und machen dann die »Dreiblätter«, wonach Sie die »Lärmende Stadt« noch einmal wiederholen.

Versuchen Sie, diese Übungen in ungefähr fünfzehn Minuten zu schaffen. Aber erinnern Sie sich auch daran: Das Wichtigste ist die Qualität. Besser, Sie schaffen weniger, machen aber alles sorgfältig und mit Begeisterung. Nur dann werden Sie einen Nutzen davon haben.

XII. Wiederholung Verbesserung des Seh– und Hörvermögens

Das ist die Prüfung. Bemühen Sie sich, Ihr Ziel zu erreichen. Vergessen Sie nicht, dass ungefähr neunzig Prozent der Menschen, die dieses Programm machen, dazu in der Lage sind. Das wissen wir aus den Erfahrungen in unseren Seminaren.

XIII. Übungen zur Verjüngung des Gesichts

Nun sind wir bei den versprochenen Übungen für das Gesicht angekommen. Bevor wir damit beginnen, finden Sie in die nötige Stimmung und korrigieren Sie Ihr Selbstgefühl.

Wenn Ihr Kopf schwer ist oder Sie Kopfschmerzen haben, massieren Sie die bioaktiven Punkt am Kopf – Sie kennen sie bereits –, nehmen Sie die Punkte aus den Aufwärmübungen.

Entspannen Sie sich danach, setzen Sie sich bequem hin und stellen Sie sich auf eine sehr angenehme Arbeit ein. Was kann angenehmer sein als eine sachkundige Fürsorge für sich selbst, die eigene Gesundheit und das äußere Erscheinungsbild? Zu alldem sind Sie in der Lage!

Schließen Sie die Augen. Stellen Sie sich Ihr Gesicht von außen vor, betrachten Sie es vor Ihrem inneren Auge und glätten Sie dabei alle Fältchen. Streichen Sie sehr sanft und vorsichtig darüber.

Stellen Sie sich das so gut wie möglich vor. Wenn Sie die Narben beseitigen konnten, werden Sie dann nicht etwa auch mit den Fältchen fertig? Das ist so einfach. Auf Ihrem Gesicht liegt ein leichtes Lächeln (vergessen Sie nicht die Haltung des Königs oder der Königin!), im gesamten Körper herrscht selige Ruhe …

Ungefähr in diesem (und nur in diesem!) Zustand und in dieser Stimmung machen wir nun die Übungen für das Gesicht.

Die Übungen für die Verjüngung des Gesichts kann man als kontaktlose Selbstmassage bezeichnen. Ihr Wirkungsmechanismus ähnelt dem einer kosmetischen Massage, aber die kontaktlose Selbstmassage ist viel wirksamer. Durch die Selbstmassage verbessern und regenerieren sich die Funktionen der peripheren Rezeptoren und der Nervenbahnen. Die reflektorischen Verbindungen zwischen Großhirnrinde und Muskeln, Gefäßen und Gesichtsnerven verstärken sich, und die Rückkopplung wird aktiviert.

Die kontaktlose Selbstmassage führt zu einer Erweiterung der funktionstüchtigen Kapillaren sowie einer Öffnung der Reservekapillaren. Dadurch verbessert sich der Zustand der Gefäße, der Rückfluss des venösen Bluts und die Lymphzirkulation werden verstärkt, und die Tätigkeit der Fett- und Schweißdrüsen wird aktiviert.

Das hat nicht nur einen positiven Einfluss auf die Gesichtshaut, sondern auch auf den Zustand des gesamten Organismus – es verringern sich die Anzeichen einer Gereiztheit der Großhirnrinde, der Gefäßtonus normalisiert sich, und in Folge verringert sich auch der arterielle Blutdruck und der Puls verlangsamt sich.

Die Gesichtshaut rötet sich dabei, ihre Temperatur steigt (um bis zu vier Grad bei Jüngeren und bis zu 1,5 Grad bei Frauen zwischen vierzig und fünfzig Jahre und älter), die Haut wird feinfühliger. Und das Angenehmste: Man kann diese Massage zu jedem passenden Zeitpunkt und praktisch überall ausführen.

Also, verjüngen wir uns …

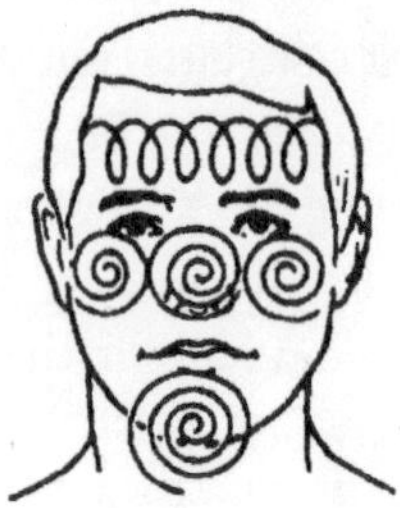

Abb. 26: Zweite Übung zur Verjüngung des Gesichts

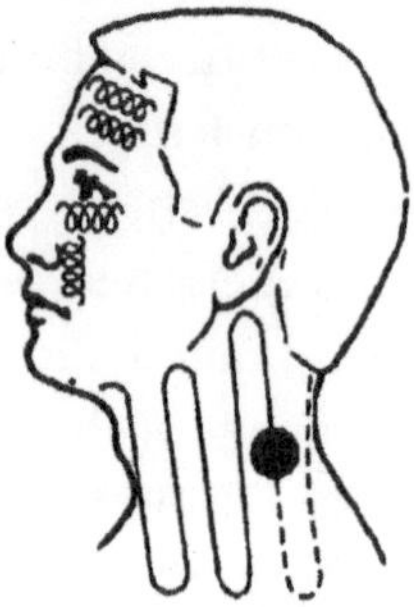

Abb. 27: Dritte Übung zur Verjüngung des Gesichts

Übungen zur Verjüngung des Gesichts

Am ersten Tag werden nur vier Übungen gemacht, am nächsten Tag weitere sieben.

Erster Tag

Übung Nr. 1: Nacheinander rufen wir die Empfindungen **W**, **P**, **K** hervor – jeweils für acht bis zehn Sekunden pro Empfindung in folgender Reihenfolge:

Rechte Wange, linke Wange, Stirn, Kinn, Nase. Das Gesicht kann tief durchwärmt werden. Diese Abfolge wird mit jeder Empfindung drei- bis fünfmal wiederholt.

Übung Nr. 2: Ein Kügelchen **W** von der Größe eines Hühnereis (danach **P**, **K**) wird wie in Übung 1 über das Gesicht bewegt: rechte Wange, linke Wange – bis zu den Ohrläppchen –, Stirn, Kinn,

Nase (Abb. 26). Mit jeder Empfindung arbeiten Sie acht bis zehn Sekunden und wiederholen den Durchgang drei- bis fünfmal.

Übung Nr. 3: Nacheinander verlagern Sie **W**, **P**, **K** in einem hühnereigroßen Kügelchen (zehn bis zwölf Sekunden mit jeder Empfindung) den Hals entlang, beginnen dabei seitlich in Höhe des Kinns (Abb. 27) und gehen dann hinab, ein paar Zentimeter tiefer als das Schlüsselbein. Das wiederholen Sie drei- bis fünfmal.

Übung 4: Dasselbe machen Sie auf der Vorderseite des Halses von unten nach oben und zurück, ebenfalls drei- bis fünfmal.

LEKTION 9

Programm

I. Aufwärmen:
   - automanueller Komplex (Massage der bioaktiven Punkte am Kopf)
   - Übungen für die Wirbelsäule
   - Übungen für Arm- und Beingelenke

II. Augengymnastik, Palmieren

III. Bildhaftes Atmen

IV. Atmen mit den Augen

V. Training der Emotionen. Vollständiges und dauerhaftes Verschmelzen mit dem Selbstbild von Vollkommenheit. Intuition

VI. »Lieblingsorgan« im meditativen Zustand mit Konzentration auf das Bild von Jugendlichkeit

VII. Arbeit mit Narben

VIII. Verbesserung des Seh- und Hörvermögens (nach Bedarf)

IX. »Dreiblätter«:
   a) Der erste Lotos
   b) Der zweite Lotos
   c) Der dritte Lotos

X. »Lärmende Stadt«

XI. Arbeit mit dem Bild »Die dritte Hand«

XII. Verbesserung der Figur
XIII. Verbesserung des Befindens. Übungen zur Verjüngung des Gesichts (Programm für zwei Tage)
XIV. Gynäkologische oder urologische Selbstmassage

Liebe Lernende!
In dieser Lektion setzen wir unsere Arbeit fort, wobei wir stets im Bild der Jugendlichkeit bleiben.

I. Aufwärmen

Wie immer machen wir den gesamten automanuellen Komplex.

II. Augengymnastik, Palmieren

III. Bildhaftes Atmen

Machen Sie diese Übungen unbedingt mit dem Bild der Jugendlichkeit vor Augen. Die Methode kennen Sie bereits – wählen Sie die Organe, die Ihnen am meisten Probleme bereiten.

IV. Nach dem bildhaften Atmen folgt das Atmen durch die Augen.

V. Training der Emotionen (im meditativen Zustand)

Schon längst beherrschen Sie die Übungen zum Training der Emotionen nach dem Pendel-Prinzip (Lachen – Tränen, Selbstsicherheit – Selbstzweifel, Freude – Leiden usw.). Mit ihrer Hilfe konnten Sie die Last alter negativer Gefühle abwerfen, alte Kränkungen loswerden und sich für ein neues Leben öffnen. Heute möchten wir trotzdem noch ein wenig darüber sprechen, welchen Nutzen dieses Training hat.

Was das Training der Emotionen bewirkt

Wir nehmen unsere Umgebung (adäquat oder verzerrt) wahr durch:

- unsere Emotionen
- unseren physischen Körper
- unseren Intellekt.

Die Reaktion, das Feedback von jeder dieser Ebenen kommt unterschiedlich schnell. Deswegen gehen wir manchmal von verschiedenen Mechanismen aus, aber es ist ein einheitliches System. Der Intellekt ist die höchste Ebene von allen, die dem Menschen bekannt sind. Es ist wissenschaftlich erwiesen, dass sich seine Kontrolle sogar auf die Zellaktivität erstreckt. Auch die Emotionen sind durch den Intellekt kontrollierbar.

Das bedeutet, **wir können bewusst Einfluss nehmen auf unsere Gefühle**. Nun wollen wir noch einmal darüber sprechen, warum wir die Arbeit mit den Emotionen und deren Kontrolle und Training für einen wichtigen Bestandteil unseres Systems halten.

Wenn die primären Emotionen (Wut, Freude, Glück, Sorge, Traurigkeit, Angst) in Harmonie sind, gibt es keinen Platz für innere Unstimmigkeit, und es zeigt sich die wichtigste Emotion: Zufriedenheit, die ihrerseits zur absolut grundlegenden Emotion führt: der Liebe.

Dieses Gefühl beeinflusst das Verhältnis des Menschen zu seiner Umwelt und kontrolliert alle anderen Emotionen. Einem Menschen mit harmonisch entwickelten Emotionen ist Aggressivität fremd, er ist friedfertig, und das bedeutet, er ist gesund.

Achtung: Die anhaltende Vorherrschaft einer der primären Emotionen führt zu Krankheit.

Emotionen haben ihrerseits Einfluss auf den Verlauf jeder körperlichen Erkrankung. Befinden sich Emotionen, Intellekt und Körper in Harmonie, funktioniert der Organismus in optimaler Weise und will diesen Zustand im Unterbewusstsein erhalten, indem er die richtigen Entscheidungen trifft. Das ist die Intuition, die man auch oft als »sechsten Sinn« bezeichnet.

Auch wenn wir den »sechsten Sinn« oft nur den Frauen zuschreiben und von »weiblicher Intuition« sprechen, ist Intuition für jeden notwendig. Ohne eine entwickelte Intuition ist eine kreative Tätigkeit, egal auf welchem Gebiet, nicht möglich.

Ohne Intuition kann sich ein Mensch in schwierigen Situationen nicht orientieren, er zweifelt an sich und anderen, weil er Reaktionen nicht vorhersehen kann, was ihn oft auch aggressiv macht. Außerdem kann er meist seine innere Stimme nicht hören.

Achtung: Mit der Erlangung emotionaler Harmonie setzen wir den Mechanismus einer automatischen Justierung unseres Körpers in Gang.

Da wir nun erkannt und gefühlt haben, welche Bedeutung die Ausbildung des »sechsten Sinns« hat, arbeiten wir weiter an unserem Selbstbild der Vollkommenheit. Bitte schauen Sie dafür in die Lektion 7 sowie in die Abschnitte »Pendel«, »Spielarten der Meditation«, »Wir lernen das Wünschen, oder Wie man allen Ärger loswird« sowie »Verbesserung der Biorhythmen«.

VI – IX. Im meditativen Zustand mit Konzentration auf das Bild von Jugendlichkeit kommen wir zur Übung »Lärmende Stadt«, der Arbeit mit Narben, der Verbesserung von Seh- und Hörvermögen.

X. Arbeit mit dem Bild »Die dritte Hand«

Wir hoffen, dass Sie auch bei Lektion 9 den Wunsch verspüren, noch weiter voranzukommen.

Die Übungen mit den Empfindungen **W + P** und **K + P** beherrschen Sie mittlerweile gut, Sie fühlen Ihren Organismus. Um noch besser auf ein krankes Organ einwirken zu können, zum Beispiel auf die Aktivität des Darms oder der Gallenblase, oder um noch besser auf eine bestimmte Stelle oder ein Organ zugreifen zu können als bisher, zeigen wir Ihnen jetzt Übungen mit dem Bild der »dritten Hand«.

Versuchen wir es.

Arbeit mit dem Bild »Die dritte Hand«

Heben Sie den Zeigefinger. Fühlen Sie den Puls in der Fingerspitze. Mühen Sie sich nicht, versuchen Sie nur, ihn zu spüren … Genauso machen Sie es mit der anderen Hand. Wir haben zwei Hände. Jetzt stellen Sie sich eine »dritte Hand« vor, die jene Stellen erreichen kann, an denen wir ebenso arbeiten werden wie mit den Empfindungen.

Schließen Sie die Augen. Setzen Sie sich bequem hin, alle Muskeln sind entspannt, die Hände liegen auf den Knien. Ihre ganze Aufmerksamkeit ist bei den Händen. Fühlen Sie das leichte Pulsieren in den Fingern …

Verlagern Sie Ihre ganze Aufmerksamkeit in die rechte Hand. Fühlen Sie dort das Pulsieren, die angenehme, leicht prickelnde, pulsierende Wärme. Ballen Sie in Ihrer Vorstellung die Finger zur Faust und entspannen Sie sie wieder, als wollten Sie einen Teig kneten oder Plastilin erweichen, mit Druck, aktiv …

Erinnern Sie sich, wie Katzen ihre Pfoten bewegen und die Krallen ausfahren, wenn sie schlummern und schnurren. Machen Sie in Gedanken ebensolche massierenden Bewegungen.

Jetzt verlagern wir diese gedachte Hand in den Bereich des kranken Organs (Herz und Kopf ausgenommen!) und arbeiten dort. Bewegen Sie sie hin und her, in alle Richtungen, wie beim »Zickzack«, um dort eine Belebung, eine Regung zu spüren.

Massieren Sie sich liebevoll, sanft und entfernen Sie mit der gedachten Hand alle Stauungen, Schlacken und unnötiges Gewebe … In derselben Weise arbeiten Sie an einer anderen Stelle, mit einem anderen Organ.

Das war ein Probedurchlauf. Aus Erfahrung wissen wir, dass in diesem Stadium der Aneignung unseres Systems die Arbeit mit der »dritten Hand« fast allen leichtfällt. Fast alle unsere Schüler sagen, dass sie gern mit dem Bild der »dritten Hand« arbeiten.

Wir empfehlen Ihnen also, in dieser Weise zu arbeiten und zu trainieren, wobei die massierenden Bewegungen Ihrer »dritten Hand« Liebe, Sanftheit und Munterkeit verströmen, die Energie einer vollkommenen Gesundheit.

Nun versuchen Sie, zur Arbeit mit dem Bild der »dritten Hand« gleichzeitig die für Sie nötigen Empfindungen hinzuzufügen: **W + P** oder **K + P**.

Das ist die Idealform dieser Übung, weil sich der Massageeffekt deutlich verstärkt. Die Arbeit mit dem Bild der »dritten Hand« ist sehr gut geeignet, um Müdigkeit zu vertreiben und die Lymphbildung zu verbessern. Sie wird nach einem bestimmten Schema ausgeführt. Versuchen wir es an den Knien.

Arbeit am Knie

Ihre gesamte Aufmerksamkeit ist auf das rechte Knie gerichtet. Durchwärmen Sie es. Achten Sie darauf, dass Sie dabei keine Stelle auslassen.

Sobald Sie die Wärme spüren, massieren Sie mit der gedachten Hand Haut und Muskeln von innen, glätten Sie die Haut dabei von innen und außen, ähnlich wie Katzenjungen mit den Pfötchen ein wenig kratzend ihre Mutter anstupsen.

Stellen Sie sich vor, wie ein Luftballon sich mit Luft füllt und aufbläht. Ebenso glättet die Blutzufuhr Ihre Haut. Und jetzt saugen Sie die Luft gleichsam heraus. Stellen Sie sich vor, Ihnen wurden Schröpfgläser gesetzt. Stellen Sie sich vor, wie die Haut, die Sie zuvor aufgeblasen haben, jetzt hängt … Sie massieren und dehnen sie. Die überflüssige Haut nehmen Sie gedanklich weg und legen sie beiseite. Nun ist es schon weniger.

Wir wechseln zu frischer Luft und kühlen die Stelle … Wir kühlen sie noch mehr. Wir stellen uns vor, wie die Haut von dieser Kühle samtig und matt wird. Sie gewinnt an Straffheit, wird rein und frisch wie nach einem Spaziergang an einem eisigen Tag.

Und nun stehen wir auf und vergleichen das Gefühl der Leichtigkeit im rechten und im linken Knie. Gibt es einen Unterschied? Danach arbeiten wir ebenso mit dem linken Knie.

Etappen der Arbeit am Knie mit der »dritten Hand«:

1) **W**
2) **W** + Massage
3) Knie aufblasen
4) Luft ablassen
5) überschüssige Haut wegnehmen
6) Empfindung von Kühle
7) Fixierung mit Kälte

XI. Mithilfe des Bildes von der »dritten Hand« kann man auch die Verbesserung der Figur durchführen.

Verbesserung der Figur

Vor Beginn der Übung sollten Sie unbedingt Ihren gesamten Körper in Gedanken betrachten und einen konkreten Plan fassen – was Sie ändern wollen und wie, damit Sie vor Arbeitsbeginn wissen, worauf Sie besonders achten müssen.

Sie beherrschen bereits die Kombination einer Empfindung mit dem Bild der »dritten Hand«, also mit der Massage, und Sie haben schon einfache Übungen zur Vergrößerung und Verkleinerung des Umfangs durchgeführt. Daher gibt es für Sie in dieser Übung nichts prinzipiell Neues. Allerdings findet sich hier, wie sonst in keiner anderen Übung, ein wenig von allem, was Sie bisher gelernt haben. Bemühen Sie sich, mit 15 Minuten auszukommen. Wir üben im Bild der Jugendlichkeit und des Wunschziels.

Als Vorbereitung zur eigentlichen Arbeit korrigieren wir zunächst die Hautspannkraft (dort, wo bei Ihnen die Haut schlaff ist) und massieren die Gelenke, die Probleme machen.

Wir beginnen mit **W + P.** Wärmen Sie die Hand gut durch: Die Wärme steigert sich bis zur Hitze, wie beim Wäschewaschen. Wir arbeiten mit dem Bild einer heißen Hand. Gedanklich nähern wir sie der Haut von innen und bringen **W + P** zu jeder Zelle – ansteigend, während wir gleichzeitig mit der »dritten Hand« massieren. So arbeiten wir eine Minute oder mehr, wobei wir ungefähr alle zehn Sekunden die Wärmeempfindung steigern.

Dann arbeiten wir analog mit der kühlen Hand – ebenfalls im Bild von Jugendlichkeit. Wir stellen uns vor, unser Körper ist ganz von junger Haut umschlossen … Wir verstärken dieses Bild, verstärken den Wunsch … Gedanklich festigen wir das Bild einer reinen, glatten, jungen, kühlen Haut und fixieren dabei die Kälteempfindung für einige Sekunden.

Dann gehen wir zu den Gelenken über. Vor unserem inneren Auge betrachten wir alle Gelenke und achten auf jene, die noch

Probleme machen oder gemacht haben. Wir massieren sie mit der »dritten Hand« und mit **W + P** gleichzeitig für eine bis anderthalb Minuten und stellen uns vor, dass die Stellen vollkommen gesund sind.

Direkt im Anschluss an die Arbeit an der Haut und den Gelenken kommen wir zur eigentlichen Übung. Alle Aufmerksamkeit ist auf jene Stellen gerichtet, die verbessert, verändert werden sollen. Wir arbeiten mit Massage und ansteigenden Empfindungen, verstärken dabei ihre Kraft und Klarheit und gehen in einer bestimmten Reihenfolge vor.

Verringerung des Körperumfangs

1. **W + P** – wir durchwärmen die Stelle, an der wir arbeiten wollen.
2. Wir massieren sie mit der »dritten Hand«.
3. Aufblasen. Wir stellen uns vor, dass die Stelle an Volumen gewinnt wie ein Luftballon, wenn er aufgeblasen wird; wir merken, wie sich die Haut spannt und glättet.
4. Massage mit Aufblasen: Gedanklich tasten wir uns innerlich zu dieser Stelle vor und massieren, glätten, ebnen die Haut.
5. Ablassen der Luft – wiederum das Bild des Luftballons, wenn die Luft aus ihm entweicht und er kleiner wird, dabei verringert sich auch die Hautmenge (wie die Oberfläche des Luftballons).
6. Bild der zusammengezogenen Haut – deutlich stellen wir uns vor, welch kleinen Umfang dieser Teil des Körpers jetzt einnimmt.
7. Formierung, »Modellierung« der eigenen Figur bis zum gewünschten Umfang: Wir ebnen und glätten die Haut, nehmen alles Überflüssige weg und verschieben die Ränder.

   Wir arbeiten mit der Vorstellung von einer reinen Haut, ohne Defekte – sie ist glatt, jung, straff.

Wir steigern Kraft und Klarheit des Bilds einer jungen Haut, verstärken gleichzeitig den Wunsch nach Beendigung der Krankheit und verschmelzen mit unserem Selbstbild der Vollkommenheit.

8. Bild der Kühle – wir fixieren gedanklich die erreichten Ergebnisse und fühlen dabei, dass wir unserem Selbstbild der Vollkommenheit absolut entsprechen.
9. Bild von einem kühlen, leichten Körper und einer kühlen »dritten Hand«: Wir fixieren endgültig die erreichten Ergebnisse. Die kühle »dritte Hand« kehrt an ihren Platz zurück. Nochmals betrachten wir gedanklich unseren ganzen Körper, sehen ihn in seiner Vollkommenheit und prägen uns dieses Bild ein.

Vergrößerung des Körperumfangs

Zur Vergrößerung des Umfangs arbeiten wir analog; es ändert sich nur ein wenig die Abfolge der Empfindungen:

1. **W + P**
2. Massage mit der »dritten Hand«
3. Aufblasen
4. Bild vom Idealumfang, das heißt, Formierung der idealen Figur
5. Kühle
6. Fixierung mit Kühle.

Und nun kommen wir zu den Übungen zur Verjüngung des Gesichts, die wir in der vorigen Lektion begonnen haben. Dabei machen wir die Übungen aus dem Programm für den ersten (siehe vorige Lektion) und für den zweiten Tag.

XII. Übungen zur Verjüngung des Gesichts (nach dem Programm für zwei Tage)

Zweiter Tag

Übung Nr. 1

Konzentration der Empfindungen (**W**, **P**, **K**) in einem bestimmten Bereich des Gesichts und des Halses (»Versammlung der Schönheiten«): a) Stirn, b) rechte Wange, c) linke Wange, d) Kinn bis zur Schilddrüse, e) Nasenbereich, f) vorderer Teil des Halses, dabei teilen wir den Hals gedanklich in vier Teile und arbeiten nacheinander in jedem der vier Bereiche.

Wir beginnen mit **W**, dann folgen **P** und **K**. Für jede Empfindung nehmen wir uns acht bis zehn Sekunden und wiederholen die Arbeit mit jeder Empfindung dreimal, wobei nach zehn bis fünfzehn Minuten die Empfindung **W** + **P** im gesamten Gesicht und im vorderen Teil des Hals entstehen sollten.

Übung Nr. 2

Verlagerung der drei Empfindungen (**W**, **P**, **K** nacheinander) wie am Vortag (siehe Übungen 2, 3, 4 – »Der große Spaziergang«).

Übung Nr. 3

Rascher Wechsel zwischen den Empfindungen **W** + **P** und **K** + **P**. Zuerst konzentrieren Sie **W** + **P**, bis Sie sie klar spüren, dann halten sie die Empfindung für einige Sekunden und wechseln schließlich rasch zu **K** + **P**. Danach wechseln Sie analog von **K** + **P** zu **W** + **P** und bemühen sich dabei, die Klarheit der Empfindung von **W** zu verdoppeln.

Übung Nr. 4

Die Haut wird gedanklich in folgender Reihenfolge zusammengezogen und gedehnt: Stirn, Wangen, Schläfen, Kinn, Nasenbereich, um die Augen (2 – 2,5 Zentimeter unterhalb des Unterlids sowie von oben bis zu den Augenbrauen), Hals (nacheinander in vier Bereichen). Es folgen vier bis fünf Wiederholungen in jedem Bereich von Gesicht und Hals.

Übung Nr. 5

Leichtes, dynamisches Zusammenziehen und Dehnen (»Spaziergang der Mäuse«). Dabei ist das Zusammenziehen ganz leicht, das Dehnen gröber und stärker, wünschenswerterweise mit der Empfindung **P** (wie bei einer Berührung von Mäusepfötchen). Die Abfolge der Arbeitsschritte in Gesicht und Hals ist dieselbe wie in der vorangegangenen Übung. An jeder Stelle erfolgen bis zu zehn Wiederholungen, sobald eine gewisse Fertigkeit erlangt wurde, reichen fünf Wiederholungen.

Übung Nr. 6

Gedankliches Glätten, Ausstreichen und Verdichten der Haut, dabei werden die Empfindungen senkrecht zu den Falten ausgerichtet:

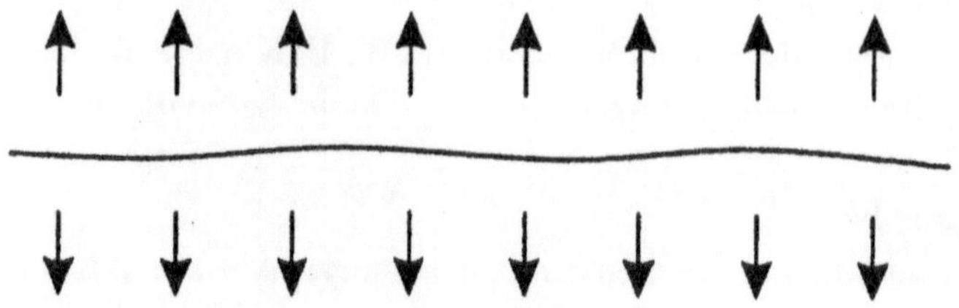

Abb. 28: Falte

Übung Nr. 7

Meditation mit Konzentration auf das Bild von Jugendlichkeit.

Sobald die Gesichtshaut anfängt, sich zu verjüngen, kommt im gesamten Organismus ein Mechanismus in Gang, durch den sich die Haut zusammenzieht und der Teint sich merklich verbessert.

Liebe Frauen! Heute machen Sie die gynäkologische Selbstmassage allein. Analysieren Sie zuvor, was sich verändert und verbessert hat.

Dabei notieren Sie sich bitte nicht nur physische Veränderungen, sondern vor allem die emotionalen. Was hat sich in Ihrem Befinden verändert? Hat Ihr Mann etwas davon bemerkt? Spricht er darüber? Wie hat sich Ihr Verhältnis verändert?

Das alles ist sehr wichtig, denn von unserem Intimleben hängt in vielerlei Hinsicht auch unsere Gesundheit ab.

Kanon des Familienglücks

Haben Sie mal darüber nachgedacht, **welche Verbindung zwischen den Begriffen Schönheit, Glück und Wohlergehen einer Frau und ihrer Gesundheit besteht?**

Wenn eine Frau glücklich ist, dann sieht sie gut aus, fühlt sich blendend und ist leistungsfähig. Gibt es jedoch Probleme in der Familie oder mit dem Mann, dann zeigt sich das ebenfalls an ihrem Äußeren, es kann sogar zu Krankheit führen.

Es ist hinlänglich bekannt, dass eine Frau den Wechsel von Tag und Nacht stark empfindet. Männer sind da unempfindlicher. Das ist eine natürliche Besonderheit, wenn Sie so wollen, ein Privileg der Frauen, das aber auch eine gewisse Gefahr in sich birgt.

Auch wenn es scheinbar keinen Zusammenhang zum Intimleben gibt, haben chronische und entzündliche Krankheiten sowie Herz- und Kreislaufbeschwerden bei Frauen mit einem unglücklichen Familien- beziehungsweise Privatleben einen schwereren Verlauf. Und Neurosen? Mehr als sechzig Prozent aller Neurosen haben einen sexuellen Hintergrund, auch hier liegt die Ursache also in einem unglücklichen Privatleben.

Nun fragen Sie: Und was ist mit den Männern? Sind die etwa unverwundbar? Männer leiden ebenfalls, wenn mit ihrem Privatleben etwas nicht stimmt, aber anders. Und auch Krankheiten zeigen sich bei ihnen anders.

Meist sind es Geschwüre des Magens oder des Zwölffinderdarms oder Krankheiten des Herz- und Kreislaufsystems mit schwerwiegenden Komplikationen wie einem Herzinfarkt oder Schlaganfall. Auch Neurosen verlaufen mit bestimmten Besonderheiten, oft zeigt sich dabei ein »Minderwertigkeitskomplex«, wie man jetzt so sagt. Darüber lohnt es sich nachzudenken.

Achtung: Wenn Probleme im Privat- und Familienleben nicht beseitigt werden, können Krankheiten chronisch werden, und es entsteht ein Teufelskreis, aus dem man nur schwer ausbrechen kann.

Deswegen unsere Bitte: Denken Sie über sich nach, über Ihr Familien-, Ihr Privatleben. Sind Sie zufrieden mit allem?

Und nun zeigen wir Ihnen, wie dieses Thema im Orient betrachtet wird. Es folgen einige Ratschläge aus dem Buch *Kanon des Familienglücks*. Sie bedürfen keines Kommentars, denken Sie einfach nur darüber nach.

Oft werden folgende weisen Worte zitiert:

»O Weib, wenn dein Mann auf dem Thron menschlicher Achtung sitzt, so ist dieser Thron das Werk deiner Hände; wenn er sich im Sumpf menschlicher Verachtung wälzt, dann schufest du selbst diesen Sumpf.«

Sie könnten nun einwenden, das sei falsch, und er selbst sei an allem schuld. In diesem Fall bitten wir Sie um Folgendes: Heben Sie eine Hand und schwingen Sie sie vor sich her. Wenn daraus ein Klatscher entsteht, dann haben Sie in allem recht, wenn nicht – lesen Sie weiter.

Lassen Sie uns darüber sprechen, was er an Ihnen so reizvoll fand, als er sich in Sie verliebte. Hier ist es angebracht, eine Besonderheit der Männer zu erwähnen. Schönheit ist unstrittig ein Attribut für ein unwiderstehliches Äußeres, aber nicht immer für sexuelle Attraktivität. Jeder Mann hat sein eigenes Ideal einer sexuell anziehenden Frau, nur selten stimmt es bei zwei Männern überein.

Zu diesem Thema haben wir Männer einen speziellen Fragebogen ausfüllen lassen. Dabei zeigte sich eine große Meinungsverschiedenheit hinsichtlich dessen, welche äußerlichen Merkmale ihre künftige Ehefrau haben sollte. Übereinstimmungen gab es im Wesentlichen nur bei den geistigen Merkmalen. Einzig bei der Antwort auf die Frage, wer der Herr im Haus sein sollte, waren sich alle Männer einig.

Das heißt, liebe Pummelchen, Hungerhaken, Sommersprossigen, Winzlinge und natürlich Schönheiten mit XXL – jede von Ihnen wird gesucht und gefunden von genau dem, der sich absolut sicher ist, dass Sie die schönste Frau der Welt sind.

Hier sind wir beim ersten Ratschlag angekommen: Stellen Sie sich vor, Ihr Liebster hat sich auf einmal bis zur Unkenntlichkeit verändert und ist Ihnen gegenüber gleichgültig. In diesem Fall stellen Sie eilig Erkundigungen an.

Erstens: Finden Sie heraus, was er ursprünglich an Ihnen liebte und weshalb er Sie geheiratet hat. Genau diese Eigenschaften sollten Sie hegen und pflegen. Wenn er sagt: »Erinnerst du dich, meine Pupsmaus, damals hast du ein wenig mit einem Bein gehinkt, und das war unvergleichlich«, dann bemühen Sie sich, unter verschiedenen Vorwänden ein wenig zu hinken.

Wenn er meint, Sie hätten als Braut immer so verführerisch die Augen zusammengekniffen, dann schielen Sie drauf los. Der Erfolg ist Ihnen gewiss. Finden Sie seinen Schwachpunkt – und los geht's!

Zweitens: Seien Sie wieder die junge Frau, die ihren Zukünftigen verzaubert. Erinnern Sie sich daran, wie diplomatisch und nachgiebig Sie waren, als Sie ihm manchmal, wenn auch mit Überwindung, seine Dummheiten verziehen?

Denken Sie daran, wie hervorragend Sie Ihre Kränkung, Ihren Zorn und, verhüte Gott, einen Fluch unterdrückten. Und wie er sich dann immer ganz galant benahm. Lag es nicht daran, dass Sie ihn trotz Ihrer Gefühle immer ein wenig an der langen Leine hielten?

Drittens: Achten Sie darauf, mit welchem Erscheinungsbild Sie vor ihn treten. Jeder Mann hat eine Waage vor der Nase: Wenn er eine schöne Frau sieht, dann legt er unbewusst Sie auf die eine Waagschale – und auf die andere eine schöne Fremde. Und er beginnt, Sie zu vergleichen.

Jetzt stellen Sie sich vor: Die Fremde ist herausgeputzt, gepflegt usw. Wenn er an Sie denkt, hat er Sie hingegen in häuslicher Umgebung vor Augen, so, wie Sie zu Hause aussehen. Nehmen wir hier eine der schlimmsten Varianten. Stellen Sie sich vor, er sieht Sie in einem vorsintflutlichen Morgenmantel, und Ihre Füße stecken in eleganten Schlappen, in denen Sie schon die ganze Walachei durchquert haben, ohne sie je auszuziehen. Und die Haare! Da kommen allen Hexen und Waldschraten die Tränen vor Neid! Vom trüben Augenausdruck ganz zu schweigen.

Und in diesem Aussehen treten Sie ihm vor die Augen – schlurf-schlurf – hin, schlurf-schlurf – zurück, in Unterwäsche. Bloß gut, wenn es schöne Unterwäsche ist, wenn nicht, haben Sie wieder verspielt.

Er schaut Sie an und seufzt unmerklich, erinnert sich an jene Schönheiten da draußen, ohne zu ahnen, dass auch Sie zu Hause wahrscheinlich so rumlaufen.

Vergessen Sie bitte nicht, dass er Sie vor der Hochzeit ganz anders gesehen hat und in dieses andere Erscheinungsbild verliebt war.

Über dieses Thema kann man endlos räsonieren. Versuchen Sie es selbst, so ist es für Sie viel besser und nützlicher.

Gehen wir weiter. Der *Kanon* schreibt uns vor, das Äußere alle vierzig Tage zu verändern. Schaut man genauer hin, erkennt man leicht das unbewusste Streben aller Männer zur Polygamie.

Sie wissen ja, der Mann stammt vom Affen ab – über Frauen wagen wir so nicht zu sprechen. Allerdings wird in letzter Zeit behauptet, der Mensch stamme von Astronauten ab, Verzeihung, von Außerirdischen. Wir konnten nirgends einen Hinweis darauf finden, der Mensch stamme von Tauben, Schwänen und anderen herrlichen Tieren ab, die ihr ganzes Leben als Paar verbringen.

Bleiben uns also nur die Affen. Der Mensch hat sich von seinen Vorfahren nicht allzu weit entfernt. Jetzt schauen wir uns mal an, wie unsere männlichen Vorfahren in der freien Wildbahn leben: Ein oder mehrere Männchen und ein ganzer Harem an Weibchen. Haben Sie je irgendwo ein Weibchen mit einem Harem von Männchen gesehen? Die Männchen würden sich gegenseitig auffressen.

Was ist aus diesen Instinkten geworden, aus dem Streben nach Polygamie? Nun, sie sind immer noch da. Sie haben sich unter dem Druck von Moral, Gesetzen, Verboten und unter dem Diktat des Verstands nur im Unterbewusstsein versteckt.

Hier machen sich also die wahren »Leiden« der Männer bemerkbar, und deswegen haben die Weisen des Altertums in Voraussicht möglicher geistiger und körperlicher Unannehmlichkeiten (zum Beispiel Geschlechtskrankheiten), den Frauen »vorgeschrieben«, sich äußerlich zu verändern, damit der männliche Durst nach Polygamie gestillt wird.

An dieser Stelle möchten wir Ihnen gern einen Ausschnitt aus dem Fragebogen für die Männer vorstellen.

Frage: Was fühlen Sie, wenn Sie auf Ihre Frau warten, um mit ihr ins Theater oder zu einer Einladung zu gehen, und sie kommt in einem neuen Kleid, nach einem edlen Parfüm duftend und mit einer besonders festlichen Frisur aus dem Haus?

a) Ihre erste Reaktion
b) Ihre weiteren Gedanken und Ihr Vorgehen
c) Ihre verborgenen Gedanken und Wünsche

Und nun achten Sie auf die Antworten (die wir hier sinngemäß wiedergeben).

Antworten:

a) 82 Prozent – na endlich; 10 Prozent – sie hat sich für andere herausgeputzt; 8 Prozent – ich kann nichts Neues entdecken.
b) 84 Prozent – ich bin stolz auf ihr Aussehen, will sie küssen und ihr ein ehrliches Kompliment machen; 9 Prozent – ich kenne sie nur so; 7 Prozent – keine Antwort.
c) 79 Prozent – ich habe keine Lust mehr, dorthin aufzubrechen, wo wir hinwollten, ich will sie auf Händen ins Schlafzimmer tragen; 14 Prozent – ich streiche ihr über den Rücken und eine weitere Stelle, ich küsse sie; 0 Prozent – ich weiß es nicht.

In dem Fragebogen gab es mehr als dreißig Fragen, aber er zeigte insgesamt vor allem eins: Beim Gefühl von Zuneigung und erotischer Anziehung spielt das Äußere einer geliebten Frau die entscheidende Rolle, und eine Veränderung wirkt sich in jeder Hinsicht günstig auf das Liebesgefühl des Mannes aus.

Ziehen Sie daraus die richtigen Schlüsse, liebe Frauen. Sie haben ja sicher schon bemerkt, dass bei vielen der befragten Männer nach einer äußerlichen Veränderung der Frau auf einmal das Gefühl von Zuneigung, sexuelle Lust und eine erhöhte Aufmerksamkeit auftraten. Hier werden verborgene Seiten ihres Instinkts angesprochen, eine heftige Reaktion ist die Folge, das heißt, die Frauen waren verändert, und die »Leerstelle« im Bewusstsein der Männer füllte sich in beschriebener Weise.

Noch ein Ratschlag: **Man darf nicht länger als vierzig Tage im selben Bett schlafen.** Verstehen Sie uns richtig, das bedeutet nicht, dass Sie alle vierzig Tage die Bettwäsche wechseln sollen. Selbst wenn man die Bettwäsche jeden Tag wechseln würde, sie aber immer dieselbe Farbe hat (meist weiß, weiß, weiß), dann nützt das gar nichts. Die Farbe Ihres Betts spielt eine große Rolle.

Da hat sich Ihr geliebter Mann an eine bestimmte Farbe gewöhnt. Es ist Abend, er gähnt und streckt sich, kommt zum Bett – und dort liegt eine andere Frau (keine Angst, das sind Sie), mit einem anderen Gesicht! Welch schöne Überraschung! Die Müdigkeit ist wie weggeblasen …

Oder er kommt wie gewohnt per »Autopilot« ins Schlafzimmer, wendet sich nach links, aber dort ist kein Bett! Er reißt die Augen auf und entdeckt es auf einmal an einem anderen Platz. Dann hält er Ausschau nach seiner geliebten Schnarchunterlage, Verzeihung, nach seinem Kissen, aber alles ist anders, ja und außerdem hat sie ein »neues« Gesicht … Himmlisch!

Liebe Frauen, richten Sie es so ein, dass Ihr Liebster sich im Bett nicht an Sie gewöhnt und Sie für ein Sofakissen hält. Das liegt allein in Ihrer Hand!

Wir erinnern an die Worte des großen persischen Dichters Firdausi:

»O Frau, wenn du willst, dass dein Gatte sich am heimatlichen Herd befinde und dessen Feuer schürt, dann verschaffe ihm solche Wonne, wie er sie sonst nirgends finden kann.«

An dieser Stelle könnten Sie einwenden: Ich habe genug von ihm, warum soll ich ihm immer alles recht machen, soll er sich lieber um mich kümmern, dass es mir gut geht, ich bin schließlich die Frau. Sie können über ihn murren, er sei so und so, und leider nicht wie andere Männer. Da sind Sie völlig auf dem Holzweg, leider! Kennen Sie diesen Witz? »Fragt Gott die Frau: ›Sag, kennst du einen Mann mit vielen Fehlern, mehr noch als bei anderen Männern?‹ Sie antwortet: ›Ja‹, und zeigt auf ihren Gatten.«

Natürlich kennt ihn niemand besser als Sie. Aber es gibt auch niemanden, der ihn so erhöhen oder erniedrigen wie Sie. Wenn er ständig erniedrigt wird, fühlt er sich nach einiger Zeit auch so, und in ihm festigen sich die negativen Eigenschaften, an die Sie ihn ständig erinnern. Und irgendwann ist er dann endgültig so.

Umgekehrt, wenn Sie ihn ständig erhöhen und ihm die Eigenschaften zuschreiben, die bei ihm nicht sonderlich ausgeprägt sind oder generell fehlen, die Sie aber gern entwickeln würden, und Sie ihn oft für Kleinigkeiten und Banalitäten loben, insbesondere in Anwesenheit von Bekannten und Freunden, dann werden Sie sehen, wie ihm buchstäblich »Flügel wachsen« vor Freude durch Ihre Zuwendung, und wie er sich tatsächlich bessert.

Wenn Ihnen Ihr Mann so sehr zuwider ist, dass Sie ihn nicht mehr sehen können, dann sollten Sie das tun, was uns die Weisen vor Jahrtausenden im Buch *Kanon des Familienglücks* empfahlen:

»O Frau, wenn du an einem erloschenen Herdfeuer der Liebe sitzt, und es keine Türen gibt, um fortzugehen, wenn dir das Gesicht deines Gatten verhasst ist, so zeigen wir dir den einzigen Weg: Richte es so ein, dass er dich auf seinem Buckel durchs Leben schleppt, und du bist gerettet und siehst seine verhassten Augen nicht mehr.«

Liebe Frauen, vermeiden Sie bitte den Fehler, für den man mit Einsamkeit bestraft wird. Glauben Sie nicht, dass Ihnen Ihr Mann, nachdem er auf dem Standesamt unterschrieben hat, für immer gehört und nirgendwohin kann. Das ist ein großer Irrtum. Männer muss man ständig dressieren und mit Zuckerbrot belohnen, vergessen Sie das nicht. Loben Sie ihn, immer wieder, für die kleinsten Erfolge.

Noch einmal möchten wir daran erinnern: Seien Sie schlau, nehmen Sie Zärtlichkeit und Lob zu Hilfe, und er wird, ohne es selbst zu merken, zum König in Ihrem Leben, das heißt, er wird Sie auf Händen tragen und Ihre Wünsche erfüllen und dabei meinen, er sei der Herr im Haus. Und wer ist es in Wirklichkeit? Genau, Sie haben es erraten!

LEKTION 10

Programm

I. Aufwärmen:
   - automanueller Komplex (Massage der bioaktiven Punkte am Kopf)
   - Übungen für die Wirbelsäule
   - Übungen für Arm- und Beingelenke

II. Augengymnastik, Palmieren

III. Bildhaftes Atmen (mit Konzentration auf das Bild der Jugendlichkeit)

IV. Atmen mit den Augen

V. Training der Emotionen

VI. Verlagerung der drei Wahrnehmungen entlang der Gliedmaßen und der Wirbelsäule

VII. »Lieblingsorgan« (»Lieblingsorgan« im meditativen Zustand mit Konzentration auf das Bild von Jugendlichkeit)

VIII. Arbeit mit Narben

IX. Verbesserung des Seh- und Hörvermögens (zweimal, wovon das zweite Mal die Prüfung ist)

X. »Lärmende Stadt«

XI. Arbeit mit dem Bild »Die dritte Hand«

XII. Übungen zur Verjüngung des Gesichts

XIII. Gynäkologische oder urologische Selbstmassage

Liebe Lernende!
Heute ist für uns ein besonderer Tag – wir beginnen die letzte Lektion. Sie haben sich den größten Teil des Programms nun angeeignet. Erinnern Sie sich noch an die Diagnosen, die Ihnen früher gestellt wurden? Das dürfen Sie auch, aber nur heute und um der Sache willen, und ziehen Sie dann ehrlich und objektiv erste Schlüsse.

Vergessen Sie dabei Ihr Tagebuch nicht! Notieren Sie darin, was noch zu tun ist und worauf Sie bei Ihrem Organismus besonders achten sollten. Danach machen Sie eigenständig die Übungen, die Sie gelernt haben.

Im Anschluss werden Sie im Laufe von vierzig Tagen selbstständig den Feinschliff übernehmen und all das durcharbeiten, was Sie kennengelernt haben.

I. Aufwärmen

II, III, IV. Augengymnastik, Palmieren, Bildhaftes Atmen mit dem Bild von Jugendlichkeit, Atmen mit den Augen

Vergessen Sie Ihre »Lieblingsorgane« nicht.

V. Training der Emotionen

Trainieren Sie Ihre Fähigkeit, sie zu kontrollieren und nach eigenem Ermessen zu lenken (Pendel-Prinzip).

VI. – X. Arbeit mit den Empfindungen **W** + **P** *und* **K** + **P** *nach dem vollen Programm*

Denken Sie daran: Heute sollten Sie möglichst selbstständig arbeiten und alle Übungen ohne unsere Beteiligung ausführen. Sie wissen bereits, wie viel Zeit Sie dafür benötigen, ausgehend von Ihren individuellen Besonderheiten. Wie oft Sie die Übungen wiederholen, entscheiden Sie ebenfalls selbst, das muss Ihnen Ihre Intuition sagen.

Zwischen den Übungen sollte man jeweils höchstens zwei bis drei Minuten Pause einlegen, um die Starrheit der Position zu lockern.

Strecken Sie sich, gähnen Sie, tun Sie dies mit Genuss. Erinnern Sie sich daran, wie Katzen sich strecken, einen Buckel machen und gähnen. Sogar ihre Schwanzspitze empfindet dabei Vergnügen.

Wir haben es schon gesagt, wollen es aber nochmals unterstreichen, dass Sie bei allen Übungen den Akzent auf das Bild von Jugendlichkeit legen sollten. Sie schaffen Ihr individuelles Bild von Jugendlichkeit, verkörpern es, bleiben immer darin und streben eine völlige Verschmelzung mit Ihrem Ideal für alle Zeiten an. Machen Sie sich Ihr Verhältnis zur Wirklichkeit bewusst: Es geht mir gut an meinem Platz. Innerlich fühlen Sie Gemütsruhe, Liebe, Reinheit der Gedanken. Da ist kein Platz mehr für Schäbiges.

*XI. Nach einer kurzen Pause setzen Sie die Arbeit mit den Empfindungen fort (**W + P** und **K + P**), wobei Sie gleichzeitig mit dem Bild »Die dritte Hand« arbeiten.* Diese Arbeit haben wir in der vorangegangenen Lektion begonnen.

Übungen mit dem Bild »Die dritte Hand«

Die drei Wahrnehmungen werden entlang der Gliedmaßen und der Wirbelsäule verlagert, Sie arbeiten an den inneren Organen, am Gesicht und am Hals.

Man kann dazu seine zwei Händen benutzen, also in der Vorstellung die rechte Körperhälfte mit der rechten Hand und die linke Körperhälfte mit der linken Hand massieren.

Wir durchwärmen die rechte Hand oder beide Hände, als wollten wir sie auf eine Massage vorbereiten. Gedanklich machen wir massierende Bewegungen mit den Fingern an den Stellen, an denen gearbeitet werden soll.

- Wir beginnen im Bauchbereich und massieren ihn leicht und bedächtig; die Hand scheint sich zu vergrößern. Versuchen Sie, den Bauch in seiner gesamten Ausdehnung zu spüren. Die Bewegungen sind glättend und ausstreichend.
- Wir gehen zu den Beinen über und gelangen über die Oberschenkel hinab zu den Füßen. Zuerst gelangen wir an einem Bein zum Fuß und kommen zum Unterbauch zurück, dann gehen wir am anderen Bein analog vor und kommen wieder zum Bauch zurück.
- Wir wechseln zur Wirbelsäule; unsere gesamte Aufmerksamkeit konzentriert sich auf die Wirbelsäule. Gedanklich vollführen wir massierende Bewegungen, dabei scheinen sich die Hände zu vergrößern. Wir gehen die Wirbelsäule auf und ab und erfassen so in unserer Vorstellung den gesamten Körper, also sowohl die Wirbelsäule als auch die inneren Organe (außer dem Herzen!). Wir massieren alles, besonders gut die Stellen, die viel Aufmerksamkeit benötigen, damit dort ein Wärmeempfinden bleibt.
- Wir wandern hinauf zur Höhe des Schultergürtels, dann zu den Armen und von dort hinab zu den Fingerspitzen. Dabei erfassen wir alles, einschließlich der Haut. Wir kehren in den Halsbereich zurück, arbeiten mit dem Hals und massieren die Schilddrüse, die Haut …
- Dann gehen wir hinauf zum Gesicht und vergessen nicht, auch den Nasenrachenraum, die Mandeln, das Zahnfleisch und die Gesichtshaut gut durchzumassieren, wobei wir alles glätten und ebnen, als würden wir es mit den Fingern von innen und außen

leicht beklopfen. Unsere gesamte Aufmerksamkeit liegt bei den Fingerspitzen, sie sind sehr sensibel. Wir machen das so lange, bis ein Wärmegefühl entsteht.

- Wieder kommen wir zum Hals, massieren ihn stärker als das Gesicht. Dabei vergessen wir weder den Bereich der Ohren noch die Haut und massieren auch nochmals die Schilddrüse.
- Diejenigen von Ihnen, die Ihr Hörvermögen verbessern wollen, können von innen den Bereich der Ohren massieren; wer sein Sehvermögen verbessern will, macht dasselbe mit den Augäpfeln, aber ganz leicht, sanft, vorsichtig und feinfühlig.
- Wieder gehen wir hinab in den Bereich von Brust und Bauch, dort massieren wir jedes Organ, ohne eines auszulassen (Lunge, Darm, Magen usw.). Wir beenden die Arbeit im Bereich des kranken Organs, dem wir besondere Aufmerksamkeit schenken.

Achtung: Den Bereich des Herzens lassen wir aus.

Sagen Sie in Ihrer Vorstellung zu Ihrem Herzen: »Ich danke dir«, dann gehen Sie weiter. Diese Übung wird im Bild der Jugendlichkeit, des vollkommen gesunden Körpers durchgeführt.

Massieren Sie zunächst leicht, dann stärker – dort, wo es nötig und möglich ist, aber so, dass kein Unbehagen entsteht. Im Bereich Ihres Lieblingsorgans, das nicht völlig gesund ist, kann ein leichter Schmerz als Reaktion auf Ihr Einwirken an dieser Stelle entstehen.

Sie arbeiten drei bis vier Minuten mit den Empfindungen **W + P**, dann genauso lang, also ebenfalls drei bis vier Minuten, mit **K + P.** Bemühen Sie sich, mit dieser Zeit auszukommen, in der Sie ein- bis zweimal Ihren ganzen Körper durchgehen und dabei jenen Stellen und Organen besondere Aufmerksamkeit schenken, die Sie beunruhigen.

XII. *Übungen zur Verjüngung des Gesichts*

Heute setzen wir die Arbeit an der Verjüngung des Gesichts fort. Wir haben sie absichtlich aufgeteilt, um sie uns besser aneignen zu können. Die vier Übungen, die wir in Lektion 8 gemacht haben, waren zur Vorbereitung gedacht, und jetzt (sowie in Zukunft) werden wir nur die sieben Übungen vom zweiten Tag machen.

Übungen zur Verjüngung des Gesichts

Übung Nr. 1

Wir gehen vor wie in der ersten Übung in Lektion 9, arbeiten dabei nicht nur mit dem Gesicht, sondern auch mit dem Hals. Schließen Sie dazu die Augen und entspannen Sie sich. Als Vorbereitung werden Gesicht und Hals gut durchwärmt, damit die Empfindung **W + P** von selbst entsteht.

Wir beginnen mit **W**, dann arbeiten wir mit **P** und **K**. Für jede Empfindung nehmen Sie bitte sich acht bis zehn Sekunden Zeit und wiederholen die Arbeit mit jeder Empfindung dreimal.

Wenn Sie das Gesicht durchwärmen, stellen Sie sich etwas vor, was Sie kennen: eisige Luft, die Ihre Wangen erglühen lässt, oder ein Saunabesuch, falls Sie das mögen; fühlen Sie, wie die Wangen von der Empfindung der Hitze und Reinheit anfangen zu glühen, wie sich die Haut dort spannt, sich dann glättet und rosig wird vom Blutzufluss. Spüren Sie, wie es an dieser Stelle sogar leicht zwickt, prickelt und ein wenig pulsiert … Fühlen Sie, wie angenehm das ist.

Übung Nr. 2

Sobald das Gesicht vollständig durchwärmt ist, fangen Sie an, die Empfindungen gedanklich zu verlagern. Sie beginnen ebenfalls mit

W in der Reihenfolge, wie in den vorangegangenen Lektionen beschrieben.

Bemühen Sie sich, alles durchzugehen und nichts auszulassen, als würden Sie all die Stellen massieren, an denen Sie gedanklich arbeiten – tief und mit voller Kraft, besonders die Nase (wer an Mandelentzündungen etc. leidet, auch den Nasenrachenraum), die Wangen (besonders bei Kieferhöhlenentzündungen), den Bereich über den Brauen (bei Stirnhöhlenentzündungen).

Die Wirksamkeit einer solchen Durchwärmung ist viel beständiger als bei einigen physiotherapeutischen Anwendungen.

Nachdem Sie das Gesicht durchwärmt haben, gehen Sie zum Hals über und arbeiten so, wie weiter oben beschrieben. Denken Sie daran, dass die Haut am Hals gröber und dicker als im Gesicht ist, dort gibt es weniger Blutgefäße. Ja, und dem Hals wird gewöhnlich weniger Beachtung geschenkt. Um unser Gesicht kümmern wir uns meist noch irgendwie, aber für den Hals reicht es dann nicht mehr, und das rächt sich: Fast immer verrät er unser wahres Alter. Deswegen holen wir wenigstens jetzt, mit vieljähriger Verspätung, das Versäumte nach.

Massieren Sie den Hals und halten Sie die Kraft der Empfindungen nicht zurück. Stellen Sie sich vor Ihrem inneren Auge die Unterhautmuskeln vor und massieren Sie auch diese gut durch. Sie können bis zu den Seiten auf Höhe der Ohrläppchen gehen und dabei in Ihrer Vorstellung auch die Haut des Unterkiefers mit einbeziehen.

Das Wichtigste ist, dass Sie liebevoll und sorgfältig vorgehen. Denken Sie daran: Das kann niemand besser als Sie, und es nutzt nur Ihnen.

Ändern Sie dann die Richtung, und führen Sie die Massage des Halses genauso in umgekehrter Richtung durch.

Möglich ist auch eine andere Variante: Zuerst machen Sie alle vier Übungen mit der Empfindung **W**, dann fügen Sie **P** hinzu (also **W** + **P**), dann arbeiten Sie mit **P** allein und gehen fließend zu **K** über (oder über **P** + **K**).

Übungen Nr. 3 bis 7

Die fünf Übungen (Nr. 3 bis 7) sind ausführlich in Lektion 9 beschrieben, deswegen sei hier nur angemerkt, dass sie wie alle anderen liebevoll und mit Vergnügen ausgeführt werden, so wie man einer Lieblingsbeschäftigung nachgeht. Nur dann haben sie einen Nutzen und eine Wirkung. Wenn Sie die Massage gut beherrschen, brauchen Sie gar nicht viel Zeit, und Sie können sie machen, wann es Ihnen passt und Sie die Notwendigkeit verspüren.

Vor allem sei noch einmal daran erinnert, dass Sie sich selbst gegenüber achtsam und liebevoll sein sollten (wer sonst kümmert sich um Sie, wenn nicht Sie selbst?). Gehen Sie sorgfältig und mit Vergnügen vor.

Stellen Sie sich klar die Stellen vor, an denen Sie vorbeikommen, glätten und streichen Sie die Haut, die Muskeln und alles andere aus, loben Sie sich für die hervorragende Arbeit, an der Sie sich freuen, während Sie sie quasi von außen beobachten.

Zusätzliche Übung: Shiatsu für die Arbeit mit den Augen

Zusätzlich zu diesen Übungen können Sie folgende Shiatsu-Methode anwenden, damit Ihre Augen noch schöner werden, klar und strahlend bleiben, und damit Müdigkeit und Rötungen sowie das Gefühl von Schwere oder Druck im Kopf verschwinden, wie es bei langer Lektüre oder nach dem Fernsehen auftritt.

Drücken Sie dafür mit drei Fingern dreimal unterhalb der Brauen, am oberen Rand der Augenhöhle, für ungefähr fünf Sekunden, wobei die Fingernägel nicht die Haut berühren sollten und der Druck nach oben gelenkt wird.

Genauso gehen Sie am unteren Rand der Augenhöhlen vor und richten den Druck nach unten. Dann drücken Sie mit den Fingerbeeren Ihrer Daumen für ungefähr zehn Sekunden leicht auf die geschlossenen Augenlider.

Alle Übungen sollten zu Hause in ruhiger Atmosphäre gemacht werden, möglichst mit geschlossenen Augen und in einem meditativen Zustand mit Konzentration auf das Bild von Jugendlichkeit. Am besten führen Sie sie zusammen mit den anderen Übungen aus, aber man kann sie auch ohne die anderen machen, die optimale Zeit dafür ist der Morgen oder der Abend.

- Diese Übungen müssen immer mit der Empfindung **W** begonnen werden, um die Gesichtshaut mit einer leichten Massage gut vorzubereiten.
- Bei den Übungen kann man **W** mit **P** kombinieren, dann **K** mit **P.** Das Gesicht sollte tief durchwärmt werden, gedanklich können Sie den Empfindungen freien Lauf lassen. Die Nase sollte besonders gut durchwärmt werden, bis in den Nasenrachenraum, insbesondere dann, wenn Sie oft an Erkältungskrankheiten leiden – Schnupfen und Mandelentzündung. Wenn Sie am Hals arbeiten, vergessen Sie nicht, dass dort die Haut dicker ist und weniger Blutgefäße hat als im Gesicht, deswegen kann man sich dort die Empfindungen stärker vorstellen als bei der Arbeit im Gesicht und braucht sich nicht zurückzuhalten.

Wenn Sie im Gesicht und am Hals arbeiten, denken Sie daran, dort gedanklich jede Falte zu glätten und auszustreichen. Stellen Sie sich vor, wie dadurch die Haut an Gesicht und Hals anfängt zu brennen wie in frischer, eisiger Luft oder nach der Sauna.

Fühlen Sie, wie ein angenehmes Gefühl von Reinheit und Frische entsteht, wie buchstäblich jede Zelle atmet. Spüren Sie, wie die Haut sich glättet und verjüngt, samten und elastisch wird und ein natürlicher, angenehmer Teint entsteht – genau der, von dem Sie geträumt haben und den Sie zuvor mithilfe von Kosmetik erreichen wollten … Stellen Sie sich vor und fühlen Sie innerlich, dass Sie jetzt genau so aussehen, wie Sie immer aussehen wollten.

Vergessen Sie dabei nicht, sich für die hervorragende Arbeit zu loben, dafür, dass Sie endlich Zeit gefunden haben, sich um sich selbst zu kümmern und dafür, dass Sie liebevoll mit sich umgehen. Denn niemand kann das besser als Sie, und es nützt auch niemandem außer Ihnen.

Fühlen Sie klar, welche herrliche Ruhe sich in Ihrem gesamten Körper ausbreitet, was für eine wundervolle Stimmung. Von selbst erblüht ein Lächeln, und dieses Lächeln ist Ihr natürlicher Zustand. Ein Lächeln – das sind Sie. Haben Sie es gespürt? Hervorragend.

Sicher fragen Sie sich nun, wie oft Sie die Übungen für das Gesicht machen sollen. Führen Sie die Übungen dann aus, wenn Sie das Bedürfnis verspüren. Wenn Sie sie gut beherrschen – wofür wir Ihnen empfehlen, sich zwei Tage Zeit zu nehmen –, dann sind fünfzehn bis zwanzig Minuten für den gesamten Komplex ausreichend.

Noch ein Letztes. Die Übungen für das Gesicht und den Hals kann man mit dem Bild »Die dritte Hand« und gleichzeitig mit den Empfindungen **W + P** und **K + P** machen – mit jeder von ihnen ungefähr zwei Minuten.

XIII. Bleibt nur noch die gynäkologische beziehungsweise urologische Selbstmassage

Über die Liebe

Und nun setzen wir unser Gespräch über die Liebe fort, über jenes Gefühl, das die »Sonne und andere Sterne bewegt«, wie Dante sagte, und auch über die menschliche, irdische Liebe. Fangen wir bei uns selbst und unserer Liebe an. Wissen Sie, was es mit sexueller Gesundheit auf sich hat? Was ist darunter zu verstehen?

Die Weltgesundheitsorganisation (WHO) definierte 1972 sexuelle Gesundheit folgendermaßen: »Sexuelle Gesundheit ist die Integration der körperlichen, emotionalen, geistigen und sozialen Aspekte des sexuellen Daseins in einer positiven Art eine Weise, die zu einer Bereicherung und Weiterentwicklung von Persönlichkeit, Kommunikation und Liebe beiträgt.«

Nach Meinung angesehener Autoritäten bedeutet sexuelle Gesundheit außerdem, von Angst, Scham- und Schuldgefühlen, falschen Vorstellungen und anderen psychischen Faktoren frei zu sein, die sexuelle Beziehungen stören. Auch dieses Zitat stammt aus den Ausführungen der WHO. Dort kommt man zu dem Schluss, dass der wirksamste Weg zur Erreichung sexueller Gesundheit eine Entwicklung der Sexualkultur ist.

Ja, das ist wirklich so. Sicher haben Sie auch schon diese »Fürsorge« um den Stand Ihrer Sexualkultur bemerkt.

Noch vor einigen Jahrzehnten meinte man, bei uns gäbe es solche Probleme nicht, aber das war die Sicht des Staates, hatte also mit Politik zu tun, wenn Sie so wollen. Mittlerweile kann man sich vor einer derartigen »Fürsorge« kaum noch retten – jeder kann an jeder Ecke die Information bekommen, die ihn interessiert, ob nun gedruckt, mündlich, als Video oder natürlich auch als praktische Anwendung.

Aber macht uns diese Freizügigkeit glücklicher? Festigt sie die familiären und intimen Beziehungen? Erhöht sie die Liebesfähigkeit eines Menschen?

Wohl kaum. Schauen Sie sich um. Hören Sie, wie heute über das Thema gesprochen wird. Ich will es nicht wiederholen, Sie kennen das selbst zu gut.

Wenn der Geschlechtsakt keinen emotionalen Überbau hat, ist er erbärmlich. Doch leider kommt er fast nur noch so vor. Denn viele verstehen das Wort »Sex« nicht genau, halten das, was es bezeichnet, für etwas Verbotenes, Schmutziges – Pornografie, Unzucht und überhaupt alles, was der Begriff »Unsittlichkeit« bezeichnet. Aber das Wort »Sex« heißt wörtlich übersetzt »Geschlecht« – männlich oder weiblich. Alles, was ein Geschlecht ausmacht, zeigt sich im Sexuellen.

Der Geschlechtstrieb ist ein angeborener und äußerst beständiger Instinkt – wäre er das nicht, wäre das schlimm, denn dann würde die Menschheit aussterben. Zum Glück ist er bei den meisten von uns stark ausgeprägt, oft aber auch zu einfach oder verzerrt, unentwickelt, unkultiviert. In diesem Fall ist der Mensch am Gängelband seines starken Instinkts, und alles reduziert sich auf seine physische Befriedigung.

Zu Recht sagt man: Der Mensch ist so, wie seine Art zu lieben, die Liebe ist sein Schatten. Ebenfalls trifft zu, dass ein Mann sich im Verhältnis zu einer Frau erkennt. Das ist tatsächlich so. Denn von der Natur aus ist dem Mann in der Liebe die aktive Rolle zugedacht, oder, genauer, seine Rolle ist aktiver als die der Frau.

Aber in der heutigen Zeit, wo vieles auf den Kopf gestellt ist, die Frauen den Männern gleichgestellt, emanzipiert und »frei« sind, zeigen sie bei völliger Passivität des Mannes eine ihnen von der Natur nicht zugedachte Aktivität. Das ist bedauerlich, denn alle leiden darunter, aber leider ist es dennoch oft genau so.

Also könnte es vielleicht lohnend sein, sich auch in diesem Punkt zu wandeln, damit sich ringsum etwas verändert und zum Besseren wendet.

Wir wollen hier nicht über etwas Wohlbekanntes sprechen, was Sie bei Bedarf auch in unseren anderen Büchern oder den Büchern anderer Autoren nachlesen können. Wir wollen Sie nur daran erinnern, wie wichtig diese Seite in unserem Leben ist.

Alles liegt in Ihrer Hand. Sie können schön, jung und glücklich sein – wenn Sie natürlich wollen.

Eben wurde der Startschuss zum Weg zur Jugend gegeben, jetzt müssen Sie weiter voranschreiten und sie sich ein Leben lang erhalten. Erinnern Sie sich an die Gebote in unserem Buch und lesen Sie sie noch einmal durch.

Denken Sie daran: Das Training sollte nicht länger als dreißig bis vierzig Minuten dauern, und es sollte nur einmal am Tag trainiert werden, in der Woche nicht öfter als drei- bis viermal. Dabei muss eine zweitägige Pause eingelegt werden (zum Beispiel am Sonnabend und am Sonntag). Ein Übertraining ist verboten. Ihre Bemühungen könnten dadurch zunichtegemacht werden.

Bevor Sie mit der selbstständigen Arbeit beginnen, wollen wir noch ein wenig darüber sprechen, wie man seinen Minderwertigkeitskomplex überwindet, damit sich dann das Selbstbild der Vollkommenheit leichter herausbilden kann.

Wie man Selbstzweifel überwindet

Für eine erfolgreiche, bewusste und zielgerichtete Arbeit am Selbstbild der Vollkommenheit, an der Formierung und Verbesserung des eigenen Ichs, sollten alle Anzeichen eines Minderwertigkeitskomplexes beseitigt werden: Selbstzweifel, Angst, Beunruhigung, Verschlossenheit usw.

Beseitigen wir also die Ursache unserer Leiden, denn: »*Wer sich vor dem Leiden fürchtet, der leidet bereits an seinen Befürchtungen.*« (Montaigne)

Wir haben ja bereits darüber gesprochen, dass Sie das Selbstbild eines geliebten, unvergleichlichen, vollkommenen Menschen schaffen sollen. Jetzt soll dieses Bild Ihnen den richtigen Impuls geben und helfen, Ihr Verhältnis zu anderen Menschen neu zu gestalten.

Lesen Sie aufmerksam die folgenden Ratschläge, wie man Angst und Selbstzweifel, also einen Minderwertigkeitskomplex, überwindet, sie stammen aus dem Buch von Andrew Salter *Conditioned Reflex Therapy*[5].

Hauptanzeichen für einen Minderwertigkeitskomplex sind:

- Angst und Unsicherheit
- übermäßige Schüchternheit und Übersensibilität
- Abhängigkeit und Verschlossenheit
- Infantilität.

Um sie zu überwinden, muss das »innere Bild« korrigiert werden, die fehlerhafte Vorstellung von sich selbst. Das Streben nach Vergnügen und die Vermeidung von Schmerz sind wesentliche unbewusste Instinkte. Man kann sagen, dass eine richtige Selbsteinschätzung zu Selbstachtung führt, und das ist die Hauptbedingung für eine Befriedigung von unterbewussten Instinkten.

Ratschläge:

- Sagen Sie, was Sie denken.
- Fürchten Sie sich nicht, Ihre Gefühle zu zeigen, welche es auch seien.
- Trauen Sie sich zu widersprechen.
- Schlagen Sie in einem Wortgefecht mutig zurück.
- Sprechen Sie das Wort »Ich« häufiger laut aus (»Ich denke so« usw.).
- Wenn man Sie lobt, stimmen Sie zu.
- Improvisieren Sie häufiger, leben Sie für den Augenblick.
- Malen Sie sich keine Zukunftspläne aus.

5 Andrew Salter: *Conditioned Reflex Therapy*, New York 1949.

Beginn der selbstständigen Arbeit

Diese Arbeit ist sehr individuell. Wenn Sie sich das Programm richtig angeeignet haben, entwickelt sich Ihr »sechster Sinn« von selbst, und Sie wissen, was Sie zu tun haben für die Harmonie von Seele (Emotionen und Verstand) und Körper (Gesundheit).

Auf diese Weise erreichen wir das Endziel unseres Systems: die Ursache des Übels zu finden und Wege aus der Krankheit aufzuzeigen. Dabei lassen wir Ihnen die freie Wahl, wie dieses Gleichgewicht gehalten wird, sodass Sie im Zustand der Jugendlichkeit bleiben.

Hier nun der Plan für die künftige Arbeit.

PROGRAMM FÜR DIE SELBSTSTÄNDIGE ARBEIT

(für vierzig Tage, nach der Aneignung des Programms in 10 Lektionen)

1. Nachdem Sie sich den Inhalt der 10 Lektionen angeeignet haben, legen Sie zwei bis drei Tage Pause ein, und setzen dann die Arbeit selbstständig fort; beginnen Sie damit also nach vierzig + fünf Tagen, nicht später.
2. Üben Sie drei- bis fünfmal pro Woche und legen Sie Pausen von ein- bis zwei Tagen ein.

   Üben Sie nicht länger als vierzig bis fünfzig Minuten am Morgen und fünfzehn Minuten am Abend. Auf diese Weise brauchen Sie nicht mehr als eine Stunde zwanzig Minuten, einschließlich fünfzehn bis zwanzig Minuten für das Aufwärmen (automanueller Komplex, Übungen für die Wirbelsäule und die Gelenke).
3. Halten Sie am Bild der Jugendlichkeit fest und kontrollieren Sie stets Ihr Vorgehen.

Üben sollten Sie vor allem dann, wenn Sie keine Lust haben und schlechter Stimmung sind, damit Sie sie loswerden. So erreichen Sie das beste Ergebnis. Notieren Sie abends Ihren psychoemotionalen Zustand im Tagebuch der Biorhythmen.

Machen Sie die abendlichen meditativen Übungen ein bis zwei Stunden vor dem Schlafengehen: Es kommt vor, dass man dadurch wieder munter wird.

Heißes Wasser brauchen Sie am Morgen nicht mehr zu trinken. Die Prozedur hat diese Aufgabe bereits erfüllt. Darm und Harnblase müssen vor den Übungen entleert sein. Nach dem Aufwärmen sollten Sie unbedingt duschen.

Vor den Morgenübungen (zwanzig bis dreißig Minuten) kann man ein leichtes Frühstück zu sich nehmen.

Arbeitsplan für die ersten zwei Wochen

Morgenübungen

1. Automanueller Komplex, Übungen für die Wirbelsäule und die Gelenke, Augengymnastik – nicht länger als fünfzehn bis zwanzig Minuten. Die Zeit verkürzt sich aufgrund der verringerten Zahl der Wiederholungen um das Vier- bis Sechsfache. Wenn Sie Schwachstellen haben, und Sie kennen sie (nehmen wir an, ein Gelenk bereitet Ihnen immer noch Probleme), dann können Sie dieser Stelle mehr Aufmerksamkeit widmen und dort die Zahl der Wiederholungen erhöhen.
2. Arbeiten Sie sorgfältig mit den Emotionen: Erinnern und Verzeihen (andere Emotionen nach dem Pendelprinzip), das Bild von Gesundheit und Jugendlichkeit in den Übungen mit **W + P** und **K + P** – Training des wachsenden Wunschs nach Gesundheit und Jugendlichkeit. Arbeiten Sie ausschließlich im Bild von Gesundheit und Jugendlichkeit.
3. »Lieblingsorgan«:
   - Verlagerung der Empfindungen entlang der Gliedmaßen und der Wirbelsäule: einmal pro Empfindung.

- Atmen durch den Bereich des kranken Organs: vier- bis sechsmal. Wenn es ein paariges Organ ist, »atmen« Sie zuerst auf der einen Seite, dann auf der anderen.

  Wenn es zwei kranke »Lieblingsorgane« gibt, arbeiten Sie mit ihnen nacheinander. Mit einiger Erfahrung bei der Arbeit mit paarigen Organen kann man auch gleichzeitig vorgehen.
- Sammeln und Zerstreuen der Empfindungen: ebenfalls vier- bis sechsmal.
- »Zickzack« und »Spirale« in jeder Richtung: vier- bis sechsmal.

  Man kann bei der »Spirale« auch die Kreise erweitern, aber unbedingt auf drei Ebenen.

4. Arbeit mit Hautdefekten. Dabei stellen Sie sich stets eine ideale und reine Haut vor.

   Wenden Sie für dieses Programm maximal fünfzehn Minuten auf und verringern Sie die Zeit nach und nach auf zehn Minuten. Man kann alle Übungen zuerst mit **W + P**, dann mit **K + P** machen.
5. »Dreiblätter« (alternativ zur Übung »Lieblingsorgan«): möglich sind ein bis zwei Durchgänge mit jeder Empfindung.
6. »Lärmende Stadt«: für zwei bis drei Minuten.
7. Verbesserung des Seh- und Hörvermögens, der Funktion des kranken Organs, also Übungen mit dem Wunsch nach völliger Genesung. Jeder macht das, was für ihn notwendig ist, der Wunsch verstärkt sich dabei kontinuierlich.

Für die Verbesserung der Funktionsfähigkeit des kranken Organs – im Bild von Jugendlichkeit – denken Sie an Ihren Wunsch, dass genau dieses Organ vollkommen gesund ist, wobei Sie sich Schritt für Schritt vorstellen, was bis zum Ende der Frist, bis zur völligen Genesung verbessert werden muss.

Zeitlich sollten »Dreiblätter« plus »Lärmende Stadt« nicht mehr als zehn bis fünfzehn Minuten in Anspruch nehmen.

Abendübungen

Sie werden drei- bis fünfmal in der Woche durchgeführt.

- gynäkologische beziehungsweise urologische Selbstmassage
- kosmetische Massage (Übungen für Gesicht und Hals).

Falls Sie keine gynäkologischen oder urologischen Probleme haben, brauchen Sie die gynäkologische beziehungsweise urologische Massage nur zwei- bis dreimal pro Woche zu machen. Jede Art der Massage führen wir nicht länger als zehn bis zwölf Minuten durch bis zu einer leichten Ermüdung.

Nochmals sei daran erinnert, dass alle Übungen zusammen nicht mehr als eine Stunde zwanzig Minuten in Anspruch nehmen sollen, und dass diese Zeit letztlich auf fünfzig bis sechzig Minuten verkürzt werden sollte.

Achtung: Nur wenn Sie möchten und bei merklichen Verbesserungen Ihres Gesundheitszustands können Sie zudem die Übungen aus dem *Kanon für künftige Herrscher* durchführen (siehe S. 313ff.). Wählen Sie dazu zwei bis drei spezielle Übungen in Abhängigkeit Ihrer Beschwerden (falls Sie welche haben) oder Ihrer Diagnose (falls Sie sie genau kennen).

Sie können – nach Ihrem Ermessen – maximal zwei bis drei von den grundlegenden Übungen hinzufügen, um damit die Wirkung aller anderen Übungen, die Sie ausgewählt haben, zu erhöhen. Allerdings sollten Sie damit nicht früher als in der zweiten Etappe der selbstständigen Übungen beginnen.

Machen Sie die Übungen aus dem *Kanon* nicht aus purer Neugier!

Arbeitsplan für die darauffolgenden zwei Wochen

1. Das Bild von Jugendlichkeit wird weiter verstärkt.
2. Das Aufwärmen führen Sie in demselben Umfang wie in den ersten zwei Wochen durch.
3. Die Übung »Lieblingsorgan« führen Sie in vollem Umfang aus.
4. »Lärmende Stadt« und »Dreiblätter« lassen Sie aus.
5. Nach Wunsch bleiben noch die Übungen zur Verbesserung des Seh- und Hörvermögens und die Verbesserung der Funktionsfähigkeit des kranken Organs.
6. Die Abendübungen sind dieselben.
7. Wir fügen die Übungen mit dem Bild »Die dritte Hand« hinzu. Alle Übungen machen wir mit zwei Empfindungen: **W** + **P** und **K** + **P**. Die ideale Zusammensetzung ist: **W** + **P** (oder Pulsieren) + »Die dritte Hand«, **K** + **P** (oder Pulsieren) + »Die dritte Hand«.

Abfolge der Empfindungen bei der Verbesserung der Figur

Für eine Verringerung des Umfangs – W + P:

- Massage mit der »dritten Hand«
- Aufblasen
- »Massage mit Aufblasen«
- »Ablassen der Luft«
- Bild einer sich zusammenziehenden Haut
- Formierung, »Modellierung« der eigenen Figur bis zum gewünschten Umfang

Wenn Sie die Übung machen, glätten und ebnen Sie die Haut wie ein Bildhauer, dann nehmen Sie wie ein Schneider alles Überflüssige weg und fügen die Ränder zusammen. Arbeiten Sie im Bild einer reinen, glatten, straffen Haut ohne Defekte. Stellen Sie sich den Umfang vor, den Sie anstreben, bis zum Idealzustand.

- Kühle
- Bild eines kühlen Körpers im Sommer (**K** + **P** und eine kühle »dritte Hand«) – Fixierung der Kühle

Für eine Zunahme des Umfangs – W + P:
- Massage mit der »dritten Hand«
- Aufblasen
- Bild des idealen Umfangs, das heißt »Modellierung« der eigenen Figur bis zum gewünschten Umfang analog zur vorangegangenen Übung
- Fixierung der Kühle. Idealerweise: **K** + **P** und eine kühle »dritte Hand«

Arbeit mit dem Bild »Die dritte Hand«

Wenn Sie damit besser und leichter zurechtkommen als einfach nur mit den Empfindungen **W** + **P** und **K** + **P**, können (und sollten) Sie alle Übungen mit dem Bild »Die dritte Hand« machen. Sie können auch die Übung mit dem »Lieblingsorgan« und die Abendübungen dazunehmen. Idealerweise arbeiten Sie gleichzeitig mit den Empfindungen **W** + **P** und **K** + **P** sowie mit dem Bild »Die dritte Hand«, also mit der bildlichen Massage. Wir gehen in dieser Reihenfolge vor:

1. Verlagerung entlang der Gliedmaßen und der Wirbelsäule. Massiert werden Brust, Bauch, Hals und Gesicht. Dabei führen wir den ersten Durchgang mit warmer Hand für zwei bis drei Minuten durch, dann mit kühler Hand, ebenfalls für zwei bis drei Minuten.

2. Haut, Gelenke (besondere Aufmerksamkeit widmen Sie Ihren »Lieblingsstellen«).
3. Verbesserung der Figur in der Reihenfolge wie oben beschrieben.

   Arbeiten Sie währenddessen mit dem Bild von Jugendlichkeit und stellen Sie sich Ihr Selbstbild der Vollkommenheit vor. Dabei arbeiten Sie mit Empfindungen und Massage und verstärken ihre Kraft und Klarheit. Mit **W** arbeiten wir drei bis fünf Minuten, mit **K** zwei bis drei Minuten.
4. Übungen für den Hals: ungefähr zwei Minuten mit der Empfindung **W.**
5. Übungen für das Gesicht mit der Empfindung **K.**
6. Arbeit mit dem Organ, das zusätzliche Aufmerksamkeit fordert (außer Herz und Gehirn). Sie arbeiten ungefähr zwei bis drei Minuten mit **W** und zwei Minuten mit **K.**

Nach (ungefähr) dreißig Tagen Arbeit brauchen Sie die Übung »Lieblingsorgan« und die Arbeit mit den Narben nicht mehr zu machen. Arbeiten Sie weiter an der Verbesserung von Figur und Haut, widmen Sie sich also im Wesentlichen dem Bild von Jugendlichkeit und lenken Sie verstärkte Aufmerksamkeit auf das Gesicht und den Hals. Wenn Sie fühlen, dass Sie noch etwas länger arbeiten sollten, kann die Frist um 5 Tage verlängert werden, aber nicht mehr.

Erholen Sie sich nach der Arbeit vierzig +/– fünf Tage unbedingt von allen Übungen für fünfzehn bis zwanzig Tage (nach Wunsch und Bedarf können Sie lediglich das Aufwärmen fortführen).

Im Anschluss können Sie nach Ihrem Ermessen und Gesundheitszustand vorgehen. Wenn Sie meinen, dass die Funktionstätigkeit Ihrer Problemorgane noch nicht vollständig wiederhergestellt ist, oder Ihre Figur noch nicht den gewünschten Zustand erreicht hat, also für den Fall, dass Sie noch nicht ausreichend mit dem Bild von Jugendlichkeit gearbeitet haben, können Sie Übungen aus dem *Kanon für künftige Herrscher* hinzunehmen (siehe S. 313ff.)

Machen Sie die Abendübungen, die Kontrolle über Körperhaltung, Mimik und Ihr Verhalten immer weiter.

Wir wünschen Ihnen viel Erfolg!

ÜBUNGEN DER 1. STUFE AUS DEM BUCH *KANON FÜR KÜNFTIGE HERRSCHER*

Liebe Lernende!
Wir stellen Ihnen nun eine Serie von Übungen aus dem ersten Kapitel des altorientalischen Buchs über die Vervollkommnung des Menschen vor. In russischer Sprache erschienen die Übungen erstmals im Buch *Hol dir Gesundheit und Jugend zurück*. Ursprünglich auf Alttürkisch, Farsi und in den arabischen Sprachen verfasst, waren sie, den Notizen im Buch nach zu urteilen, nur für Ausgewählte gedacht. Der volle Titel des Buches lautet ungefähr folgendermaßen: *Kanon der geheimen Wissenschaften für künftige Herrscher*. Enthalten sind Übungen, die auf die Entwicklung und Vervollkommnung der geistigen und physischen Fähigkeiten des Menschen gerichtet sind.

Zahlreiche Randnotizen zeugen davon, dass das Buch über Jahrhunderte gelesen, erweitert und vervollkommnet wurde. Die ersten Ergänzungen am Rand wurden vor mehr als 1000 Jahren vorgenommen und datieren auf das Jahr 986. Experten gehen davon aus, dass es sich dabei um das einzige bekannte, vollständige Exemplar handelt. Erstmals ins moderne Usbekisch wurde das Buch 1986 übersetzt.

Der Kanon besteht aus zehn einzelnen Stufen (Rängen), die quasi zum Gipfel führen.

Im ersten Kanon sind 111 Übungen aufgeführt, von denen wir die wirksamsten ausgewählt haben. Sie sind ausreichend für die Wiederherstellung der Gesundheit bei sehr vielen Beschwerden.

Die Übungen aus dem *Kanon* sollten Sie nur ausführen, wenn Sie den Wunsch haben und falls sich Ihr Gesundheitszustand merklich verbessert hat. Auf keinen Fall dürfen Sie die Übungen aus purer Neugier machen!

In Abhängigkeit von Ihrer Diagnose (falls Sie sie genau kennen) oder von Ihren Beschwerden wählen Sie zwei bis drei spezielle Übungen und nicht mehr als zwei bis drei Grundübungen, um die Wirkung aller anderen zu verstärken. Beginnen Sie mit den Übungen aus dem *Kanon* nicht früher als am dreißigsten Übungstag.

Häuser der Blütenblätter

Bevor wir uns den Übungskomplex näher ansehen, schauen wir uns die Darstellung des menschlichen Körpers im *Kanon* an. Er ist in Teile gegliedert, die sogenannten Häuser der Blütenblätter.

Bezeichnungen der Häuser (Abb. 29a)

1. Haus der Töchter
2. Mutterhaus
3. Haus der Söhne
4. Haus der Vernunft und des Satans
5. Vaterhaus
6. Haus der Seele und des Engels

Bezeichnung der horizontalen Ebenen (Abb. 29b, 29c)

1. Herrscher (Königreich)
2. Berater
3. Weg des Lebens (Knospe der Töchter)
4. Schutzherren
5. Tobende Stadt

6. Zitadelle (Wiegenlied)
7. Hoffnungen des Königreichs
8. Stütze des Königreichs (Knospe der Söhne)
9. Kleine Knospe der Enkel (Hätschelkinder)

Erstes Haus der Blütenblätter in der Vertikalen

Haus der Töchter

1. Haus der Seele und des Engels
2. Rechter Wesir
3. Rechtes Tor
4. Löwe an der Kette
5. Torwächter
6. Braut
7. Erste Erbin
8. Erster Erbe
9. Unruhegeist

Zweites Haus der Blütenblätter in der Vertikalen

Haus der Mutter

1. Spiegel (Augen der Mutter und der Seele)
2. Fürsorge der Mutter
3. Beunruhigung der Mutter
4. Elternhaus
5. Staatsschatz
6. Wiegenlied
7. Mutterliebe
8. Stütze der Mutter
9. Lebhafte Enkelkinder

Drittes Haus der Blütenblätter in der Vertikalen

Haus der Söhne

1. Haus der Vernunft und des Satans

2. Linker Wesir
3. Linkes Tor
4. Lebensbeginn
5. Schatzmeister
6. Schwiegersohn
7. Verirrter
8. Zweiter Erbe
9. Wüstling

Viertes Haus der Blütenblätter in der Vertikalen

Haus der Vernunft und des Satans

1. Haus der Vernunft und des Satans
2. Thron der Vernunft
3. Schwarze Tür
4. Thron des Satans
5. Turm
6. Schwarzes Pferd
7. Jüngste Prinzessin
8. Mittlerer Sohn
9. Großvaters Liebling

Fünftes Haus der Blütenblätter in der Vertikalen

Haus des Vaters

1. Herrscher
2. Thron des Sultans
3. Stütze des Vaters
4. Siegel des Schicksals
5. Siegel des Lebens
6. Sattel
7. Kissen
8. Prinzen
9. Getreue Enkel

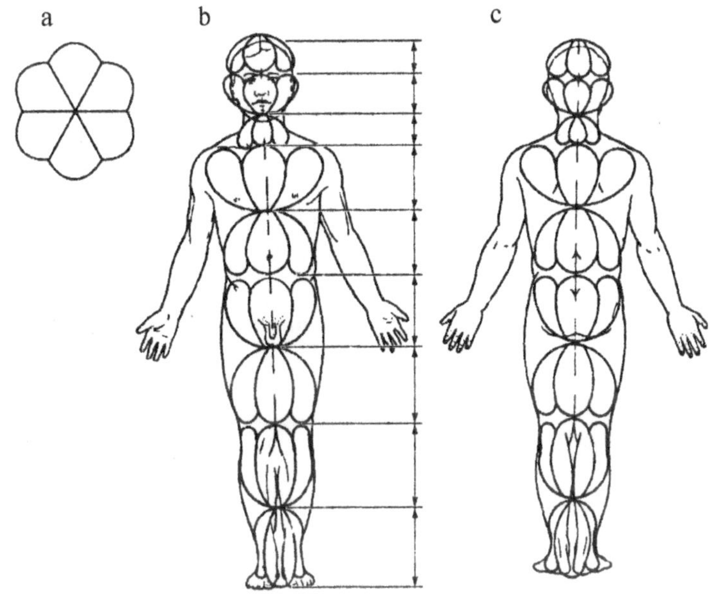

Abb. 29: Häuser der Blütenblätter

a – Anordnung der Häuser in der Vertikalen, Ansicht von oben

b – Anordnung der horizontalen Ebenen, Ansicht von vorn

c – Anordnung der horizontalen Ebenen, Ansicht von hinten

Sechstes Haus der Blütenblätter in der Vertikalen

Haus der Seele und des Engels

1. Haus des Engels
2. Thron der Seele
3. Weiße Tür
4. Thron des Engels
5. Guter Weg
6. Weißes Pferd
7. Prinzessin
8. Jüngster Sohn
9. Jüngster Enkel

Erster Übungskomplex, 1. Stufe

Liste der Übungen

Das Aufwärmen (den gesamte Übungskomplex für die Wirbelsäule) beherrschen Sie bereits. Es folgt der erste Übungskomplex der 1. Stufe.

Im Ganzen besteht der Komplex aus zwölf Übungen – zehn Grundübungen sowie Übungen mit zielgerichteter Wirkung.

Grundübungen

Übung 1: »Vorbereitung des Ackers für die Saat der Jugendlichkeit«.
Übung 2: »Thron des Herzens«
Übung 3: »Schaukel für Herz und Seele«
Übung 4: »Knospe der Lunge und des Darms«
Übung 5: »Blüte der Seele und der Vernunft«
Übung 6: »Wege des Königreichs«
Übung 7: »Knospe des Magens«
Übung 8: »Knospe der Nieren«
Übung 9: »Knospe der Leber« oder »Königreich der Sorge und Trauer«
Übung 10: »Knospe der Zwillinge«

Übungen mit zielgerichteter Wirkung
(Hier sollten Sie zwei Übungen in Abhängigkeit zu Ihrer Erkrankung auswählen.)

Übung 1: »Knospe des Wiegenlieds«
Übung 2: »Blütenblätter der Bauchspeicheldrüse und der Milz«

Übung 3: »Haus der Besorgnis«
Übung 4: »Engelsflügel über dem Weg der Bitterkeit«
Übung 5: »Weite Wege«
Übung 6: »Tor zum Königreich«

Notwendige Anweisungen

Vorsicht und nochmals Vorsicht! Versuchen Sie nicht, alle Übungen am ersten Tag zu machen. Gehen Sie langsam vor und fügen Sie neue Knospen erst dann hinzu, wenn Sie die vorherigen wirklich gut beherrschen.

In den ersten Tagen ist es ausreichend, drei bis vier Übungen zu machen. Wichtig ist, dass die Übungen Ihre Stimmung heben und Sie danach nicht müde sind. **Auf keinen Fall dürfen Sie sich zwingen.**

Die Trainingszeit sollte nicht mehr als eine Stunde und zwanzig Minuten betragen (mit Pausen). Bei Ermüdung sollte die Beanspruchung verringert oder einige Tage Pause eingelegt werden.

Das Training wird über zwei bis drei Monate ausgeführt. Nach einer vollständigen Wiederherstellung der Gesundheit können Sie Dauer und Zahl der Wiederholungen verringern.

Alle Übungen dieses Kapitels sind so auszuführen, dass man im Inneren ein klares Bild von Jugendlichkeit behält, sonst verlieren sie ihren Sinn.

Im alten *Kanon* wird zu Übung 1 Folgendes gesagt:

»… O Sohn, alt und krank, doch mit junger Seele.

Wenn Dich Gottes Strafe traf als Leiden, du aber wieder sein willst, wie du es dir erträumst, und du weißt nicht, wo dein jugendlicher Körper blieb, wo deine Gesundheit und Jugend weilen, übervoll mit Träumen, wenn du keine Plagen und Entbehrungen auf diesem weiten Weg fürchtest, dann lass fahren alle Erbitterung, Hass und Zweifel an der mensch-

lichen Güte und sattle dein sterbliches Ross, wahre in deiner Seele Gottes Worte, und wir gehen zusammen in jenen Garten, wo dein Körper liegt, wo deine verlorenen Träume ruhen …

O Sohn, du dachtest, dein Ross sei zu bereiten für einen weiten Weg, doch der Weg ist in dir.

Steig vom Ross. Der Acker für die Blumen deiner Jugendlichkeit liegt hinter deinem Rücken, und der Paradiesgarten seiner Früchte in deiner Brust.

Wenn es wüst ist in dir, wenn dort Dornen des Hasses, der Ausweglosigkeit, der Krankheit und des Bösen wuchern, dann schau: Am Thron deiner Seele erwartet dich das geflügelte Pferd der Eingebung, und die Seele hält den Pflug bereit für deine Vernunft.

Füttre und tränke dein Pferd der Eingebung, spann die Vernunft ein, und möge Gott dein Leid sogar mehren; beginn zu pflügen, um deine Jugendlichkeit zu säen, und auf jedem Schritt sollst du wissen, was dort wachsen wird …«

Vermutlich haben Sie schon bemerkt, dass hier in blumiger und poetischer Weise das Aufwärmen und die Einstimmung auf das Bild von Jugendlichkeit beschrieben wird.

Alle Übungen dieses Kapitels beginnen mit der Empfindung **W**, dann wird die Arbeit mit der Empfindung **P** fortgesetzt, dann mit **K**, und man endet auch mit **K**.

Der alte Text erklärt das folgendermaßen:

»… öffnest du das Tor zur Jugendlichkeit, dann wisse: Dieses Tor öffnet nur Seelenwärme. Möge deine Seele ihn wärmen, den irdischen Weg, auf dem du den Samen der Jugendlichkeit streust, mögen dein Herz und die Sonne deiner Vernunft leuchten und wärmen. Doch wisse, Sohn: Ohne Wasser und Winter verwandelt die Sonne Deinen Körper in Ödland.

Freue dich, wässre jedes Sandkorn deines Ackers, der dir Jugend und Kraft bringt, und überlass die Äcker auch Kälte und Frost, damit sie ausruhen und sich reinigen.

Im Frühling, wenn du fühlst, dass es Zeit zur Saat ist, wähle und säe die nötige Saat, jede an ihrem Ort, und umhege sie liebevoll jeden Tag.

Und im Spross, der sich zeigt, sollst du sehen den großen, künftigen Baum, sollst ihn aufziehen, und das jeden Tag, doch lass dir auch Zeit zum Ausruhen. Und fühle stets, dass dein Garten schon Früchte trägt.

Bedenke, o Sohn, gräbst und wässerst du die Erde deines künftigen Gartens, siehst dabei aber nicht die Früchte deines Werks, so bist du ohne Seele und Verstand, dann bist du wie ein Eber, der in der Erde wühlt und meint, er sei ein edler Gärtner.

Vergiss nicht, stets das Tor zu deinem Garten hinter dir zu verschließen …«

Wir beschreiben die Übungen noch in der Gegenwartssprache, werden aber, wenn möglich, die alten bildhaften Bezeichnungen beibehalten.

Denken Sie daran, für jedes kranke Organ eine oder zwei Übungen auszuwählen (die erste als Grundübung, die zweite, um die Wirkung zu verstärken).

Aufwärmen. Die Übungen für die Wirbelsäule werden wie im Übungskurs ausgeführt.

Grundübungen

Übung 1: »Vorbereitung des Ackers für die Saat der Jugendlichkeit« (Abb. 30)

Indikationen: Erkrankungen des zentralen und peripheren Nervensystems, psychoemotionale Störungen, Erkrankungen der Augen, der Nase, des Halses und der Organe des Brust- und Bauchbereichs. Diese Übung zielt auf die Verjüngung des gesamten Organismus.

Das Wesen der Übung liegt in der Vorbereitung des Organismus auf die nachfolgenden Übungen. Sie sieht eine Arbeit in verschiedenen »Jahreszeiten« vor sowie bestimmte Arbeitsweisen, die über Etappen verteilt sind:

- Sommer (Wärme und Hitze)
- Frühling (Prickeln, »Frühlings- oder Herbstregen«)
- Winter (Kälte)
- Pflügen (Pulsieren)
- Saat der Jugendlichkeit (Abschluss der Arbeit).

Wir beginnen die Übung mit der Empfindung **W** und enden mit **K**.

Pro Tag werden nicht mehr als vier Übungen gemacht (Hauptübung plus zwei bis drei Zusatzübungen in Abhängigkeit vom kranken Organ).

Man beginnt die Übung im Bereich des rechten Schlüsselbeins (a) oder beim Nasenrachenraum (Abb. 30a, 30b).

Im Bereich des rechten Schlüsselbeins wird die Empfindung **W** zur Größe einer kleinen Faust gesammelt und hinabverlagert bis zur Stelle, wo die Oberschenkel beginnen. Es folgt der Übergang in den Bereich unterhalb des Bauchs, dann gehen wir mittig auf der Vorderseite zum Oberkiefer hinauf bis zum Gesicht, erfassen die Lippen, den Mundraum und die Mitte des Unterkiefers mit dem Nasenrachenraum. Die Verlagerung der Wärmeempfindung erfolgt unterhalb der Hautoberfläche.

Anschließend wandern wir hinüber in den Bereich des linken Schlüsselbeins und hinab bis zum Ansatz des Oberschenkels (b). Es folgt der Rückweg (über dieselbe Route) zum Ausgangspunkt (a). Das ist ein Durchgang.

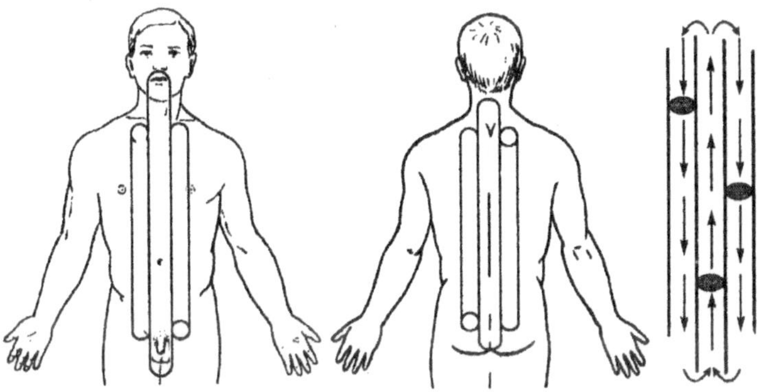

Abb. 30: »Vorbereitung des Ackers für die Saat der Jugendlichkeit«: a, b, c

Mit jeder Empfindung machen wir drei solcher Durchgänge.

Analog bearbeiten wir, beginnend bei Punkt (a), die Oberfläche des Rückens (je drei Durchgänge pro Empfindung). Das ist die erste Variante der Verlagerung der Empfindungen.

Man kann auch so vorgehen wie in Abb. 30c gezeigt. Von Punkt (a) wandern wir über denselben Weg zu Punkt (b), wonach wir zur mittleren Spur wechseln, bis ganz nach oben gehen und wieder zur Ausgangsposition zurückkehren (a). Auf diese Weise arbeiten wir mit jeder Empfindung je dreimal. Analog gehen wir hinten am Rücken vor.

Für diese Übung gibt es eine weitere Variante. Sie stellen sich die Empfindung von Wärme als Zylinder vor, den Sie über die Haut vom rechten Schlüsselbein zu den Oberschenkeln rollen, dann vom Unterbauch zum Nasenrachenraum mit Übergang zum linken Schlüsselbein, und schließlich wieder hinab zum Unterbauch, von wo aus er zum Nasenrachenraum bewegt wird.

Bei der Arbeit am Rücken bemühen wir uns, besonders klare Vorstellungen zu haben wie bei der Arbeit an der Wirbelsäule.

Übung 2: »Thron des Herzens« (Abb. 31)

Indikationen: Erkrankungen des Herz-, Kreislaufsystems, des Dick- und des Dünndarms, nervliche Zerrüttung, erhöhter Schädelinnendruck, Lungenkrankheiten, Gelenkserkrankungen.

A. Wir beginnen an der linken Hand. Wir erfassen nur den kleinen Finger (1) und wandern im Inneren des Arms hinauf bis zur Achselhöhle, dann weiter über einen Bogen (2), wie auf Abb. 31 (über die Mitte des Brustkorbs hinauf zur Drosselgrube, dann wieder hinab). Über den Bereich der rechten Achselhöhle wandern wir im Inneren des rechten Arms hinab zur rechten Hand und erfassen nur den kleinen Finger; dann kehren wir über denselben Weg zur linken Hand zurück (1).

B. Wieder steigen wir vom kleinen Finger der linken Hand im Inneren des Arms hinauf bis in den Bereich der Achselhöhlen und wechseln zum Rücken. Dort beschreiben wir einen Bogen (3), wie auf Abb. 31b gezeigt (Ansicht von hinten). Dann kommen wir in den Bereich der rechten Achselhöhle, steigen im Inneren am rechten Arm hinab bis zur Hand, wo wir abermals nur den kleinen Finger erfassen. Wir kehren über denselben Weg zurück, beschreiben hinten am Brustkorb einen Bogen (3) und wandern über den Bereich der linken Achselhöhle wieder hinab zur linken Hand.

Wir wiederholen die Etappen A und B noch einmal, machen auf diese Weise vier Durchgänge.

C. Wir wandern hinüber in den Bereich der Innenseite der Unterschenkel und der Kniegelenke. Hier konzentrieren wir ein Maximum jeder Empfindung nacheinander in jedem Bein und halten sie einige Sekunden fest.

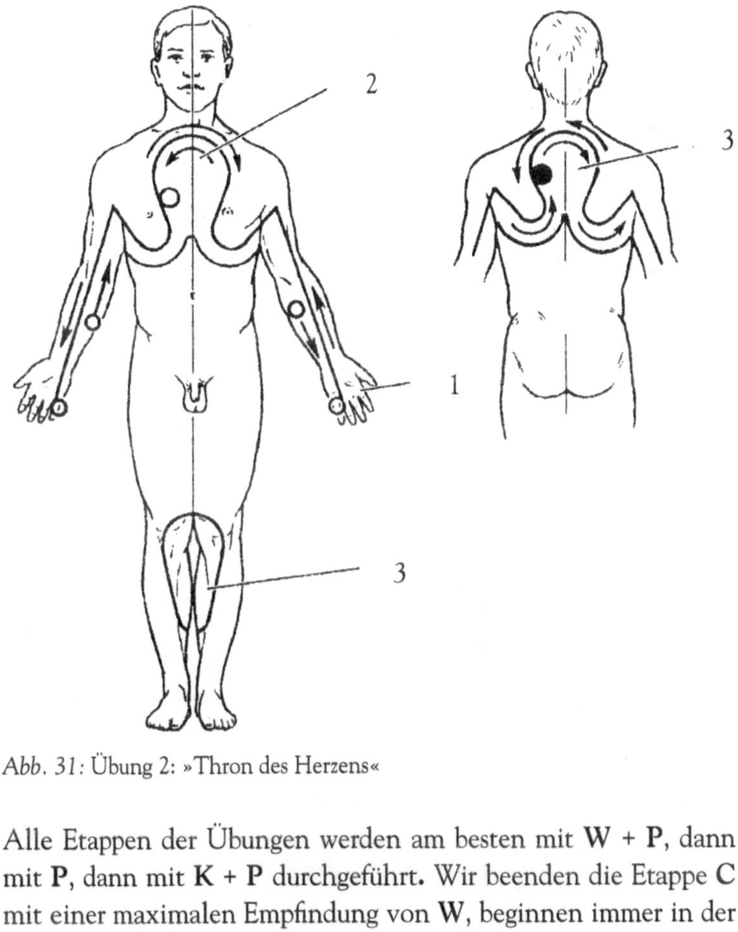

Abb. 31: Übung 2: »Thron des Herzens«

Alle Etappen der Übungen werden am besten mit **W** + **P**, dann mit **P**, dann mit **K** + **P** durchgeführt. Wir beenden die Etappe **C** mit einer maximalen Empfindung von **W**, beginnen immer in der linken Hand. Wir machen je zwei Wiederholungen.

Übung 3: »Schaukel für Herz und Seele« (Abb. 32)

Indikationen: Erkrankungen des Herzbeutels und der Organe des Brustbereichs (Bronchitis, Lungenentzündung, Bronchialasthma), entzündliche Erkrankungen im Mund- und Nasenrachenraum, Allergien, Ekzeme, Dermatiden, Juckreiz mit verschiedenen Ursachen, Neuralgien des Trigeminusnervs, Neurose des Gesichtsnervs, Entkräftung und Reizzustände.

Wir beginnen an der linken Hand, wo wir nur zwei Finger erfassen – den kleinen und den Ringfinger. Dann wandern wir im Inneren des Arms hinauf in den Bereich der Achselhöhle und wechseln in einem Bogen zur Körpermitte zu Punkt (3) am unteren Ende des Brustbeins.

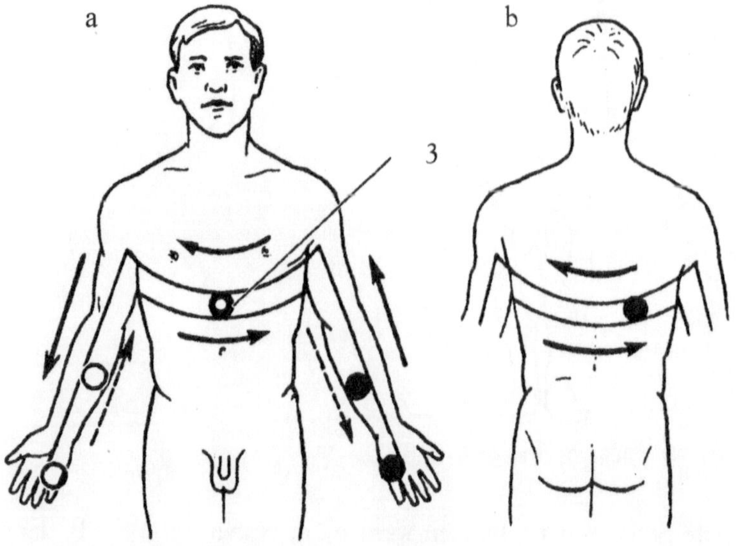

Abb. 32: Übung 3: »Schaukel für Herz und Seele«

Bei Punkt (3) halten wir für zwei bis drei Sekunden inne und gehen gleichzeitig in die Tiefe, dann setzen wir den Weg fort zur rechten Achselhöhle, wandern im Inneren des rechten Arms hinab zur Hand, erfassen wiederum nur zwei Finger – den kleinen und den Ringfinger –, wonach wir auf demselben Weg zur linken Hand zurückkehren.

Das ist ein Durchgang auf der Vorderseite. Versuchen Sie, ihn in ungefähr zehn Sekunden zu schaffen, die Haltepunkte nicht mit eingerechnet.

Nun beginnen wir wieder mit der linken Hand. Wir wandern hinauf zur Achselhöhle, wechseln zum Rücken (Abb. 32b), und zwar wiederum in einem Bogen (ohne anzuhalten), erreichen die rechte Achselhöhle, steigen dann im Inneren des rechten Arms hinab zur Hand und erfassen dort nur den kleinen und den Ringfinger. Danach gehen wir auf demselben Weg zurück zur linken Hand.

Das ist ein Durchgang auf der Rückseite. Versuchen Sie, mit ungefähr zehn Sekunden auszukommen. Mit jeder Empfindung machen wir vier solcher Durchgänge: 1 – vorn, 1 – hinten, 1 – vorn, 1 – hinten.

Übung 4: »Knospe der Lunge und des Darms« (Abb. 33)

Indikationen: Erkrankungen der Lunge und des Darms.

Diese Übung besteht aus vier Etappen.

A. Wir beginnen am rechten Fuß (Abb. 33a), wandern das Bein hinauf und erfassen es vollständig von innen. Wir gehen zum Bauch und kommen unterhalb der Körperoberfläche bis zum unteren Ende des Brustbeins, dann gehen wir auf der linken Seite des Bauchs hinab, kommen zum linken Bein, erfassen es ebenfalls vollständig und wandern hinab zum linken Fuß. Anschließend wechseln wir zum rechten Fuß und machen einen weiteren Durchgang.

Das ist die Basisvariante. Man kann auch vom linken Fuß zum Brustbein zurückkehren und von dort hinab zum rechten Fuß gehen. Auch ist es möglich, mit dem linken Fuß zu beginnen.

B. Wir wechseln zu den Händen.

Von der linken Hand (1) wandern wir den Arm hinauf und erfassen ihn von innen, bis wir die Achselhöhle erreichen. Auf Höhe des Schultergürtels (Abb. 32a) wandern wir über die Achselhöhle hinüber zum rechten Arm, erfassen ihn ebenfalls vollständig und wandern hinunter zur rechten Hand. Wir kehren auf demselben Weg zurück zur linken Hand (1).

C. Wir wechseln zu den Blütenblättern in Brust– und Schulterbereich (Abb. 33a, b). Beginnend an der rechten Schulter durchlaufen wir die genannten Blütenblätter zweimal nacheinander im Inneren (1, 2, 3, 4, 5, 6, 1, 2, 3, 4, 5, 6), dann kehren wir zum 5. Blütenblatt zurück, lassen die Empfindung maximal ansteigen und halten sie, womit wir diesen Teil der Übung beenden.

D. Wir sammeln und konzentrieren die Empfindung im Bereich des Kreuzbeins (6), bringen sie auf ein vernünftiges Maximum und verlagern sie dann in die Tiefe, Richtung Vorderseite und in den Bereich der Harnblase (7). Schließlich kehren wir zurück in die Ausgangsposition (6).

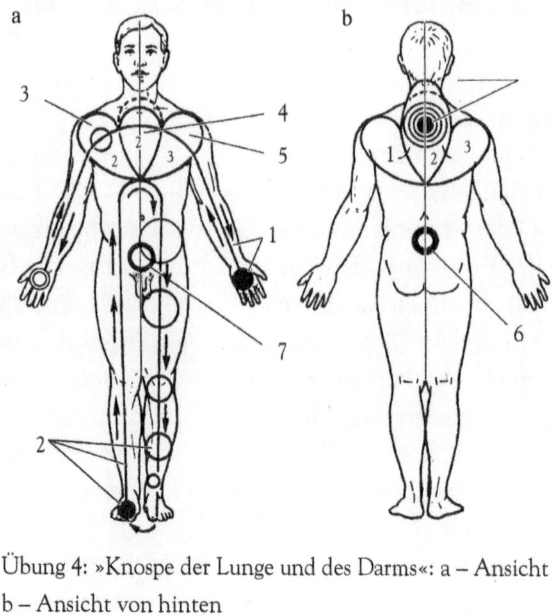

Abb. 33: Übung 4: »Knospe der Lunge und des Darms«: a – Ansicht von vorn, b – Ansicht von hinten

Diese Verlagerung (vor und zurück) machen wir zwei- bis dreimal, dann enden wir im Bereich des Kreuzbeins (6). Wir halten die Empfindung dort für einige Sekunden.

Übung 5: »Blüte der Seele und der Vernunft« (Abb. 34)

Indikationen: Erkrankungen des Magens – Gastritis, Geschwüre des Magens und des Zwölffingerdarms; Erkrankungen des Dickdarms, die mit der Störung der Peristaltik, mit Blähungen und Schmerzen einhergehen; Erkrankungen der Atemwege – Kehlkopf, Luftröhre, Lunge; allergische Erkrankungen, Dermatitis, Schädigungen der Schleimhäute; einige psychische Störungen, Neurosen; Schädigungen des zentralen Nervensystems; Hypertonie; Schmerzsyndrome, neurologische und reflektorische Erscheinungen bei Osteochondrose der Halswirbelsäule.

Wir beginnen am rechten Fuß (1), wandern das Bein im Inneren hinauf und umfassen es vollständig vor unserem inneren Auge. Wir wechseln zum Steißbein (2), dann wandern wir die Wirbelsäule hinauf, umfassen sie ebenfalls vollständig, verengen jedoch allmählich den Empfindungsbereich (wie auf Abb. 34 dargestellt). Wir gehen über zum Hals, dann zum behaarten Bereich des Kopfes, wo wir die Empfindung an der Oberfläche verlagern, ohne in die Tiefe zu gehen.

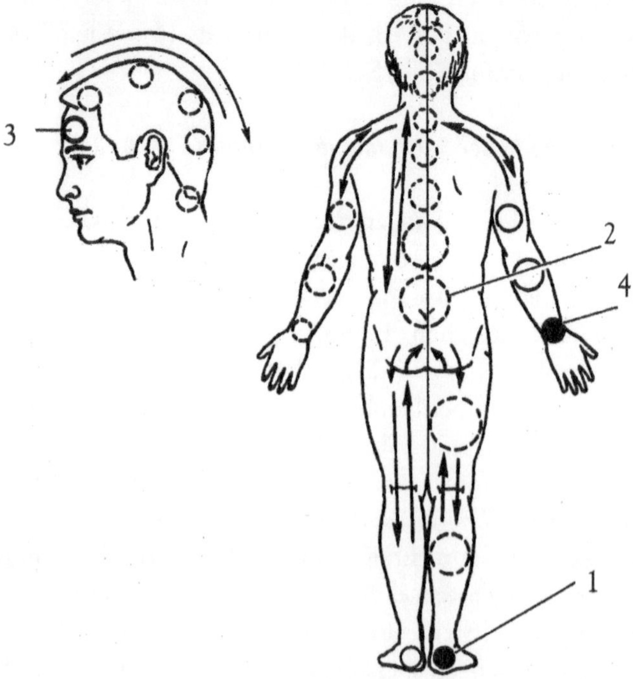

Abb. 34: Übung 5: »Blüte der Seele und der Vernunft«

Wenn wir beim »dritten Auge« ankommen (3), legen wir einen kleinen Halt ein (drei bis vier Sekunden), konzentrieren uns und richten die Aufmerksamkeit auf diesen Bereich. Dann wandern wir über denselben Weg zurück zum Bereich des Steißbeins (2).

Wir wechseln ins linke Bein, erfassen es vollständig von innen, wandern zum linken Fuß hinab und kehren dann analog zum rechten Fuß zurück.

Das ist ein Durchgang. Wir machen drei bis vier Durchgänge mit jeder Empfindung.

Analog arbeiten wir mit den Armen. Wir beginnen im Handgelenk und erfassen den Arm vollständig von innen. Auf Höhe des

Schultergürtels wechseln wir über das Schultergelenk des einen Arms zum Schultergelenk des anderen Arms, wandern den Arm hinab bis zum Handgelenk und kehren dann zurück, dorthin, wo wir begonnen haben (drei bis vier Durchgänge für jede Empfindung).

Achtung: Die Übung wird locker und ohne Anstrengung ausgeführt, besonders bei der Verlagerung der Empfindungen am Kopf. Wenn Sie plötzlich Geräusche hören oder Ihnen der Kopf schwer wird, verringern Sie sofort die Beanspruchung und die Stärke der Empfindungen.

Übung 6: »Wege des Königreichs« (Abb. 35)

Indikationen: Erkrankungen der Blutgefäße (Arterien und Venen), Venenentzündung; Stimulierung der Herztätigkeit.

Wir beginnen am unteren Drittel der hinteren rechten Wade (3), wandern hinauf (wie auf Abb. 35 gezeigt), wechseln am Knie nach außen und gehen zur Innenseite des Oberschenkels (4).

Wir kommen zur Mitte, passieren gedanklich den Enddarm und gehen zum Kreuzbeinbereich (2). Hier legen wir einen kurzen Halt ein (nicht länger als zehn Sekunden), verstärken gleichzeitig die Empfindung auf ein Maximum und bringen sie tiefer in den Körper.

Dann verlassen wir den Kreuzbeinbereich (2), wandern analog hinab zum unteren Drittel der hinteren linken Wade, wiederholen danach in umgekehrter Reihenfolge den gesamten Weg und kehren zum Ausgangspunkt (3) an der rechten Wade zurück.

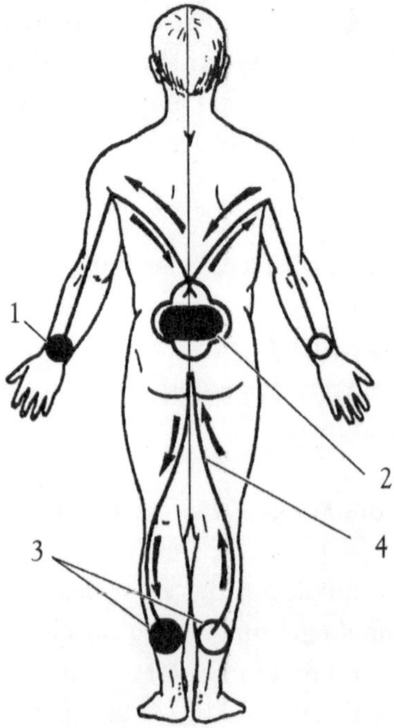

Abb. 35: Übung 6: »Wege des Königreichs«

Nun wandern wir erneut denselben Weg über das rechte Bein durch den Bereich des Enddarms zum Kreuzbein (2), wo wir erneut die Empfindungen auf ein Maximum verstärken, während wir dort 10 Sekunden innehalten.

Dann wandern wir von (2) zum rechten Arm über den Bereich der Achselhöhle und die Rückseite der Schulter und kommen über den Unterarm zum Handgelenk (1), wo wir einen kurzen Halt von zwei bis drei Sekunden einlegen.

Danach kehren wir über denselben Weg zum Kreuzbein zurück (2), wo wir, wie gewöhnlich, einen Halt (bis zehn Sekunden) einlegen und gleichzeitig die Empfindungen auf ein vernünftiges Maximum verstärken.

Nun arbeiten wir analog mit dem anderen Arm, erreichen das Handgelenk (1) und kehren dann erneut in den Kreuzbeinbereich zurück (2). Wir bleiben dort für zehn Sekunden und verstärken die Empfindung. Im Anschluss machen wir einen weiteren Durchgang in jedem Arm (mit Stopps und Verstärkung der Empfindung).

Beendet wird die Übung im Kreuzbeinbereich (2), wo wir, während wir dort für einige Sekunden verweilen, die Empfindungen auf ein Maximum verstärken.

Wir machen zwei solcher Durchgänge an den Armen. In derselben Weise wiederholen wir die Übungen mit jeder Empfindung. Es ist Ihnen überlassen, an welchem Bein Sie beginnen.

Übung 7: »Knospe des Magens« (Abb. 36)

Indikationen: Erkrankungen der Verdauungsorgane (Gastritis, Geschwüre des Magens und des Zwölffingerdarms, Funktionsstörungen des Dünn- und des Dickdarms), psychische Störungen, Epilepsie, Bluthochdruck, Neuralgie des Trigeminusnervs, Migräne und Kopfschmerzen verschiedener Genese, Zwischenrippenneuralgie, entzündliche Erkrankungen der Nasennebenhöhlen, gynäkologische Erkrankungen, Impotenz.

Grundübung (Abb. 36a)

Wir beginnen an der Vorderseite des rechten oder linken Fußes.

Ohne den großen Zeh zu erfassen, kommen wir zur Außenseite des Unterschenkels und wandern hinauf über die Vorderseite des Oberschenkels bis in die Leistengegend. Dort wechseln wir Richtung Mitte, stoppen aber ein Stückchen vor der Mittellinie des Bauches (die vertikal über den Bauchnabel verläuft). Wir gehen zum Bereich etwas oberhalb des Nabels und wandern über die rechte (oder linke) Brustwarze in einem Bogen zur Drosselgrube und weiter nach oben, wo wir den Mund- und den Nasenrachenraum erfassen (wo man die Übung ebenfalls beginnen kann).

Dann wandern wir hinab zum linken Fuß (analog und symmetrisch zum Aufstieg). Nach einem kurzen Halt kehren wir über denselben Weg zurück zur Ausgangsposition (rechter Fuß). Das ist die *erste Variante* der Übung.

Die *zweite Variante* sieht einen direkten Übergang vom linken zum rechten Fuß vor – wonach der Durchgang wiederholt wird.

Wir machen mit jeder Empfindung zwei solcher Durchgänge.

Bei schwerer Krankheit sollte zur Verstärkung der Wirkung nach der beschriebenen Grundübung eine weitere durchgeführt werden.

Zusätzliche Übung (Abb. 36b)

Wir beginnen an der linken Knickehle und wandern über die Mitte der Hinterseite des Oberschenkels hinauf, dann über das Gesäß zur Mitte des Rückens. Hier halten wir inne, konzentrieren uns und verstärken die Empfindung, anschließend bewegen wir sie dreimal intensiv vor und zurück (»Zickzack«).

Wir bewegen uns weiter über die Oberfläche, beschreiben auf der Mitte des Rückens einen Kreis, dann gehen wir analog und symmetrisch zum Aufstieg über das rechte Bein bis zur Kniekehle, wo wir ebenfalls einen kurzen Halt mit »Zickzack« einlegen (dreimal durch den Körper hindurch, vor und zurück).

Danach wechseln wir wieder zur linken Kniekehle und wiederholen den gesamten Durchgang noch einmal (erste Variante) oder kehren auf demselben Weg zum Ausgangspunkt zurück (zweite Variante), machen also zwei solcher Durchgänge.

Sie können selbst entscheiden, mit welcher Kniekehle Sie beginnen. Beim Halt an der Kniekehle vergessen Sie das »Zickzack« nicht.

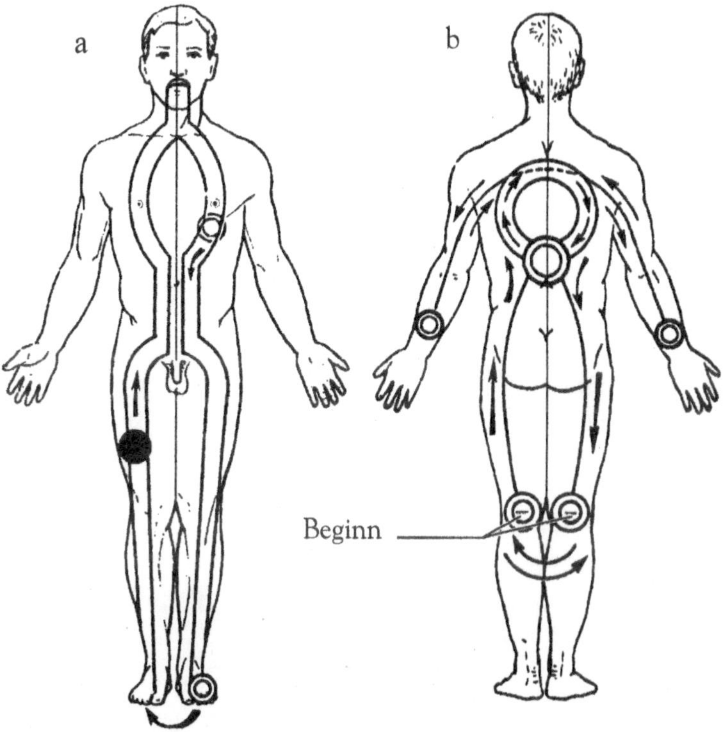

Abb. 36: Übung 7: »Knospe des Magens«: a – Ansicht von vorn, b – Ansicht von hinten – Anfangspunkt

Und zum Schluss: Nach der beschriebenen Übung machen wir zwei solcher Durchgänge auch über die Rückseite der Arme und des Rückens, wobei wir im unteren Drittel des Unterarms beginnen und enden (43b). An diesen Punkten legen wir einen Halt ein und verstärken die Empfindungen auf ein Maximum.

Übung 8: »Knospe der Nieren« (Abb. 37)

Indikationen: Erkrankungen des Urogenitaltrakts mit funktionellem Charakter. Blasenentzündung, Harnblasenschmerz, Nierenentzündung, Erkrankungen der Organe des Brust- und Bauchraums, neurologische Erscheinungen in der Wirbelsäule und den Gelenken bei Osteochondrose, Störungen des peripheren und zentralen Nervensystems.

Am besten beginnen Sie am Rücken. Diese Verlagerung der Empfindungen nennt sich »Kette für den wilden Löwen« (der »wilde Löwe« ist die Harnblase).

Durch den linken Fuß führen wir **W** über die Rückseite des Beins zum Steißbein. Dort halten wir drei bis vier Sekunden inne und verstärken die Empfindungen auf ein Maximum (gehen dabei gleichzeitig in die Tiefe).

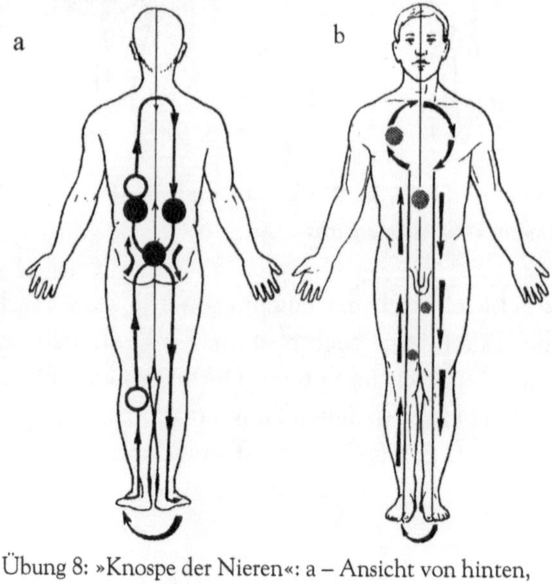

Abb. 37: Übung 8: »Knospe der Nieren«: a – Ansicht von hinten, b – Ansicht von vorn.

Dann gehen wir höher und bewegen uns oberflächlich an der Wirbelsäule entlang, ein wenig seitlich von ihr (Abb. 37a). Wir halten im Bereich der Nieren an, verstärken die Empfindungen auf ein Maximum und gehen gleichzeitig in die Tiefe.

Anschließend kommen wir wieder zum Steißbein (Halt, Verstärkung der Empfindungen auf ein Maximum mit gleichzeitigem Tiefgang); wir wandern weiter – analog und symmetrisch – über das rechte Bein hinab zum Fuß. Das ist ein Durchgang. Wir wechseln zurück zum linken Fuß.

Man kann drei Durchgänge mit jeder Empfindung machen. Man beginnt an einem der Füße und endet im Bereich der Harnblase.

Bei der Fortsetzung der Übung wechseln wir auf die Innenseite der Füße und erfassen nur den großen Zeh. Wir gehen über die vordere Seite des Beins hinauf und hinüber zum Bauch; dann beschreiben wir oberflächlich einen Wendekreis über die Brustwarzen und die Drosselgrube (Abb. 37b) und schließlich wandern wir analog und symmetrisch hinab zum anderen Fuß. Das ist ein Durchgang. Wir wechseln zum anderen Fuß und wiederholen alles noch einmal.

Diese Durchgänge sollten ebenfalls dreimal mit jeder Empfindung gemacht werden.

Übung Nr. 9: »Knospe der Leber« oder »Königreich der Sorge und Trauer« (Abb. 38)

Indikationen: Erkrankungen der Leber, der Gallenblase, des Magen- und Darmtrakts, Neurodermitis, Psoriasis, Vitiligo.

Grundübung

Wir beginnen an der Innenseite des rechten Fußes (erfassen nur den großen Zeh), wandern an der Vorder- und Innenseite des Beins hinauf, dann hinüber in die Leistengegend und schließlich zum Bauch.

Wir lassen die Empfindung im Uhrzeigersinn kreisen, ohne die Mitte des Bauches zu erfassen (Abb. 38a), wonach wir analog und symmetrisch über das linke Bein an der Innenseite des anderen Beins hinabwandern. Das ist ein Durchgang.

Dann gehen wir erneut zum rechten Fuß über (erste Variante) oder kehren über denselben Weg zurück (zweite Variante). Mit jeder Empfindung werden drei Durchgänge gemacht.

Zusätzliche Übung

Bei stark ausgeprägten Erkrankungen der Leber und Gallenblase sollte zur Verstärkung der Wirkung nach der beschriebenen Grundübung eine weitere durchgeführt werden: »Tor des Lichts zum Haus der Trauer« (Abb. 38b).

Dafür konzentrieren wir die Empfindung auf dem Rücken in dem Bereich, der auf der Abbildung mit der Ziffer (1) gekennzeichnet ist, und stellen sie uns äußerst klar vor. Man nennt diesen Bereich auch »Tor des Lichts zum Haus der Trauer«. Im Altertum meinte man, dort sammle sich alle Trauer, die in die Seele gelangt sei.

Danach gehen wir in die Tiefe und zurück (»Zickzack«), alles zusammen in zwei Durchgängen. Dann wandern wir aus dem Bereich (2) vorn (Abb. 38c) in den Bereich unterhalb des Schlüsselbeins (3). Nachdem wir dort einen kurzen Halt eingelegt haben, wandern wir hinab in den Bereich (4). Das wiederholen wir, machen also zwei solcher Durchgänge auf beiden Seiten – rechts und links, wobei wir jedes Mal im Bereich (3) innehalten.

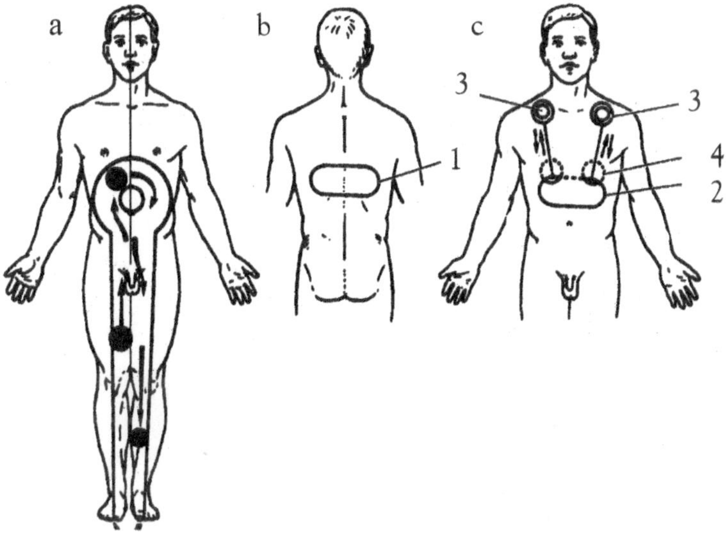

Abb. 38: Übung 9: »Knospe der Leber«, oder »Königreich der Sorge und Trauer«

Übung 10: »Knospe der Zwillinge« (Abb. 39)

Indikationen: Erkrankungen der Organe des Magen- und Darmtrakts, Dyskinesie der Gallenblase und Gallengänge, Gallenblasenentzündung ohne Steinbildung u.a., neuropsychische Verstimmungen, Epilepsie, Schädigungen des zentralen Nervensystems verschiedener Genese, Schwindel, Neuralgie des Trigeminusnervs, neuralgische Erscheinungen bei Osteochondrose der Wirbelsäule und der Gelenke, Erkrankungen der Lunge – Bronchialasthma u.a.

Wir beginnen an der Außenseite des rechten Fußes und erfassen alle Zehen außer dem großen. Von dort wandern wir an der Außenseite des Beins hinauf, wechseln zur Hinterseite des Oberschenkels und von dort zum Steißbein (4) (Abb. 39b). Dort verstärken wir die Empfindung auf ein Maximum und führen die Empfindung durch den Körper hindurch auf die Vorderseite, wo wir in den Bereich (1) kommen, zum »Haus der alten Jungfer«.

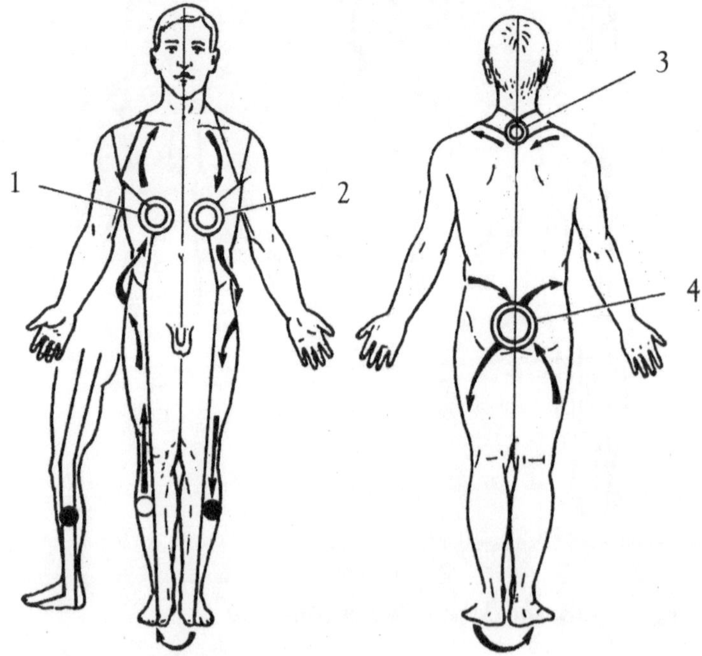

Abb. 39: Übung 10: »Knospe der Zwillinge«

Im alten *Kanon* heißt es dazu: *»Geh ins Haus der alten Jungfer und wärm es mit Seelenwärme. Hat sie etwas Übles im Sinn, dann treib es ihr aus.«* Das heißt, bei (1) wird ein kurzer Halt eingelegt (mit einer maximalen Verstärkung der Empfindung), dann kommt der Übergang auf den Rücken zu (3), »Haus des Vaters« (siehe Abb. 38), dort erfolgt ebenfalls ein Halt. Über die Schulter kommen wir zur Vorderseite zu (2) »Haus des furchtsamen Vielfraßes«, dort erfolgt wiederum ein Halt und die Verstärkung der Empfindung auf ein Maximum.

Dann wandern wir hinab, durch den Rücken hindurch in den Bereich des Steißbeins (4), wo die Empfindung auf ein Maximum gesteigert wird. Anschließend gehen wir durch den Körper hindurch zur Vorderseite, wechseln zur Außenseite des linken Beins und wandern hinab – bis zur Außenseite des linken Fußes, wobei wir den großen Zeh auslassen. Das ist ein Durchgang.

Danach wechseln wir erneut zum rechten Fuß und wiederholen den Durchgang. Alles zusammen kann man in zwei Durchgängen mit jeder Empfindung durchführen.

Wenn Sie diese Übungen gut beherrschen (nach etwa zehn bis fünfzehn Trainings), werden die Durchgänge mit jeder Empfindung nur einmal ausgeführt.

Übungen mit zielgerichteter Wirkung

Achtung: Im Folgenden sollten Sie nur ein bis zwei *Übungen* auswählen, die Ihrer Krankheit entsprechen.

Übung 1 (Abb. 40)

Komplex von Übungen, die bei gynäkologischen Erkrankungen und zur Erhöhung (Normalisierung) der Sexualität bei Frauen und Männern durchgeführt werden.

Indikationen: Erkrankungen des Urogenitaltrakts (Störungen des Harnabgangs, Blasenentzündung, Harnblasenschmerzen, Impotenz, Frigidität, Störungen im Menstruationszyklus), psychoemotionale Störungen, vegetativ-vaskuläre Dystonie, Allergien.

Wir beginnen mit Wärme, konzentrieren **W** im Bereich der Harnblase (1), verstärken sie auf ein vernünftiges Maximum, und verlagern dann die Empfindung fünf- bis zehnmal in die Tiefe und zurück (2). Wir halten sie für zwei bis drei Sekunden in der Tiefe fest, ungefähr in der Mitte.

Danach konzentrieren wir **W** im Bereich der rechten Ferse (4), steigern sie auf ein vernünftiges Maximum und verlagern sie dann über die Hinterseite der Wade nach oben, ohne bis zur Kniekehle zu gehen.

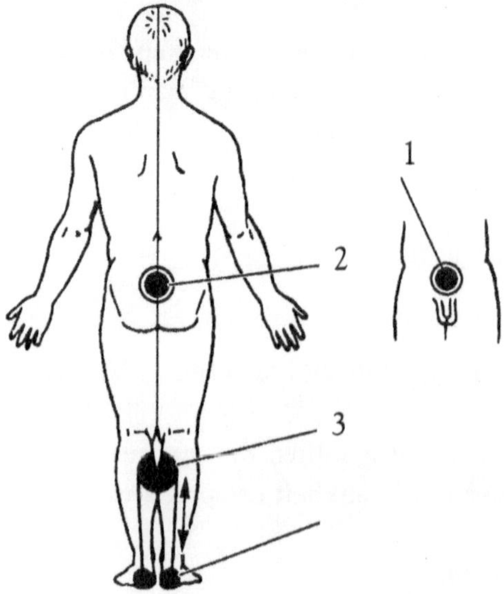

Abb. 40: Übung 1

Wir wechseln zur Außenseite des rechten Beins, verstärken **W**, halten die Empfindung dort zwei bis drei Sekunden und wechseln dann auf den Bereich parallel am linken Bein (3).

Übung 1a: »Knospe der Paradieslilie« (Abb. 41)

Nacheinander rufen wir eine der Empfindungen in den Blütenblättern hervor (denken Sie daran, unbedingt mit Wärme zu beginnen), dabei entstehen die Empfindungen nicht oberflächlich, sondern im Inneren – entlang der vorderen Blütenblätter 1, 2, 3 und der hinteren Blütenblätter 4, 5, 6. Wir durchlaufen jedes Blütenblatt (1 – 6) je zweimal, bevor wir zum nächsten wechseln.

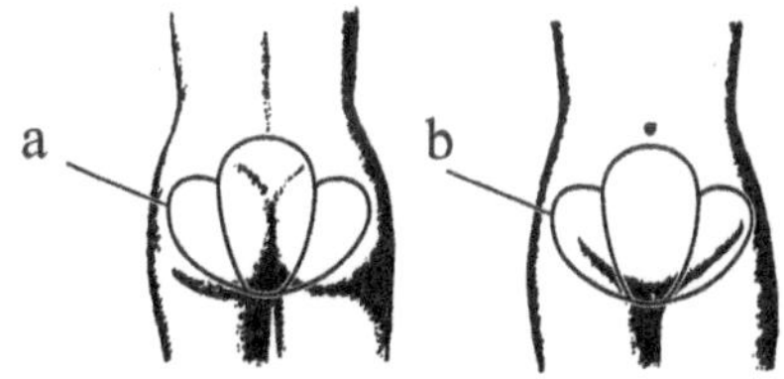

Abb. 41: Übung 1a: »Knospe der Paradieslilie«

Übung 1b: »Glöckchen über der Wiege« (Abb. 42)

Wir konzentrieren die Empfindung im Kreuzbereich (Abb. 42a), bringen sie auf ein vernünftiges Maximum und halten sie dort für ungefähr acht bis zehn Sekunden. Dann verlagern wir sie durch den Körper nach vorn, in den Bereich der Harnblase (Abb. 42b), wo wir sie ebenfalls für acht bis zehn Sekunden halten und das Niveau eines vernünftigen Maximums halten.

Anschließend gehen wir ein wenig in die Tiefe und dort, im Inneren, ungefähr in der Mitte, beginnen wir, die Empfindung auf Höhe der Hüftgelenke von einer Seite zur anderen zu verlagern (Gesäßfalten). Diese Übungen machen wir fünfzehn- bis zwanzigmal in jeder Richtung. Danach gehen wir ohne Unterbrechung zu Übung 1c über (Abb. 42).

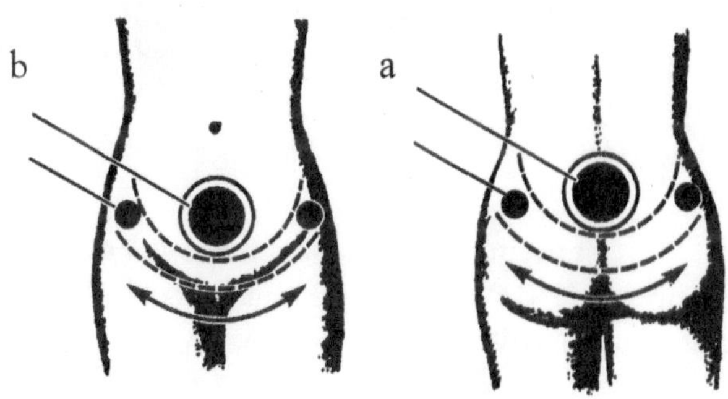

Abb. 42: Übung 1b: »Glöckchen über der Wiege«

Übung 1c (Abb. 43)

In dem Bereich, der etwas oberhalb der Hüftgelenke in der Tiefe liegt (Abb. 43a und b) verstärken wir – rechts und links – die Empfindung bis auf ein vernünftiges Maximum und halten sie dort für acht bis zehn Sekunden.

Dann verlagern wir sie etwas tiefer, hinter die Harnblase (c), wo wir sie ebenfalls für acht bis zehn Sekunden halten, ohne die Stärke der Empfindung zu verändern.

Danach verlagern wir sie in die entgegengesetzte Richtung in den Bereich (a) und (b), halten sie dort ebenso und kehren dann wieder in den Bereich (c) hinter der Harnblase zurück. Das ist ein Durchgang, davon machen wir fünf bis sechs.

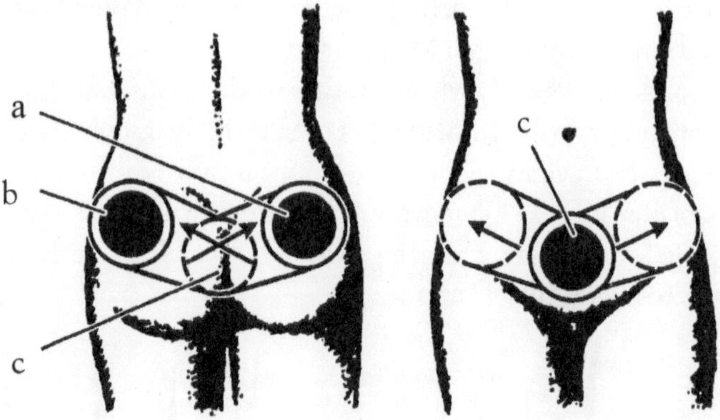

Abb. 43: Übung 1c

Alle drei Übungen beginnt man am besten mit einer Empfindung **W + P**, dann mit **K + P**. Aber es geht auch anders: Jede Übung wird nacheinander mit **W**, **P** und **K** durchgeführt.

Übung 2: »Blütenblätter der Bauchspeicheldrüse und der Milz« (Abb. 44)

Indikationen: Erkrankungen der Bauchspeicheldrüse und der Milz, Arteriosklerose, Störung des Lymphkreislaufs.

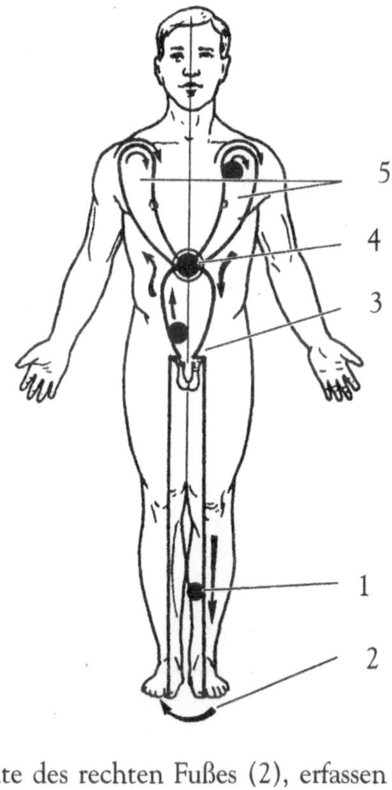

Abb. 44: Übung 2: »Blütenblätter der Bauchspeicheldrüse und der Milz«

Wir beginnen an der Innenseite des rechten Fußes (2), erfassen nur den großen Zeh und wandern dann über die Innenseite des Beins hinauf bis in den Bereich der Harnblase (3). Weiter geht es etwas seitlich, in den Bereich über dem Bauchnabel, wo wir die Empfindungen auf ein vernünftiges Maximum erhöhen und einen kleinen Halt von zwei bis drei Sekunden einlegen.

Es folgt zweimal eine Bewegung in die Tiefe und zurück, ohne Unterbrechung arbeiten wir weiter mit dem »Blütenblatt« links (5): Wir beschreiben einen Bogen hinauf zum Bereich des Schlüsselbeins, durchziehen den Bereich der Brustwarzen und kommen wieder zurück (4).

Jetzt legen wir einen kurzen Halt für zwei bis drei Sekunden ein und verstärken gleichzeitig die Empfindungen. Dann arbeiten wir mit dem »Blütenblatt« links – analog und symmetrisch zum rechten, verstärken erneut die Empfindungen und halten bei (4) kurz inne. Danach wandern wir hinab zur Harnblase (3), wo wir ein wenig zur Seite ausweichen. Weiter gehen wir über das linke Bein genauso hinab, wie wir beim rechten Bein hinaufgewandert sind.

Das ist ein Durchgang. Wir machen mit jeder Empfindung einen solchen Durchgang. An welchem Bein Sie beginnen, ist Ihnen überlassen.

Übung 3. »Haus der Besorgnis« (Abb. 45)

Indikationen: Erkrankungen des Hormonsystems.

Die Übung wird in mehreren Etappen ausgeführt:

1. Wir beginnen am linken Handgelenk (1), wandern durch den Arm hindurch, dann über die Schulter zu Bereich (3) und erfassen den gesamten Hals. Weiter wandern wir über die rechte Schulter in derselben Weise den rechten Arm bis zum Handgelenk hinab, dann kommen wir zum linken Handgelenk über denselben Weg zurück (Ansicht von vorn). Das ist ein Durchgang. Wir wiederholen ihn dreimal, das heißt, wir machen drei solcher Durchgänge.

2. Wir gehen zu den Beinen über, wo wir am linken Fuß (2) beginnen und dann das Bein hinaufgehen und es vollständig (6), durch und durch, erfassen. Weiter wechseln wir über die Harnblase

zum rechten Bein, wandern hinab zum Fuß, wechseln dann wieder zum linken Fuß (2) und wiederholen diesen Durchgang noch einmal. Wir beenden ihn am rechten Fuß.

3. Wir gehen hinüber zu den Blütenblättern im Halsbereich, durchlaufen sie nacheinander zweimal im Kreis (1 … 6), im Inneren und versuchen den Hals vollständig zu erfassen.

4. Wir gehen in den Nacken (7) (Abb. 45, Ansicht von hinten) und konzentrieren dort die Empfindungen. Dann verlagern wir sie drei- bis viermal durch den Körper vor und zurück und kommen wieder in den Nacken. Weiter wandern wir hinab zum Steißbein (10), wo wir einen kurzen Halt für 2 – 3 Sekunden einlegen.

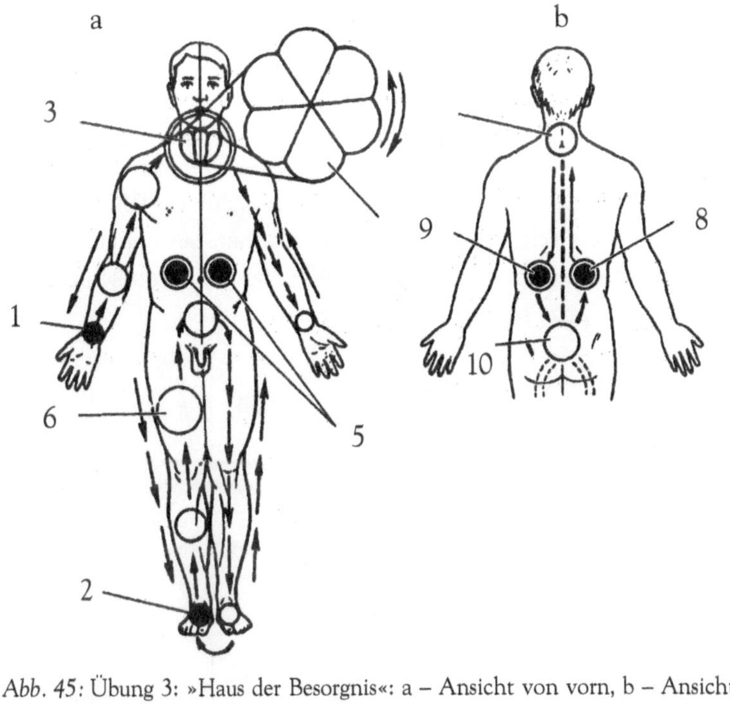

Abb. 45: Übung 3: »Haus der Besorgnis«: a – Ansicht von vorn, b – Ansicht von hinten

Dann kommen wir in den Bereich (8), wo wir die Empfindungen auf ein vernünftiges Maximum steigern und gleichzeitig für drei bis vier Sekunden verweilen. Wir gehen hinauf zu (7), verstärken die Empfindungen wiederum auf ein vernünftiges Maximum und bleiben hier für drei bis vier Sekunden. Dann gehen wir hinab zu (9) und wieder hinauf zu (7).

Anschließend folgt ein weiterer Durchgang, diese Etappe der Übung endet im Bereich des Steißbeins (10).

Übung 4: »Engelsflügel über dem Weg der Bitterkeit« (Abb. 46)

Indikationen: Erkrankungen des Dünndarms.

Die Übung wird ausgeführt wie »Lärmende Stadt«, allerdings nicht nur auf der Vorder-, sondern auch auf der Rückseite.

Wir beginnen den Durchgang entlang der Arme und dem Schultergürtel, die Empfindung verlagert sich, beginnend mit der Hand, erfasst dort den kleinen und den Ringfinger. Wir wandern über die Außenseite der Hand hinauf, machen bei (1) einen kurzen Halt, kommen zur Wirbelsäule und gehen symmetrisch zur anderen Handfläche hinab.

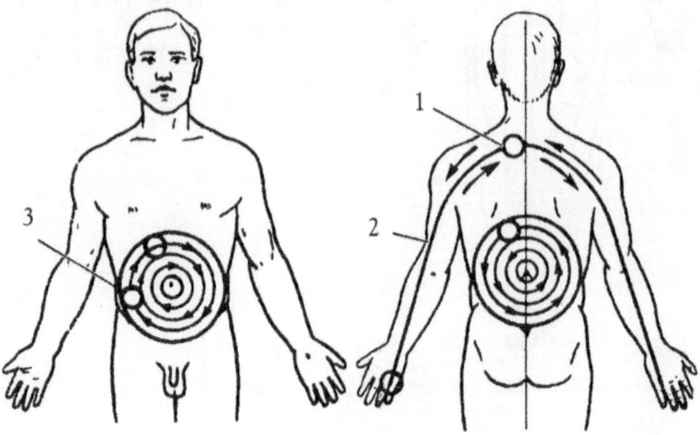

Abb. 46: »Engelsflügel über dem Weg der Bitterkeit«

Wir kommen auf demselben Weg zurück. Das ist ein Durchgang, davon machen wir drei mit jeder Empfindung. Die Empfindungen verlagern wir in die Tiefe des Körpers.

Übung 5: »Weite Wege« (Abb. 47)

Indikationen: Erkrankungen des Dickdarms.

Wir beginnen wie bei »Lärmende Stadt« im Bereich des Krummdarms rechts (5), bewegen uns aber im Uhrzeigersinn. Wir machen ungefähr zehn Drehungen im Verlauf des Dickdarms, dann kommen wir zur Mitte des Bauchs und verstärken dort die Empfindungen. Wir gehen in die Tiefe, hindurch zum Kreuzbein, wo wir die Empfindungen auf ein vernünftiges Maximum verstärken und einen kurzen Halt von zwei bis drei Sekunden einlegen.

Dann verlagern wir die Empfindungen entlang der Wirbelsäule hinauf bis zur Höhe des Schultergürtels (1), wo wir erneut die Empfindung verstärken und ebenfalls einen kleinen Halt von zwei bis drei Sekunden einlegen. Nun verlagern wir die Empfindungen im Inneren über einen Bogen von einer Schulter zu anderen (4) auf der Rückseite.

Nach vier Wiederholungen kommen wir in den Bereich (1) zurück, wo wir erneut die Empfindungen auf ein vernünftiges Maximum steigern und für zwei bis drei Sekunden innehalten. Dann wandern wir über die Wirbelsäule in den Bereich (2), und auch an dieser Stelle verstärken wir die Empfindungen für einige Sekunden. Hier beenden wir die Übung für den Dickdarm.

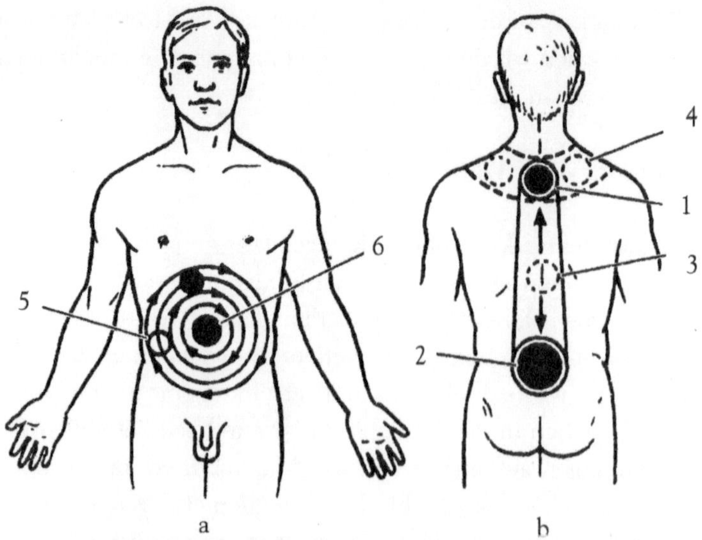

Abb. 47: Übung 5: »Weite Wege«: a – Ansicht von vorn, b – Ansicht von hinten

Man kann bei (1) beginnen – den Bogen dreimal hin- und zurückgehen und im Bereich (1) enden. Dann kommt man auf Höhe des Bauchnabels, geht durch den Körper hindurch zum Bereich des Krummdarms rechts, rotiert um den »Großen Kreis« und endet im Bereich des Bauchnabels.

Übung 6: »Tor zum Königreich« (Abb. 48)

Indikationen: Erkrankungen der Hypophyse und der Hormondrüsen.

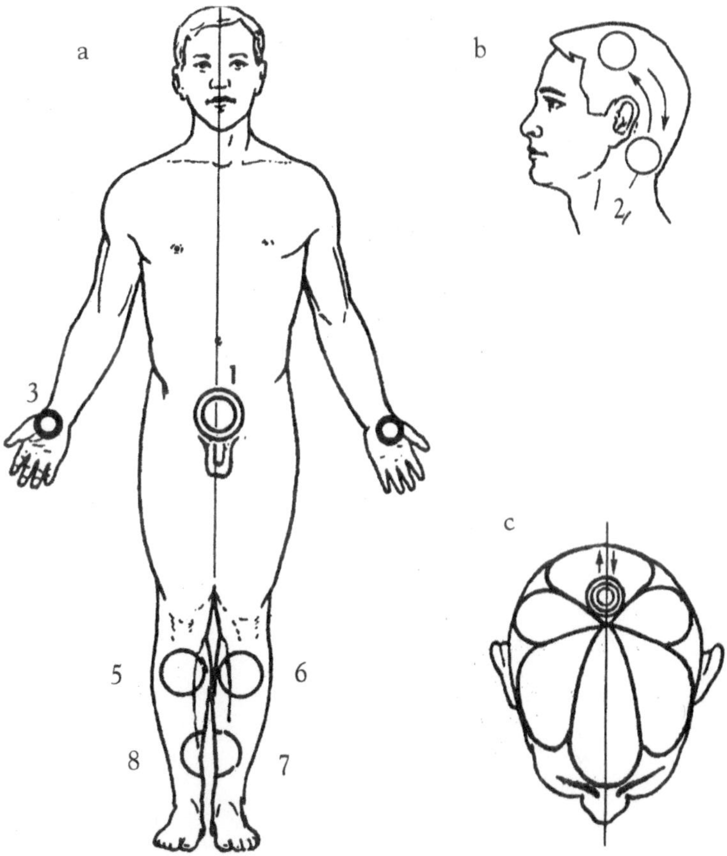

Abb. 48: Übung 6: »Tor zum Königreich«

Alle Bereiche, die mit den Kreisen (1) – (8) markiert sind, stellen die »Tore zum Königreich« dar. Wir passieren sie nacheinander, mit klaren Empfindungen. Bei (3) und (4) halten wir kurz inne und lassen dort die Empfindungen für 3 – 4 Sekunden.

Am Kopf erfolgt die Verlagerung wie auf Abb. 48 (b und c) gezeigt, jede Empfindung dreimal. Wir beginnen bei (1), wandern durch den Körper hindurch, drei- bis viermal hin und zurück. Auf diese Weise kommen wir an allen Punkten einmal vorbei, außer an (1) und (2).

ERGÄNZUNGEN

Korrektur des Stotterns

Im Orient gilt Stottern nicht als Krankheit, sondern als die Angewohnheit, in kurzer Zeit rasch und übereilt mehr sagen zu wollen, als das Gehirn tatsächlich verarbeiten kann.

Mit unserer Methode sollen Atem und Rede in Einklang gebracht und diese Gewohnheit gefestigt werden.

Schauen Sie sich mal Sänger an, vor allem in der Oper. Sie singen nur beim Ausatmen. Falls Sie stottern, sollten Sie auch nur beim Ausatmen sprechen, ohne Eile. Sie werden sehen, dass Sie dann sehr schnell zu einer normalen Sprechweise finden.

Vor allem schaffen Sie in sich ein Vertrauen in die eigenen Kräfte und Möglichkeiten. Bauen Sie innere Anspannung ab und finden Sie seelische Ruhe. Wenn die übermäßige Anspannung aus den Muskeln verschwindet, darunter auch aus denen des Zwerchfells, wird auch die Atmung frei und fließend.

Atmen Sie ungezwungen, fließend und mit einem leichten Lächeln; versuchen Sie, das Atmen auf diese Weise als angenehm zu empfinden. Sehen Sie Ihre Gesprächspartner stets als wohlgesonnene Menschen.

Übung. Nehmen Sie sich einen Text und lesen Sie ihn laut vor: fließendes Einatmen, kurzes Anhalten des Atems, fließendes Ausatmen.

Beginnen Sie erst zu sprechen, wenn Sie mit dem Ausatmen begonnen haben. Sprechen Sie nur beim Ausatmen, mit einem Lächeln, ohne Anspannung und Eile.

Sobald Sie fühlen, dass Sie fast alle Luft ausgeatmet haben, verstummen Sie, halten Sie den Atem kurz an, dann erfolgt erneut das Einatmen, und erst dann beginnen Sie mit dem Ausatmen wieder zu sprechen. Sprechen Sie wieder ruhig, ungezwungen, mit Freude und einem leichten Lächeln, mit dem Gefühl von Selbstsicherheit und Ruhe.

Sie werden garantiert Erfolg haben und normal sprechen. Wenn Sie anderen Menschen gegenüber keine guten Gefühle haben, müssen Sie sie zunächst künstlich hervorrufen, solange sie noch nicht zur Gewohnheit geworden sind.

Versuchen Sie, immer in diesem Zustand zu bleiben. Sprechen Sie immer mit einem Lächeln.

Korrektur der Biorhythmen

Wie wir bereits wissen, stehen unsere Emotionen, unsere Körperhaltung und unsere Gesundheit in einer engen Verbindung zueinander, und deswegen haben wir gelernt, mithilfe unseres Willens den Gesichtsausdruck anzunehmen, den wir brauchen. Unsere bisherigen Bemühungen waren ausschließlich auf die Wiederherstellung von Gesundheit und Jugendlichkeit gerichtet.

Das war die erste Aufgabe, doch das Wesentliche liegt noch vor uns. Das Bild von Gesundheit und Jugendlichkeit wird uns helfen, unsere Biorhythmen zu harmonisieren und zu verbessern.

Analysieren Sie sorgfältig, in welcher Stimmung Sie sich meist befinden. Dann stellen Sie sich eine Waage vor – das ist der Biorhythmus unseres Lebens. Auf eine Waagschale legen Sie Ihre Gereiztheit, Schwermut, Zweifel, Ihren Hass, Ihre Feinseligkeit, Unzufriedenheit usw. Sie können die Liste selbst weiterführen. Hier geht es um Ihre Gefühle gegenüber sich selbst und anderen.

Gedanken, die sich in negativen Emotionen spiegeln, enthalten ein zerstörerisches Potenzial, und genau hier liegt die eigentliche Ursache für Zerfall.

Nun sammeln Sie in der anderen Waagschale Ruhe, Freude, Munterkeit, Glück, Zufriedenheit, also alle Ihre positiven Gefühle. Diese Waagschale steht unter dem Schutz einer Muse, die für Schöpfertum, Suche nach Glück und für reine Liebe steht – hier ist einer der Wege zur wahren Schöpferkraft.

Jetzt schauen Sie, wie schwer jede der beiden Schalen wiegt. Diejenige, die schwerer ist, zeigt den Weg, auf dem Sie sich befinden. Überwiegen bei Ihnen die negativen Emotionen, die Gereiztheit – dann beginnen wir jetzt, von dieser Waagschale Last abzuwerfen.

Ihr Ziel ist der Bau eines Tempels der Gesundheit und Jugend, deswegen müssen Sie zunächst diesen Sumpf trockenlegen, in dem Ihre guten Absichten versinken. Die Rede ist von den »schwarzen« Stunden und Tagen in Ihren Biorhythmen. Es gibt viele Auswege, aber Sie müssen Ihren eigenen finden.

Falls Sie die feste Absicht haben, nicht nur gesund zu werden, sondern sich auch merklich zu verjüngen; falls Sie vor allem optimistisch, ruhig und energiegeladen sein und über ein klares, exaktes Denken verfügen wollen, sprich das eigene Ich auf den Weg des Schöpfertums bringen wollen, dann lassen Sie uns jetzt an die Arbeit gehen!

Zunächst erstellen Sie eine Grafik Ihres Befindens und Ihrer Arbeitsfähigkeit. Dafür notieren Sie im Laufe eines Monats jeden Tag in Ihrem Tagebuch den Zustand Ihres Befindens und Ihre Arbeitsfähigkeit.

Die Bewertung bewegt sich auf einer Skala von minus zehn bis plus zehn Punkten. An die vertikale Achse schreiben Sie Markierungen von null bis zehn – hier notieren Sie Ihre hellen Tage. Unterhalb der Achse gibt es ebenfalls zehn Markierungen – für die schwarzen Tage.

Dann tragen Sie Ihre Beobachtungen über einen Monat hinweg in die Grafik ein. Es entstehen wellenförmige Linien der Hochs und Tiefs Ihrer Stimmung. Suchen Sie sich die Grundlinie zwischen den Extremwerten (+ zehn und –zehn). Das ist die Linie des Lebensverlaufs. Ziel ist es, diese Linie in Richtung Schaffenskraft und Gesundheit anzuheben.

Je nach Ihrem Befinden verändert sich die Grafik. Auf dieselbe Weise kann man eine Tagesgrafik entwerfen. Bitte beachten Sie, dass die Länge eines Monatszyklus der Biorhythmen individuell schwankt, zwischen zwanzig und vierunddreißig Tagen, manchmal auch mehr. Nur Sie können Ihren individuellen Zyklus bestimmen.

Alle Tage, die unterhalb der Grundlinie markiert sind, müssen genauer betrachtet werden. Wenn Sie Ihre Reaktion auf ein und dieselben Ereignisse vergleichen, an Tagen, die für Sie »gut« und an Tagen, die für Sie »schlecht« sind, werden Sie erstaunt sein. Als Beispiel schauen Sie sich die unten aufgeführte Charakteristik der Biorhythmen für Hochs und Tiefs an.

Biorhythmus im Hoch	**Biorhythmus unter dem Mittelwert**
Am Morgen frisch und munter aufgestanden, unabhängig vom bevorstehenden Tag. Ein Gefühl von Flügelschlagen.	Kaum die Augen aufbekommen, Trübsinn, langsam aus dem Bett gekrochen.
Offen für die ganze Welt, für die Natur.	Enger Rahmen der Wahrnehmung: »Meine Probleme, meine Sorgen«.
Offenheit für angenehme Eindrücke.	Alles und alle nerven mich, oder: Ich nehme nichts wahr.
Erhöhte Arbeitsfähigkeit.	Schnelle Ermüdung, Zwang.
Lächeln, Komplimente, der Wunsch zu plaudern.	Introvertiertheit
Erhöhter Appetit.	Ich achte nicht darauf, was ich esse.

Gedanken wie frei fliegende Vögel.	Im Kopf herrscht Wirrwarr.
Ich schmiede neue Pläne.	Düsteres Grübeln.
Erhöhte Effektivität bei einer Tätigkeit.	Alles rutscht mir aus der Hand.
Optimismus	Pessimismus
Suche nach gegenseitigem Verständnis.	Konfliktbereitschaft, Erinnerung an vergangene Untaten von Kollegen oder Familienmitgliedern.
Zielgerichtetes Vermeiden von Konflikten.	Konfliktbereitschaft.
Ich suche nach zusätzlichen kreativen Wegen.	Alles und alle sind mir egal.
Zu Hause herrscht frohe Ruhe, ich bin nachgiebig.	Donner und Blitze, Kleinlichkeit.
Erwartung von etwas Freudigem.	Lästige, grundlose Ängste.
Ich sehe die Zukunft in hellen Farben.	Den morgigen Tag sehe ich durch eine schwarze Brille.
Ich möchte gefallen …	Wer hier so rumläuft …
Erstaunlich, dieser Regen, was für eine Luft!	Mein Gott! Wann ist dieser Matsch endlich weg?
Ich wähle das Schönste aus dem Kleiderschrank, kein Problem, dass da nur ein einziger Anzug hängt.	Ich zieh mir irgendwas über.
Ich wasche mich mit Genuss, das Gesicht im Spiegel gefällt mir, die Augen strahlen!	Herrgott, was für eine Visage! Trüber Blick, ein finsteres, leidendes, zerknittertes Gesicht.
Nach links und rechts: »Guten Morgen! Guten Tag! Was für ein herrliches Wetter! Sie haben ein umwerfendes Parfum!« usw.	Finster kommentiere ich unterwegs in Gedanken: Wer hier so rumläuft, die lassen einem keine Luft zum Atmen! Was für eine Vogelscheuche! Pfui, wie ekelhaft, die stinkt wie eine tote Ratte …
Zwei Augen wie funkelnde Diamanten. Das andere Geschlecht betrachtet mich interessiert.	Keine Augen, sondern zwei Pistolenläufe. Nehmen Sie sich in Acht!

Also, kommen wir nun zur Korrektur unserer Biorhythmen. Zunächst konzentrieren wir uns auf den Moment, in dem die Kurve vom höchsten Punkt absteigt. Sobald sie die Mittellinie erreicht, also bei Null ist und nach unten geht, fangen wir mit unseren Übungen an.

An diesen »schwarzen« Tagen muss die Haltung eines gesunden, starken und ruhigen Menschen imitiert werden. Lassen Sie Ihr Äußeres sagen, dass Sie glücklich sind. Bringen Sie sich dazu, aber ohne starken Druck. Der Abstand zwischen dem höchsten und dem tiefsten Punkt im Biorhythmus ist bei Optimisten und Pessimisten gleich.

Ihre Aufgabe ist es, den Abstand zwischen dem tiefsten Punkt und der Grundlinie zu verringern und entsprechend den Abstand zwischen dem höchsten Punkt und der Grundlinie zu vergrößern. Wir müssen den Abstieg der Biorhythmuskurve mit der Kraft unseres Willens verhindern. Der Aufstieg sollte nicht von Ihrem niedrigsten Punkt beginnen, sondern viel früher, von einem Punkt, den Sie selbst bestimmen.

Auf diese Weise rutscht Ihr tiefster Punkt im Vergleich zum vorangegangenen Zyklus immer weiter nach oben. Und jetzt Achtung! Die Verwandlung – also das veränderte Aussehen und die Körperhaltung – muss sich immer dann vollziehen, wenn Sie mit besonderer Anstrengung an sich arbeiten.

Merken Sie sich, dass Gedanken, die Schwermut und Faulheit rechtfertigen, nicht Ihre Gedanken sind. Ihre Gedanken sind ausschließlich auf Gesundheit, Optimismus und Jugendlichkeit gerichtet. Sie haben Ihr Schicksal selbst in der Hand.

Spielarten der Meditation

Wir führen nun einige Spielarten der Meditation mit Konzentration auf das Bild von Jugend, Gesundheit und emotionaler Ausgeglichenheit auf. Natürlich hat hier jeder seine eigenen Vorstellungen und Erinnerungen, nehmen Sie sie als Grundlage, aber … lesen Sie trotzdem weiter. Sicher finden Sie auch etwas für sich.

Achten Sie besonders auf die dritte Variante. Aus Erfahrung wissen wir, dass sie fast allen unseren Lernenden besonders zugänglich und angenehm ist.

Meditation 1

Entspannen Sie sich völlig, schließen Sie die Augen, atmen Sie ruhig … fühlen Sie eine leichte Kühle und entspannen Sie die Gesichtsmuskeln … Stellen Sie sich vor, jede Faser Ihres Körpers wird schwerelos, leicht und frei …

Mit jedem Einatmen und Ausatmen gehen Ihre Arme ein kleines Stück nach vorn … Einatmen – Ausatmen … Ihr Körper wird schwerelos und leicht. Schauen Sie wie aus Distanz auf Ihre Arme … nehmen Sie den Kopf leicht zurück … suggerieren Sie sich Leichtigkeit, immer mehr Leichtigkeit. Ihr Körper wird leicht. Hervorragend!

Bewegen Sie Ihre Arme auseinander und lassen Sie sie dann sie aufeinander zustreben … Betrachten Sie sich geistig wie aus Distanz … Sie fühlen Ihren Körper nur noch diffus, er wird leicht und ruhig … Woran denken Sie? Zerstreuen Sie einen Gedanken nach dem anderen, schieben Sie die Gedanken, die Sie stören, von sich, in eine Richtung … in die andere … in die dritte … vierte … Ausgezeichnet. Schieben Sie sie rasch weg, finden Sie zu Leichtigkeit, Luftigkeit, Schwerelosigkeit … und achten Sie auf Ihre Gedanken … Sie fühlen Leichtigkeit, Ungezwungenheit, himmlische Ruhe …

Stellen Sie sich das vor, was Sie brauchen, zum Beispiel: Mein Gesicht ist jung und frisch … Mein Körper ist biegsam und leicht … Meine Muskeln sind fest, leicht, frei. Stellen Sie sich vor, Sie gehen wie eine Ballerina, auf Zehenspitzen … Sie haben ein Lächeln im Gesicht und strahlen Ruhe aus … Jedes Organ, jede Zelle arbeitet leicht und frei …

Setzen Sie sich das Ziel: Ich bin gesund – sehr bald: Unbedingt! Ich schlafe tief und habe einen guten Appetit. Die Stimmung ist entspannt … mein Bewusstsein ist klar … mein Kopf ist klar … mein Vorgehen ist klar … Ich habe die volle Kontrolle über mein Tun …

Lassen Sie die Arme sinken. Hervorragend.

Meditation 2

Stellen Sie sich einen grauen Hintergrund vor, auf dem schemenhaft folgende Dinge erscheinen: ein Quadrat, ein Kreis, ein Dreieck … ein noch helleres Quadrat, ein Kreis … ein Dreieck … ein Quadrat mit scharfen Rändern, ein Kreis …

Stellen Sie sich vor, der Kreis verwandelt sich in einen Ball mit verschwommenen Rändern … die Umrisse werden klarer … Färben Sie diesen Ball grau, heller, noch heller, noch mehr, noch mehr, dann wird er ganz blau, graublau …

Das Blau wird heller, geht über ins Hellblau, dann folgt Weiß mit einer Nuance von Meeresblau, Gelblich, Gelb, Mandarine, Rotgelb, Orange, Rot, Dunkelrot, Purpurrot, Hellrosa, Rosa, Dunkelrosa, Flieder, Grün-Lila, Salatgrün, Gelbgrün, Hellgrün, Dunkelgrün, Violett-Grün, Violett, Hellviolett.

Jetzt haben Sie eine Blume vor Augen … Versuchen Sie, die Blume genau zu erkennen, jedes Blütenblatt … dann einen kleinen Käfer … einen Marienkäfer, der mit seinen Fühlerchen geschäftig ein Blütenblatt nach jedem kleinen Fältchen absucht …

Bemühen Sie sich, jedes kleine Härchen zu erkennen, die Pollen, den Stängel, riechen Sie den Duft … Stellen Sie sich vor, Sie wollen diese Blume auf den Tisch stellen … der Tisch ist sehr alt, mit nachgedunkelten Beinen … Das Tischtuch ist alt, aber sauber … auf dem Tisch steht ein Gefäß, blank poliert. Sie stellen die Blume in dieses Gefäß … Da ist ein kleines Fenster … davor ein Vorhang … Sie schauen durchs Fenster …

Vor Ihrem inneren Auge betrachten Sie Ihren Körper: nackte Füße mit harten Sohlen vom Barfußlaufen … Sie schauen auf Ihre Hände … öffnen das Fenster … es ist sonnig … ein warmer Duft von Blumen, Pflanzen, ein hellblauer, klarer Himmel … Wölkchen in der Ferne … Sie gehen auf einem Pfad, durch die Stille … Außer dem Rauschen der Blätter ringsum ist nichts, was stört … Als würde eine geheimnisvolle Kraft die Blätter berühren…

Der Pfad fühlt sich warm an unter den Füßen … In Ihrem Inneren ist Ruhe … Sie sind entspannt … ganz weit oben singt eine Lerche, liebestrunken … Der Gesang der Lerche … In der Ferne hinter den Hügeln ist ein Wald, ein ruhender Wald … ein kühler, ruhender Wald … Sie schauen in die Wolken, auf einen Teich … auf reinen Sand …

Sie steigen nun langsam zu den Wolken auf … immer höher, jeder Ihrer Wünsche wird erfüllbar … Sie steigen auf, in die Wolken … schauen sich um, hinunter … Hitze … ein kühles Waldlüftchen … Sie hören Kühe muhen, die nach Hause zurückkehren … Sie kommen ins Haus zurück … Ihre Füße sind schmutzig, staubig …

Sie stellen sich Ihre Großeltern und Eltern vor, die dort zu Hause sitzen und friedlich über das Leben und die Probleme des Alltags plaudern.

Sie spüren, dass Sie schläfrig werden … Zart und liebevoll streichelt sie eine grobe, schwielige Hand, Sie werden in ein sauberes, kühles Bett gelegt … man streicht Ihnen über die Wangen, übers Haar … Sie hören, wie über Sie gesprochen wird, über Ihre Vorzüge, Ihre Zukunft, und Sie lösen sich auf, versinken im Kopfkissen, schlafen ein … Dann wachen Sie wieder auf, liegen mit geöffneten Augen da … auf dem Tisch steht ein Gefäß mit Milch … Sie heben die Arme … senken sie.

Nehmen wir diesen Ausgangspunkt Ihrer Kindheit, um über Ihr Leben nachzudenken. Lohnt es sich, sich zu sorgen, angespannt zu sein, Schwere, Zorn und Hass zu empfinden? Das Leben ist gut … alles Schwere, es geht vorbei, mit Liebe … es geht vorbei … auch der Hass … geht vorbei … Ihr Leben ist voll Güte und Fröhlichkeit. Wenn der Mensch das Paradies sucht, kommt er dorthin … sucht er die Hölle … findet er sie …

Was ist besser? Im Paradies zu leben oder in der Hölle? Wählen Sie selbst. Wir selbst schaffen uns unsere Lebensumstände …

In dieser Welt, die angefüllt ist mit verschiedenartigen Reichtümern, kann man alles finden, darunter auch das Unglück … Gerade noch waren wir Kinder, und jetzt haben wir schon die ersten grauen Haare … Was Glück ist, wissen wir nicht …

Schon sorgen wir uns über die kommenden zehn Jahre … Aber lohnt sich das?

Meditation 3

Stellen Sie sich vor, es dämmert, es ist warm, da ist ein Meeresufer … Musik dringt leise zu Ihnen, es scheint ein herrlicher Tango zu sein … die Melodie kommt Ihnen bekannt vor und ist sehr schön, sie weckt Erinnerungen … Es spielt ein kleines Orchester, auf einer winzigen Bühne, direkt am Strand … es ist spät, alle sind bereits gegangen … die Musiker spielen nur für Sie …

Sie tragen ein leichtes, helles Kleid, neben Ihnen ist der, von dem Sie immer geträumt haben … Sie tanzen, Sie sind fast schwerelos, Sie stellen sich auf den Rhythmus, die Musik ein … Sie sind glücklich, Ihre Seele jauchzt vor göttlicher Freude … Die Melodie trägt Sie immer höher und höher … Sie drehen sich im Tanz des Glücks … Sie lösen sich buchstäblich in ihm auf. Sie sind glücklich.

WIR LERNEN DAS WÜNSCHEN – ODER: WIE MAN ALLEN ÄRGER LOSWIRD

Lassen Sie uns noch einmal über die Emotionen, Gefühle und Wünsche sprechen, denn sie färben jeden Augenblick unseres Lebens.

Sie wissen ja bereits aus eigener Erfahrung, welch große Rolle sie in unserem Leben spielen. Außerdem kennen Sie nun die Verbindung zwischen Körperhaltung und Emotionen: Sie sind untrennbar miteinander verbunden, sie gehen ineinander über.

Warum kommen wir wieder auf dieses Thema zurück? Nur deshalb, weil von Ihrer Stimmung und davon, welches Bild Sie sich schaffen, abhängt, was weiter mit Ihnen passiert: Werden Sie gesund leben? Oder werden Sie krank sein, leiden und damit Ihr Ende beschleunigen?

Das sollten Sie verstanden haben, sonst wird sich nichts ändern – weder Ihr Leben, noch Ihre Stimmung und auch nicht Ihr Gesundheitszustand. Sie wissen ja, was ein weiser Mann einst sagte: »*Was man nicht versteht, besitzt man nicht.*«

Lassen Sie uns präzisieren, wie ein Wunsch beschaffen sein muss, der Wunsch, gesund zu werden und endgültig alle Wehwehchen loszuwerden, der Wunsch, *gesund und jung* zu sein.

Vor allem muss das Selbstbild von Gesundheit klar und konkret ausgeformt sein. Fühlen Sie, wie Sie sein wollen, nämlich gänzlich gesund. Fühlen Sie es mit jeder Faser Ihres Körpers und machen Sie sich eine konkrete Vorstellung davon, wie Sie sein wollen, in allen Details, wobei es Ihre individuellen Details und Besonderheiten sind.

Vor allem sollten Sie alle früheren diffusen und unklaren Denkmuster ablegen (es wäre gut, so zu sein wie der oder jener, dem ich nacheifre, aber wie? Wahrscheinlich schaffe ich das nie, dazu bin ich wohl kaum fähig, ja und woher soll ich die Zeit dafür nehmen usw.), und zu konkreten und klaren Vorstellungen wechseln.

Das Wichtigste ist ja, von einer zerstörerischen zu einer erschaffenden Kraft zu wechseln, vor allem in Gedanken, denn Gedanken sind ein Aktionsprogramm, Gedanken sind Materie. Wie Sie sich fühlen, so wird sich Ihr Körper zeigen.

Es folgt ein Beispiel für ein solches Bild von Gesundheit. Es stammt von einem Mädchen, das unter Diabetes litt:

»Mir ging es oft nicht gut, deswegen durfte ich vieles nicht. Während alle anderen Kinder badeten und im Wasser planschten, saß ich am Ufer, schaute ihnen zu und fühlte mich zu schwach für solche Spiele, zu schwer. Ich stellte mir vor, wie ich den Strand entlanggehe und im Sand hinter mir sehr tiefe Spuren von meinen Füßen bleiben. Es war so, als ob meine Füße im Sand einsanken, ich sie nur mit Mühe anheben konnte, so schwer fühlten sie sich an. Ich schloss sogar die Augen, wollte schlafen …

Und dann stellte ich mir vor, dass meine Beine leichter und leichter werden, denn ich wollte so sehr wie alle Kinder umhertollen, und dafür brauchte ich leichte Beine … Ich versuchte, mir vorzustellen, ich sei federleicht, stellte mir vor, dass meine Spuren im Sand immer feiner und feiner werden, und ich immer schneller und schneller laufe … wie der Wind, mit allen anderen zusammen …

Jeden Tag, wenn ich am Strand war, stellte ich mir das vor, als sei es wirklich so und nicht anders … Nach einigen Tagen fühlte ich mich besser, und ich fing an zu spielen und ein wenig zu rennen wie alle, und ich stellte mir vor, wie leicht meine Beine sind, dass die Füße kaum irgendwelche Spuren im Sand hinterlassen. Ich bemühte mich, immer diese Vorstellung zu haben, dass ich gesund und leicht bin wie alle anderen und solche Spuren hinterlasse wie alle anderen.«

Die Geschichte dieses Mädchens klingt wie ein schönes Märchen. Es wurde gesund, die Laborwerte bestätigten es mehrfach.

Intuitiv fand sie ihr eigenes Bild von Gesundheit und nahm es vollständig an, verschmolz damit, und dann wurde aus ihrem Bild von Gesundheit sie selbst. Vielleicht lag es daran, dass dieses Mädchen *unbedingt* gesund sein wollte wie alle anderen. Es wollte ein herrlicher Schwan sein, kein hässliches Entlein.

Möglicherweise war ihr Alter eine Hilfe – man kennt es als »schwieriges Alter«, als »Pubertät«, der Mensch ist kein Kind mehr, aber auch noch nicht erwachsen, ein unbeschriebenes Blatt und schutzlos. Er kann allerhöchste Gefühle empfinden und ebenso in tiefste Verzweiflung abstürzen, wie sie sich ein erwachsener und lebenskluger Homo sapiens nicht mal im Traum vorstellen kann, weil er sie vergessen hat.

Der Wunsch, gesund zu sein, scheint märchenhaft. Offenbar kann das nicht jeder so empfinden. Aber lassen Sie uns überlegen, wie der Wunsch nach Jugend und Gesundheit beschaffen sein muss, damit er Wirklichkeit wird, wie überhaupt unsere Wünsche aussehen müssen, wenn wir ein Ziel erreichen wollen.

Stellen Sie sich vor, Sie haben ein gewöhnliches Brett vor sich. Es hängt ein Stück über dem Boden. Sie sollen über das Brett gehen. Können Sie das? Natürlich. Das ist sehr einfach.

Aber welche Gedanken und Motive werden Sie dabei haben? Wahrscheinlich ungefähr diese: »Was soll das eigentlich?« oder »*so muss es sein*« usw. Bei allen Varianten ist Ihr Wunsch *rational, berechnend*: In Ihre Gedanken werden sich immer Zweifel mischen: »Lohnt sich das überhaupt?«

Jetzt eine andere Variante: Stellen Sie sich vor, Sie haben wieder das Brett vor sich, aber nun hängt es sehr hoch. Können Sie jetzt darübergehen? Wahrscheinlich schon, aber Sie werden an Ihre Sicherheit denken. Angst schleicht sich in Ihre Gedanken und Überlegungen, Angst um Ihr Leben, das Gefühl von Gefahr.

Wenn von Ihrer Wahl Ihr Leben abhängt, werden Sie alles tun, um über das Brett zu kommen, die Gefahr zu bezwingen und als Sieger hervorzugehen. Dabei werden Sie vor allem daran denken, wie Sie es schaffen können, Sie werden nach einem Weg suchen, um das Hindernis zu überwinden. Die Angst um Ihr Leben wird Sie antreiben, immer weiter.

Aber auch diese Variante lässt Ihnen die Wahl. Sie können es ablehnen, über das Brett zu gehen, und darauf warten, wie sich Ihr Schicksal nun wendet, Sie können passiv bleiben.

Nun stellen Sie sich noch vor, das Brett hängt über einem Abgrund. Es gibt für Sie kein Weg zurück, dort lauert tödliche Gefahr, außerdem klammert sich Ihr kleines Kind an Sie.

Sie werden nicht einmal überlegen und automatisch ALLE Kräfte und Reserven Ihres Organismus mobilisieren auf der Suche nach einem Ausweg, zur *Rettung* Ihres Kindes. Mit jeder Faser werden Sie einen Weg der Rettung suchen, einen Ausweg, denn Sie haben ein Ziel, es ist sinnvoll, Sie haben etwas zu verlieren, es gibt etwas, wofür sich eine Rettung lohnt.

Die Angst verschwindet, Sie vergessen sie sogar. Sie klammern sich mit Händen und Füßen an dieses Brett, kneifen die Augen zusammen und kriechen los, langsam, immer weiter, beten zu allen Himmelsmächten, dass Sie am Leben bleiben, nicht in den Abgrund stürzen und die Kraft haben, zu Ihrer Rettung hinüberzukriechen.

So muss der Wunsch nach Rettung aussehen, der Wunsch nach Genesung, der Wunsch nach Leben. So ist es, wenn es ein Ziel und einen Sinn gibt, wenn Vernunft und Seele vereinigt sind. Jeder von uns, der auf der Welt ist, hat seine Bestimmung, seinen Lebenssinn, sein Ziel.

Sind wir uns dessen bewusst? Fühlen wir uns am rechten Platz? Vielleicht liegt darin das »Geheimnis« der Heilung anderer, uns bekannter Menschen?

Ein Mensch, der tödliche Gefahr überstanden hat und im Leben Schwierigkeiten überwinden musste, ändert sich immer. Er sieht nun alles, was ihn umgibt, mit anderen Augen. Aber muss etwa jeder von uns eine tödliche Gefahr durchleben, um nachdenklich zu werden, innezuhalten und sich umzuschauen: Gehe ich den richtigen Weg? Wozu lebe ich? Warum bin ich innerlich unruhig? usw.

Es ist dabei sehr wichtig, wie man sich etwas wünscht. Man kann sich bemühen, anstrengen, pressen und schnaufen – und nichts erreichen.

Man kann träge träumen – unbestimmt, wie in einem dichten Nebel, ohne genau zu wissen, was man will, aber trotzdem wollen.

Vielleicht hilft Ihnen dieses Bild: Ihr Wunsch muss sein wie ein Vogel in der Hand. Stellen Sie sich vor, Sie halten einen Vogel in der Hand, vorsichtig, damit Sie ihn nicht zerquetschen, und gleichzeitig auch fest, damit er nicht fortfliegt.

Mit anderen Worten: Sie brauchen einen klaren Kopf, der gleichzeitig »leer« ist, frei von fremden Gedanken. Dann können Sie sich leicht konzentrieren. Und genau dann verwirklicht sich das »Bild des Kammertons«: Auf einmal erklingen Ihre Gedanken, Ihr Selbstbild, an dem Sie arbeiten, in Ihrem Inneren im Gleichklang mit dem Ideal, das Sie anstreben. Sie und Ihr Idealbild werden unzertrennlich. Sie erlangen den Zustand der Übereinstimmung.

Wie man diesen Zustand erlangt? Die Antwort ist einfach: indem man sein bildhaftes Denken entwickelt. Nur, wenn wir unseren Wunsch mit dem bildhaften Denken verkoppeln und ein klares Ziel haben, können wir den schöpferischen Prozess der Regeneration in Gang setzen. Über die Entwicklung des bildhaften Denkens haben wir schon gesprochen und in der dritten Lektion entsprechende Übungen gemacht.

Jetzt lassen Sie uns noch über Folgendes nachdenken: Wie und in welche Richtung ändern sich unsere Emotionen, und wohin kann das führen?

Wenn es Ihnen gut geht, wenn alles bei Ihnen in Ordnung ist, denken Sie dann darüber nach, wie Ihr Körper funktioniert und wo sich dort was befindet?

»Was soll mir das!«, werden Sie sagen. Mehr noch, selbst wenn es dann auf einmal irgendwo zwackt, werden Sie wohl denken: Nun hör schon auf wehzutun, bitte, du siehst doch, mir ist nicht danach, mir geht es gerade so gut!

Dann kann ein Wunder geschehen – tatsächlich hört der Schmerz auf, und Sie haben ihn sofort wieder vergessen.

Wenn nun etwas passiert, das Sie beunruhigt und Ihnen und Ihren Angehörigen Probleme bereitet, was denken Sie dann? Wahrscheinlich werden Sie versuchen, einen Weg zu finden, um alles zu regeln und das aus der Welt zu schaffen, was Ihre Ruhe stört, und Sie werden sich erst dann beruhigen. Aber wenn es nicht gelingt? Wenn Sie gar nichts tun können? Sie werden wahrscheinlich gereizt sein, feindselig gegenüber allem, was mit Ihren Unannehmlichkeiten zu tun hat.

Doch halt! Wir sind nun bei einem Schlüsselmoment angekommen, wo Sie, wenn Sie falsch denken und handeln, es hinterher bereuen könnten. Sicher ist es schon vorgekommen, dass Sie sich selbst gewundert haben: »Wie konnte ich nur so etwas sagen, wie peinlich!«, aber da war es schon zu spät. »Wie konnte ich nur meine Hand gegen ihn erheben, worauf habe ich mich bloß eingelassen, warum konnte ich mich nicht beherrschen?«, aber es war nicht mehr zu ändern. Gut, wenn es nur ein einmaliger Vorfall war: vorbei und vergessen. Aber wenn es anhält, und Sie können nichts tun, haben keine Schuld, sind das Opfer? Was fühlen Sie dann?

Ungefähr das: Wut, Zorn, Schlaflosigkeit in der Nacht und die ganze Zeit die Gedanken: »Das werde ich ihm heimzahlen, der kriegt was ab. Wenn er das macht, dann mache ich jenes und sage dies und das ...«

Es lässt Sie nicht mehr los, Tag und Nacht denken Sie nur daran und spielen gedanklich alle möglichen Varianten durch. Ihr Organismus bietet die letzten Kräfte auf, die Zellen arbeiten von allein, ganz gegen Ihren Willen, Sie gehen weiterhin unbesonnen vor, Sie »wissen nicht, was Sie tun«.

Wie geht es weiter? Zorn erfasst Sie, aber auch das ändert nichts. Dann kommt die Angst (Was soll ich bloß tun? Hilfe!). Aber Sie sehen keinen Ausweg, Sie erkennen nichts ringsum, Sie sind gelähmt vor Schreck, die Angst paralysiert Sie, Sie werden apathisch: »Komme, was wolle, alles egal.«

Und jetzt stellen Sie sich vor, es ist Frühling, das Wetter ist herrlich, Sie sind selig. Auf einmal hören Sie das laute Miauen eines Kätzchens: Es ist selbstvergessen hoch auf einen Baum geklettert, hat sich nun erschrocken und schreit wie verrückt. Sie beschließen natürlich, es herunterzuholen, und strecken die Hand aus, aber Sie können das Kätzchen nicht herunterholen, es hat sich festgekrallt.

Dann schaffen Sie es endlich doch, Sie drücken das Kätzchen an sich, vorsichtig, beruhigen es sanft, streicheln es und wollen es dann wieder loslassen. Aber auch das geht nicht: Jetzt krallt sich das Kätzchen an Ihnen fest, sein kleines Herz klopft wild, es ist immer noch gelähmt vor Angst.

Liebe Leserinnen, liebe Leser, vielleicht haben Sie gerade sich selbst wiedererkannt? Wie oft machen wir es genauso wie diese dummen, unerfahrenen Kätzchen, wie oft bekommen wir auf einmal Angst und vergessen, dass wir einfach nur zurückkehren müssen – langsam, vorsichtig, nach und nach –, schließlich haben wir Krallen! Wenn wir hinaufklettern konnten, kommen wir auch wieder hinunter.

Warum passiert uns so etwas? Wir sind uns selbst doch nicht feind, wir sind uns selbst gegenüber doch wohlgesonnen.

Bis zu einem bestimmten Moment analysieren Sie alles gut, machen keinen Fehler und treffen die richtigen Entscheidungen. Und selbst, wenn Sie mal danebenliegen, können Sie alles wieder einrenken. Aber auf einmal ist bei Ihnen eine Schraube locker, und es wird immer schlimmer.

Das passiert, wenn Sie beginnen, sich ständig müde zu fühlen, keinen »Durchblick« mehr haben, sich verrennen und auf einmal Verbissenheit entsteht. Sie wollen und können Ihren Beleidigern nicht verzeihen und werden von jenem Teil des Bewusstseins geleitet, der sich nicht zeigt, wenn Sie in ruhiger, ausgeglichener Stimmung sind.

Was macht man da? Was kann man tun? Wie kommt man mit Würde aus all diesen Unannehmlichkeiten heraus?

Versuchen Sie vor allem, erst gar nicht dort hineinzugeraten, lassen Sie sich nicht auf jene Ebene herab, wo Sie von diesem durchaus nicht besten Teil Ihres Bewusstseins geleitet werden. Man darf Konfliktsituationen weder schaffen noch eskalieren lassen.

Wenn Sie dennoch entstehen, und das kann gegen Ihren Willen passieren, dann lösen Sie sie, indem Sie immer Ihren guten Willen zeigen. Wenn es sich um etwas in der Vergangenheit handelt, unwichtig, wie lange es her ist, und seien es viele Jahre – verzeihen Sie, nur dann werden Sie die alten Kränkungen tatsächlich los.

Angst, Kränkungen, die Unfähigkeit zu verzeihen – das sind die Schlüsselemotionen bei der Entstehung von Krankheiten. Vielen Menschen ist das längst bekannt. Nicht umsonst gibt es in der orthodoxen Kirche den Sonntag des Vergebens, wo man alle um Verzeihung bitten kann, die man beleidigt hat, und damit alles von sich abwirft, was einem auf der Seele liegt und keine Ruhe lässt.

Und ein Letztes: Unser Organismus verfügt tatsächlich über die wundervolle Fähigkeit, das Schlechte zu vergessen und sich an das Gute zu erinnern. Das ist möglich, man muss es nur wollen, und zwar aufrichtig, mit Seele, Herz und Verstand.

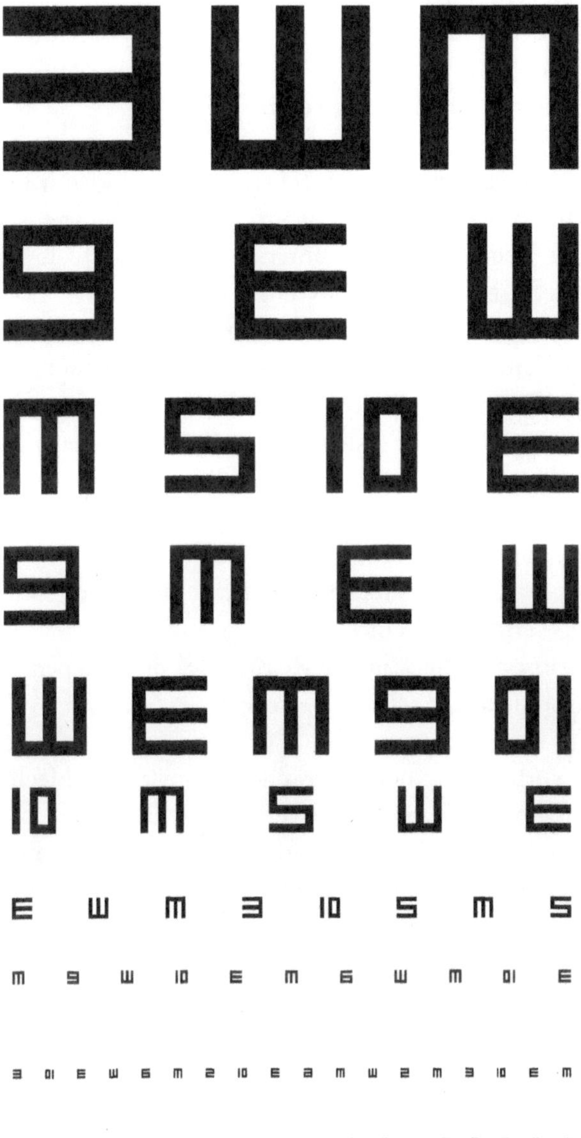

Bevor Sie mit der Arbeit beginnen, lesen Sie bitte die Anweisungen auf der nächsten Seite.

BEVOR SIE AN DIE ARBEIT GEHEN, LESEN SIE FOLGENDEN TEXT

Sehr geehrte Leserin, sehr geehrter Leser!

Sie halten eine Tabelle in der Hand. Das ist ein Erfolgstest und gleichzeitig eine Skala, mit der Sie überprüfen können, wie weit Sie Ihr Ziel zur Wiederherstellung Ihrer Sehkraft erreicht haben und mit der Sie diesen Mechanismus lenken können.

Bei der Arbeit mit der Tabelle sollten neunzig Prozent Ihrer Anstrengungen auf eine genaue Befolgung der Regeln gerichtet sein. Dabei müssen Sie sich innerlich und äußerlich streng an die Richtschnur halten, mit der Sie den Mechanismus zur Wiederherstellung der Sehkraft steuern. Das garantiert Ihnen den Erfolg!

Das Ziel für die Wiederherstellung der Sehkraft ist streng festgelegt: von 0,15 Dioptrien (unterer Wert) bis 0,25 Dioptrien (oberer Wert) am Tag. Ein Zurückbleiben hinter dieser Zielsetzung sollte, wenn möglich, vermieden werden.

Achtung! Bitte beachten Sie die Reihenfolge der Etappen bei der Wiederherstellung des Sehvermögens:

Theoretische Vorbereitung und praktisches Anstoßen des Mechanismus zur Wiederherstellung des Sehvermögens: drei Tage;

Wiederherstellung des Sehvermögens: vier bis sechs Tage pro Dioptrie (Wenn Sie zum Beispiel zwölf Dioptrien haben (+ zwölf Dioptrien), dann sollten Sie Ihr Sehvermögen nach zwölf x vier = achtundvierzig Tagen wiederhergestellt haben.).

Adaptation (Gewöhnung an das normalisierte Sehvermögen) – nicht weniger als vierzig Tage.

Anmerkung:

Wie Sie konkret bei bestimmten Augenerkrankungen (Kurzsichtigkeit, Weitsichtigkeit, Astigmatismus, grauer Star, grüner Star usw.) vorgehen, erfahren Sie in den Lektionen.

Holen Sie sich Ihre Kraft, Gesundheit und Jugend zurück!

Die Methode des russischen Bestsellerautors Mirsakarim Norbekov (weltweit über 40 Mio. verkaufte Bücher) zählt zu den effektivsten Verfahren alternativen Heilens. Mithilfe von einfachen, aber sehr effektiven Übungen und geführten Meditationen, verbunden mit der fernöstlichen Philosophie, uraltem Heilwissen und modernen wissenschaftlichen Erkenntnissen, ist es möglich, Ihre Sehkraft wieder zu schärfen und den gesamten Körper zu regenerieren. Ob es um die Wirbelsäule oder die inneren Organe geht, schlaflose Nächte oder erhöhten Blutdruck, Gelenkschmerzen oder Zuckergehalt, Burn-out oder Schlappheit und Lustlosigkeit ... All diese Themen werden in den Norbekov-Seminaren behandelt. Tausende Menschen haben ihren Körper auf diese Weise regeneriert. Holen auch Sie sich Ihre Kraft, Gesundheit und Jugend zurück!

Mit der Norbekov-Methode gelingt es Ihnen, Ihren physischen und psychischen Zustand so zu beeinflussen und Ihren Körper so zu aktivieren, dass seine volle Leistungsfähigkeit genutzt werden kann. Damit können Sie:

- Chronische Erkrankungen überwinden
- Ihre Sehkraft und Ihr Hörvermögen verbessern
- Ihrem Bewegungsapparat neue Stabilität und Beweglichkeit verleihen
- Ihre schmerzenden Gelenke wieder geschmeidig und beweglich machen
- Sich von Allergien befreien
- Ihr Immunsystem stärken und Ihre Sinne schärfen

Und mehr noch: Sie können lernen, Ihre Intuition zu stärken und zu entwickeln, Ziele zu formulieren und diese zu erreichen, und glücklich und erfolgreich in jedem Bereich Ihres Lebens zu sein.

Norbekov Institute Europe GmbH bietet folgende Seminare an:

- Gesundheitsseminare zur Regenerierung des Körpers (Stufe I und II) sowie Zusatzseminare:
- Gesunder Rücken
- Verbesserung der Sehkraft
- Verbesserung des Hörvermögens etc.
- Intuitionsentwicklung und Zielsetzung
- Seminare für Frauen und Männer über die Natur der Weiblichkeit und der Männlichkeit
- Kinderseminare